RECHERCHES

SUR

LES PROPRIÉTÉS PHYSIQUES,

CHIMIQUES ET MÉDICINALES,

DES EAUX MINÉRALES

DE BAGNÈRES DE BIGORRE.

IMPRIMERIE DE GUEFFIER,
Rue Guénégaud, n°. 31.

RECHERCHES

SUR

LES PROPRIÉTÉS PHYSIQUES,

CHIMIQUES ET MÉDICINALES,

DES EAUX MINÉRALES

DE BAGNÈRES DE BIGORRE.

PAR Charl. GANDERAX,

Docteur en Médecine de la Faculté de Paris, Inspecteur des Eaux Minérales de Bagnères, Membre correspondant de l'Académie Royale de Médecine de Paris et de la Société Royale de Médecine de Bordeaux, ancien Professeur d'Anatomie et de Physiologie à l'Hôpital Militaire d'instruction de Padoue, ancien Chirurgien Major aux armées, Chevalier de l'ordre royal de la Légion d'Honneur.

Quamvis enim ad reserandas viscerum obstructiones, hisce aquis (mineralibus) et externe et interne ad libitis non præstantius reperiatur subsidium. Fait HOFFMANNI Consult. , tom. II, p. 751.

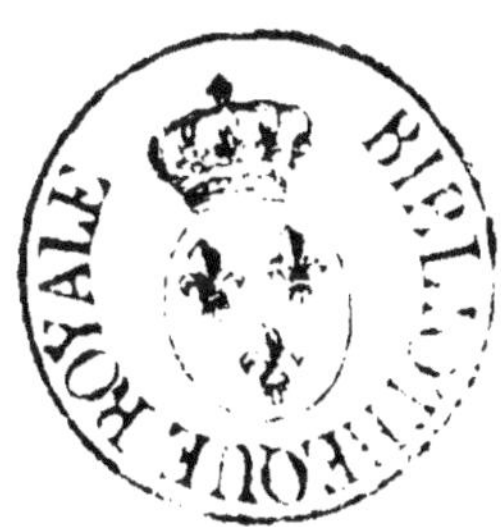

A PARIS,

CHEZ GABON ET COMPAGNIE, LIBRAIRES,

RUE DE L'ÉCOLE-DE-MÉDECINE;

A MONTPELLIER, CHEZ LES MÊMES LIBRAIRES;

ET A BRUXELLES, AU DÉPÔT GÉNÉRAL DE LIBRAIRIE MÉDICALE FRANÇAISE,

Marché aux Poulets, n°. 1215 ; au coin de la rue des Fripiers.

1827.

A

Son Altesse Royale

MADAME LA DAUPHINE.

Madame,

Votre *Altesse Royale*, en daignant agréer la dédicace de mon travail sur les Propriétés des Eaux Thermales de Bagnères de Bigorre, n'a fait que suivre les élans de cette âme noble et généreuse qui accueille avec empressement tout ce qui intéresse le bien public. Cette faveur, si précieuse pour moi, est une suite de l'honneur que Votre *Altesse Royale* a fait à la ville de Bagnères, en consentant avec tant de grâce, le 8 juillet 1823, à poser la première pierre de son grand établissement thermal. Cet acte, à jamais mémorable, recommande ce monument à la vénération de la postérité, par l'auguste nom de MARIE-THÉRÈSE qu'il porte.

Ce fut à pareil jour, 8 juillet 1607, que votre auguste Aïeul, d'illustre et héroïque mémoire, HENRI IV, fit commencer, à Paris, l'hôpital Saint-Louis, où tous les genres d'infortunes trouvent un asile et des soins de toute espèce. Les bienfaits, titres héréditaires des BOURBONS, attestent le noble pouvoir qu'ils exercent sur leurs sujets.

J'ai l'honneur d'être, avec un profond respect,

DE VOTRE ALTESSE ROYALE,

MADAME,

Le très-humble et très-obéissant serviteur,

Ganderax.

TABLE

DES MATIÈRES.

xj

FIN DE LA TABLE.

AVIS.

L'étendue de ce volume ne nous ayant pas permis d'y ajouter nos recherches sur les bons effets des eaux minérales de Bagnères dans un grand nombre de maladies réputées chirurgicales, ni les notes destinées à donner un plus grand développement à notre texte, nous nous proposons de publier incessamment l'un et l'autre avec la topographie médicale du pays.

INTRODUCTION.

—

Convaincu de la nécessité d'un ouvrage qui réunisse sous un même cadre toutes les connaissances acquises sur les eaux thermales de Bagnères-Adour , j'ai disposé , dans un ordre méthodique et plus étendu qu'on ne l'a fait jusqu'à ce jour , tout ce qu'il importe de savoir sur cet objet. J'ai eu pour but principal d'intéresser les médecins et les malades, qui ont une confiance si méritée dans l'emploi d'un remède dont la composition salutaire nous est offerte d'une main libérale par la bienfaisante nature. Chargé, depuis dix ans, de l'inspection de ces eaux thermales, j'ai eu occasion d'observer un grand nombre de malades , qui , chaque année, se sont rendus à Bagnères. Le double désir de justifier leur espoir et celui des médecins qui nous les envoient, a nécessité mes continuelles méditations.

A la vue d'un grand nombre de faits , il m'a été possible de m'élever à des considérations générales ; j'ai cru pouvoir remonter à la loi dont ces mêmes faits n'étaient qu'une conséquence. Newton , en voyant tomber une pomme, rapprocha ce fait d'un autre ; il en calcule la marche , et en conclut la tendance des corps à tomber les uns sur les autres. Hippocrate , et après lui les médecins observateurs, furent guidés par les mêmes inductions. J'ai dû , dès-lors, préciser les diverses affections dans lesquelles on peut employer nos Eaux avec plus ou moins d'avantage , et les circonstances spéciales qui , dans ces mêmes affections , s'opposent à leur usage.

Je suis entré dans de plus grands détails pour caractériser la nature des sources nombreuses que nous possédons : j'ai présenté , sur chacune d'elles , une analyse physique, chimique et médicale, plus complète et plus conforme aux dernières données des lumières acquises. Quelque soin que j'aie apporté à l'ensemble de ce travail, je suis loin de l'offrir à l'art comme le complément de toutes les connaissances que l'on puisse désirer. Sous le rapport de leur emploi thérapeutique, combien n'existe-t-il pas, peut-être, de maladies dans lesquelles on pourrait encore faire usage de nos Eaux avec avantage? Que d'expériences ne reste-t-il pas encore à faire, pour saisir les élémens si fugaces qui caractérisent la sorte de vie qui constitue les eaux minérales de toute espèce, et principalement les thermales, élémens encore inconnus, sans doute, mais dont les effets merveilleux ne se manifestent pas moins, chaque jour, à l'œil de l'observateur, d'une manière aussi évidente qu'elle est inexplicable.

Quoique nous ne puissions douter que la nature s'est réservé à elle seule la connaissance de la composition intime des corps, celle du jeu de nos organes, et plus encore, pour ainsi dire, celle des phénomènes qu'elle opère pour la guérison, nous ne pouvons néanmoins nous empêcher de reconnaître qu'elle nous a dévoilé un grand nombre de maladies dans lesquelles on peut , avec certitude de succès, faire usage des eaux thermales , soit en boissons , soit en bains , soit en douches.

La médecine ne devant sa naissance et son perfectionnement qu'à l'esprit d'observation des hommes de génie qui, dans chaque siècle , ont su épier et reconnaître les lois de la nature , dans les causes productrices des maladies , dans les signes qui les caractérisent , et dans l'application des remèdes dont l'efficacité a acquis la sanction de l'expérience , c'est dans cette seule sphère que je me propose de renfermer tout ce que j'ai à dire sur ces divers sujets. Sans m'occuper ici des révolutions trop nombreuses que la médecine a éprouvées durant les siècles antérieurs , croyant inutile , dans un traité spécial d'Eaux thermales , de faire l'exposé des différens systèmes qui, tour-à-tour, ont entraîné un plus ou moins grand nombre de médecins, dont la plupart paraissent avoir ignoré le remède salutaire que leur offrait la nature dans les eaux thermales ; persuadé que ce qu'il y a eu, dans tous les temps, d'hommes vraiment sages et passionnés pour la vérité, a constamment pensé que le système le plus naturel à suivre en médecine était celui du divin Hippocrate, qui, le premier, a jeté les fondemens les plus solides de notre art, c'est à marcher sur ses traces que je borne mon ambition.

D'ailleurs, les systèmes furent dans tous les temps des sources de discussions interminables, qui détournèrent les esprits d'une sage observation. Ils furent, dans chaque siècle, imaginés par des hommes qui ont moins cherché à deviner la nature dans l'économie vivante qu'à lui créer des lois, parce qu'ils ne pouvaient ou ne voulaient point s'astreindre à étudier lentement ses secrètes opérations. D'autres furent enfantés par des hommes dont la tête ardente ou fougueuse prétendait faire cadrer avec leurs principes tous les phénomènes qui s'offraient à leur observation, même ceux qui semblaient se prêter le moins à leur explication hasardée, ou par des hommes ambitieux qui voulaient ou qui veulent encore se faire, à tout prix, une réputation de génie ou d'originalité; systèmes enfin, qui, au détriment de l'art, divisent encore trop souvent aujourd'hui l'enseignement médical, et l'exposent ainsi aux sarcasmes des Molières qui nous observent.

Quoique l'observation et l'expérience, seules règles que s'imposa Hippocrate, ne soient que la première table des phénomènes naturels, et qu'elles se bornent aux faits soumis à nos sens, il faut cependant convenir qu'elles sont assorties au génie de l'esprit humain, et que, de toutes les manières de procéder dans nos recherches, elles sont la moins sujette à l'illusion. Un grand homme du dernier siècle a dit : « L'observation nous apprend, l'expérience nous éclaire, le raisonnement doit achever le reste ;

» mais il ne faut pas qu'il commence. »

La nature se manifestant toujours à ceux qui l'interrogent de bonne foi ; en la prenant sans cesse pour modèle ; en nous contentant de relater, dans la simplicité de notre caractère, les phénomènes qu'elle nous a offerts, sans vouloir, comme Galien, les expliquer, nous avons l'espoir qu'elle couronnera nos vues, en faisant faire à la vérité une partie du chemin que nous avons à parcourir. Elle est un point unique qui rapprochera les hommes dans tous les siècles ; car elle ne change pas au caprice de leur imagination. Qu'il me soit permis de l'énoncer ; avec Hippocrate, qui fut la splendeur de la Médecine, avec la nature, dont il fut le plus fidèle interprète, je me croirai dans la route la plus assurée.

En prenant pour texte la nature ou les faits qu'elle nous présente, j'entends désigner ce qui est, ce qu'il y a de mal comme ce qu'il y a de bien. Si, par opposition à l'ouvrage de l'art, je donne la préséance à la puissance vitale, tout m'ordonne de reconnaître le pouvoir de celui-là.

Si la science a recueilli dans ces derniers temps les plus grands avantages de l'anatomie, de l'autopsie cadavérique, qui ont donné des notions plus exactes, plus incontestables, sur la nature et le siége des maladies de toute espèce, et principalement sur les affections chroniques, nous avouerons aussi que c'est à ces deux branches de l'art que nous devons une connaissance plus intime de l'influence des eaux minérales sur la vie.

La chimie moderne, en répandant sur la science et sur la connaissance des principes constituans des eaux thermales de nouvelles lumières, nous a aussi fait élever à la recherche de leur mode d'action; elle nous a encore fourni une base plus solide pour la classification de leurs propriétés. Quoique ce soit encore à ses travaux multipliés que nous devions la réforme d'une foule de médicamens et la découverte de remèdes plus simples, plus actifs et plus sûrs, celle de phénomènes plus ou moins intéressans et lumineux , il reste toujours l'ignorance absolue de la nature des élémens obtenus et celle de leur action directe dans l'économie animale. Nous ne connaissons point, en effet, la nature de l'oxigène , de l'hydrogène , de l'azote, du carbone et du calorique, pas plus que nos devanciers ne connaissaient la nature du feu , celle de l'eau et de nos solides.

Si, plus heureux qu'eux, nous avons découvert dans les eaux minérales des principes et des gaz qu'ils n'y voyaient pas, aurions-nous la prétention de croire que nos successeurs n'iront pas plus loin?

L'action des substances connues sur l'économie vivante, assez bien appréciée, quant à ses effets apparens , est presque toujours la même. Or, puisqu'on a découvert quelques-uns de leurs principes constituans , il semblerait que cette action ne devrait jamais varier ; l'observation atteste cependant le contraire. Les eaux thermales agissent , parfois , sur les individus affligés du même genre de maladies, avec des phénomènes différens. A quoi donc attribuer cette variété d'effets? A part l'âge, le tempérament, l'idiosyncrasie, les différens degrés d'une même maladie, et une foule d'autres causes non moins appréciables, ne pourrait-on pas penser que ces eaux renferment des élémens encore inconnus, qui les modifient, ainsi que nos corps, d'une manière inexplicable? Etudier leurs effets, leur affinité avec le principe vital, avec les solides et les fluides qui composent notre existence, est un des moyens les plus sûrs de parvenir à de nouvelles données. Ce travail ne peut s'obtenir qu'à la source des eaux thermales; car, une fois sorties des canaux qui les renferment, leur vie s'évapore bientôt avec leur apparition dans le laboratoire commun. N'en serait-il pas d'elles comme des fluides extraits de l'économie animale, qui présentent bien des analyses, mais non celle qui constituait leur vie? Pour parvenir à des découvertes si importantes, il n'est pas moins nécessaire

de bien observer la diversité des phénomènes qu'elles impriment sur l'homme
en santé comme sur le malade. C'est sur
la circulation, sur la digestion, sur la
respiration, qu'il faut porter son examen. Les divers organes abdominaux,
les différens systèmes, qui éprouvent des
effets plus ou moins sensibles, ne doivent point être oubliés. Après avoir cal-
culé, pour ainsi dire, l'action des eaux
sur les forces vitales, la direction qu'elles
leur impriment, il serait avantageux d'en
assigner la nature.

On sait déjà qu'à peine introduites
dans les premières voies, elles répandent
dans toute l'économie une nouvelle chaleur, sans doute plus propice à l'existence que celle que nous puisons ailleurs;
chaleur vitale, douce et salutaire, qui
pénètre avec facilité dans les organes les
plus éloignés. C'est ainsi que la nature
médicatrice, moins opprimée, devenue
partout plus forte, médite des crises salutaires. C'est alors que l'action réunie

de toutes les influences qui agissent sur le malade à l'intérieur et à l'extérieur, concourt puissamment au rétablissement de l'harmonie de toutes les fonctions, et, dès-lors, au retour de la santé.

Ces efforts réparateurs du principe vi-tal se préparent chaque jour par l'usage des eaux thermales, plus ou moins long-temps continué. Ils sont tantôt lents, quelquefois très - prompts. Il est aussi des circonstances où ils ne s'opèrent qu'après un laps de temps plus ou moins considérable.

Mais, si les forces vitales sont le plus ordinairement trempées dans une aug-mentation d'existence, à la faveur des eaux minérales, il est encore des cas, assez rares, il est vrai, où elles produi-sent un effet contraire. S'il est avanta-geux pour les progrès de l'art, pour l'étude plus approfondie de leurs proprié-tés, de reconnaître leur utilité, il ne l'est pas moins de noter avec franchise les af-fections où elles seraient nuisibles. Au

reste, elles ne peuvent être plus privilé-
giées que les remèdes les plus accrédités
par l'expérience.

Parmi les causes qui ont encore con-
tribué le plus à augmenter les avantages,
les effets, des eaux minérales, et qui y
contribuent chaque jour si puissamment,
nous ne pouvons omettre la salutaire
influence des moyens hygiéniques dont
leur usage est presque toujours accompagné. Les affections chroniques nerveuses et celles des viscères abdominaux sont surtout celles dans lesquelles
l'empire de cette influence se fait le mieux
sentir. Qu'une jeune épouse désolée
pleure la perte irréparable d'un mari
adoré, qui faisait son bonheur; si elle
survit à ses larmes, c'est pour gémir.
Semblable à une fleur à peine éclose qui
se dessèche avant le temps, en nourris-
sant ses profonds regrets, sa vie languit
bientôt, les fonctions de toute espèce se
dérangent, et d'abord les digestives; les
organes les plus faibles entrent en souffrance ; elle éprouve un spasme général,

un commencement d'obstruction ; les écoulemens habituels subissent des vicissitudes ; la vie est menacée. L'indication est aussi urgente qu'elle est précise ; les eaux de Bagnères sont le port du salut qu'il faut se hâter de lui faire atteindre.

Soustraire cette infortunée à la vue des objets qui lui rappellent sans cesse le plus affreux des souvenirs, l'éloigner du lieu lugubre où reposent des cendres chéries ; la dérober, pour ainsi dire, à sa douleur ; la transporter dans un monde nouveau, au milieu d'un climat aussi beau qu'il est salutaire, au milieu d'une scène mouvante qui force sa distraction ; la placer le plus tôt possible au milieu du spectacle enchanteur qu'offre une variété continuelle de situations, de sites pittoresques, n'est-ce pas déjà la rattacher à une vie qui voulait l'abandonner ? En se voyant, à chaque heure du jour, environnée d'êtres souffrans comme elle, qui cherchent à se consoler par le récit mutuel de leurs douleurs, qui ne s'occupent que de leur retour à la santé, combien, même malgré la volonté, ne doit-elle pas éprouver d'heureuses distractions ! Que les heures passées dans de si doux entretiens portent de calme dans l'organisation ! Qu'elles sont bienfaisantes pour affaiblir les orages du cœur, pour ranimer les âmes épuisées par une infinité de causes destructives ! Qu'elles sont alors puissantes pour dissiper l'effet des chagrins, ces eaux de Bagnères ! Cette mère intéressante qui eût succombé à sa peine, y retrouve le courage de supporter l'existence. Combien d'amans malheureux, de victimes des passions ou d'erreurs, se trouvent dans le même cas !

Que sera-ce encore, lorsque, déjà disposés par l'influence d'une foule d'autres causes réparatrices, telles que l'exercice et le voyage, les malades surprendront, pour ainsi dire, leur âme dans un calme tout nouveau ! Affranchis des soins domestiques, de tout devoir, de toute importunité, de tout joug, leur vie se trouve retrempée dans une foule d'élémens réparateurs : les forces se raniment; elles reprennent partout leur activité, leur énergie ; elles s'accroissent chaque jour avec l'usage des eaux. C'est ainsi qu'après avoir bu, durant quelque temps, dans le fleuve d'oubli, *inter oblivia vitæ*, parvenus au terme de la saison, la plupart retournent dans leurs foyers, pleins de vie et de reconnaissance pour les sources thermales. Combien en est-il qui ne les quittent qu'en faisant des vœux pour les revoir !

Si l'état intérieur du corps suit les changemens de climat, de l'atmosphère, ceux de l'air et des eaux, vérités si bien démontrées dans l'immortel ouvrage d'Hippocrate, *de aere, locis et aquis;* vérités trop peu méditées, peut-être, par les médecins modernes ; si les différentes sensations que nous éprouvons sont, en général, le produit des diverses qualités de l'air qui presse le corps de tous côtés, qui le pénètre en tous sens par les organes de la respiration, par les vaisseaux absorbans de la peau, par la division de ces élémens dans les alimens et les boissons que nous prenons, quelle grande part ne doivent pas avoir, pour l'usage des eaux minérales, les nombreuses influences qu'exerce sur l'homme la pureté de l'air qu'on y respire à longs traits dans la belle saison !

Qu'est-ce autre chose, en effet, que la vie de l'homme, considérée sous le point de vue physique, si ce n'est, à proprement parler, une opération chimico-animale, produite par l'action ou le jeu des forces réunies de la nature, et par un changement continuel qu'éprouve la matière? Comme tous les autres phénomènes physiques, elle a ses lois, puisqu'elle dépend de la somme des forces et de la quantité et qualité des matériaux dévolus à chaque; de la manière dont ces alimens sont mis en œuvre, et de beaucoup d'autres circonstances, tant intérieures qu'extérieures. C'est en ramenant son essence et ses besoins à un petit nombre de principes rigoureux, et prenant toujours l'expérience pour guide, qu'on parviendra à déterminer les conditions capables de maintenir l'être. On déduira de là les règles relatives à sa conservation.

S'il est toujours vrai, comme au temps du Père de la Médecine, que le corps respire de toute part le *primum pabulum vitæ*, le premier aliment de la vie ; si la liaison intime qui existe entre notre corps et le principe extérieur en contact constant avec celui qui régit l'harmonie, nécessite des changemens continuels dans l'homme ; si ce dernier ne peut éprouver quelque temps l'influence atmosphérique, celle des lieux, sans démontrer l'étroite union du principe extérieur qui produit la vie ; si des phénomènes sans nombre et permanens observés dans les divers états de l'homme, attestent la sympathie, l'énergie de l'air sur le corps qu'il anime, il faut encore en convenir, les forces vitales doivent singulièrement s'améliorer avec une plus grande salubrité atmosphérique ; enfin, si la différence des saisons, comme l'a encore si bien constaté l'oracle de Cos, est, en grande partie, déterminée par la manière dont les vents soufflent dans chaque distribution de l'année, n'est-il pas par là même avéré que les vents qui règnent le plus ordinairement dans notre climat, durant le printemps et l'été, sont les plus salubres? Si à cette puissante et principale influence atmosphérique ou météorologique, on ajoute celle des causes si multipliées dont nous avons offert un si faible tableau, causes adjuvantes qui favorisent si énergiquement la boisson et les bains d'eaux thermales, quelle doit être active et salutaire, la source si bien nommée de Salut! Combien elles doivent aider et fortifier son action! Comment pouvoir y suppléer ailleurs, et encore moins dans les grandes villes, dont l'air, saturé des émanations de toute espèce qui s'élèvent de tant de corps différens, corrompt et vicie continuellement l'air atmosphérique, et en fait un poison lent qui ne peut manquer d'abréger la vie?

Oui, sans doute qu'en prescrivant les

eaux minérales le médecin a souvent encore l'intention de soustraire le malade à l'influence de tout ce qui peut aggraver son état, pour le placer, le plus tôt possible, dans des circonstances contraires.

Or, si dans beaucoup de cas l'exécution de ce double motif médical est l'unique ressource qui reste à l'art pour arrêter les progrès funestes d'une affection déjà grave; si ces raisons se fortifient l'une par l'autre, leur nécessité devient alors presque égale. Ici le moindre retard serait dangereux. Cette double puissance, qui se divise d'abord pour agir successivement, se réunit ensuite pour vivifier et pour alimenter avec plus d'intensité le flambeau de la vie. Elle en augmente les élémens qui l'entretiennent. Démonstration qui détruit complètement, ce me semble, la croyance de ceux qui voudraient borner le bienfait des eaux à celui que procurent de nouvelles émotions, à celui qui s'opère par le changement de climat, de régime, etc. ; en un mot, par les agrémens d'un voyage.

Comment pouvoir se refuser, d'ailleurs, d'admettre que des eaux minérales, dont les élémens diffèrent, élémens qui portent leur action sur différens systèmes, puissent être introduites dans l'économie vivante sans produire d'effet? *Abstrusum excudit.* Des composés divers produisent nécessairement des effets différens. Le soufre ne peut agir comme les sels.

Nous conviendrons, cependant, toujours avec la même bonne foi, qu'il est des maladies où les voyages sont moins indiqués ; il en est même où ils deviennent aussi pénibles et laborieux, que les eaux minérales doivent être seules utiles et dont l'usage est l'unique intention du médecin. Que peuvent, en effet, les charmes d'un beau site sur la guérison d'un paralytique ou sur celle d'un dartreux? Celui qui est dans l'impuissance de remuer un ou plusieurs membres, peut-il être soulagé par un voyage? Des affections du cœur, de l'estomac, des intestins, de l'utérus, ne sont-elles pas, en général, dans le même cas ? Le changement de climat a-t-il jamais délivré le blessé des suites d'un coup de feu, et les plaisirs de la société ont-ils jamais guéri celui qui a des affections articulaires? La distraction d'un voyage a-t-elle jamais fait déposer les béquilles à celui qui a une ré-traction d'un ou de plusieurs membres ?

Si chaque siècle a connu les avantages des voyages, ceux d'un changement de climat, et surtout ceux de l'exercice, pour la conservation de la santé, il nous sera facile de prouver que les Anciens avaient aussi su apprécier ceux des eaux minérales séparément, ou sans le secours de l'influence des moyens hygiéniques.

La nature nous offrant, de toute part, les eaux minérales avec une sorte de pro-fusion ; comme elle ne fait rien d'inutile, il était tout naturel à l'homme malade, sortant pour la première fois des mains du Créateur, d'y avoir recours pour essayer de se soulager. Afin d'entretenir son existence, elle lui avait imprimé la nécessité de boire de l'eau sans saveur ; n'était-il pas tout naturel encore que, s'apercevant de la variété de leur goût, il crût que cette même nature lui offrait pour sa guérison celles qui ne lui convenaient pas dans l'état de santé ? Il ne tarda pas à éprouver du soulagement de ces dernières. Il en proclama les heureux effets. Il dut croire que, parmi les dons multipliés qu'elle lui offrait pour sa conservation, elle avait encore ajouté celui des eaux minérales, comme principale, et peut-être alors son unique ressource pour la guérison de ces maladies, heureusement peu nombreuses dans ces premiers temps.

De-là, la sorte de culte que les premiers hommes reconnaissans rendirent aux eaux minérales ; de-là, celui qui leur fut continué, dans la suite, par les nations qui, dans l'antiquité, furent les plus florissantes.

On sait que les Egyptiens, les Grecs et les Romains, qui s'étaient fortement convaincus de leur efficacité, crurent d'abord qu'une divinité présidait à leur source. De-là les Nayades ; de-là les charmes enchanteurs dont leur imagination, aussi brillante que féconde, avait environné ces divinités. Si le culte modeste, mais persévérant, que rendirent nos aïeux aux eaux de toute espèce, n'a pas cessé de les mettre en honneur jusqu'aux temps où, plus éclairées, les nations leur élevèrent des monumens fastueux, qui, par leur solidité, semblaient avoir été mis à l'abri des outrages du temps, si quelque chose sur la terre pouvait lui résister ; si, pour faciliter leur usage, les Romains leur construisirent de si magnifiques établissemens, dans lesquels ils employèrent les pierres les plus précieuses, le marbre et le granit, pourrait-on ne pas voir aujourd'hui, dans la tradition de tous les siècles, la certitude de leurs salutaires effets ? Il me semble voir ici le texte de la nature, qui a voulu de tous temps que les eaux fussent pour l'homme et le soutien de sa vie, et toujours le remède le plus efficace dans ses maladies.

Si, d'une part, la magnificence des thermes invitait les peuples, les malades, à y avoir recours, comme moyen hygiénique ou curatif, on sait, d'ailleurs, que les Romains, qui veillaient avec une sorte de tendresse sur leurs armées, en faisaient pour elles le plus grand usage.

Si, depuis que les Barbares ont ravagé tant de monumens précieux élevés par la reconnaissance et pour l'utilité publique, les malades ont continué à se traîner vers les portiques déserts de leurs décombres, ou vers ceux qui étaient ensevelis sous les ruines des établissemens thermaux ; si, en écartant les ronces et les épines qui obstruaient leurs avenues, on a creusé depuis des piscines qui en permettent l'usage, c'est que l'on n'a pas cessé d'y récupérer la santé.

Si les nations plus près de la nature se contentaient de leur expérience pour tout guide, ou s'en tenaient tout simplement à la tradition constante qui, sous

le rapport de quelques remèdes naturels ,
ne laisse pas que d'avoir son prix , convenons qu'il est peu de vérités qui soient
plus attestées que la confiance qu'on n'a
cessé d'accorder aux eaux minérales.

Comment la médecine, dans ces temps
reculés, aurait-elle pu leur prêter autrement son appui que par la tradition ?
Environnée d'ignorance et de ténèbres ,
vacillante elle-même au milieu des révolutions successives qu'elle a éprouvées ,
et que quelques esprits exaltés cherchent
encore parfois à lui imprimer , elle ne
pouvait , alors , que suivre les traces
d'une aveugle expérience. Elle n'avait
pas encore fait assez de progrès pour
distinguer les avantages si multipliés des
eaux minérales.

Toutefois , si , à travers les rêveries
astrologiques, l'interprétation des songes,
les arcanes , les talismans de toute espèce ; si , à travers la transmutation des
métaux ; si , à travers une polipharmacie
aussi monstrueuse qu'absurde, pour prolonger le terme de la vie , la renommée

des eaux minérales s'est maintenue ; si ,
à travers , enfin , tant d'égaremens de
l'esprit humain, qui, tour-à-tour, se sont
disputé l'empire de la médecine , on
voit plus que jamais aujourd'hui jaillir
avec une plus grande prospérité les sources
des eaux minérales de toute espèce , c'est
que la vérité, qui tient son sceptre
d'une main plus assurée, c'est que la
nature, qui veille sans cesse à la conservation de l'espèce humaine, finissent par
triompher et du temps et de l'ignorance ;
c'est que les hommes ne pouvant se ré-
cuser d'admettre l'influence des agens
qui soutiennent la vie, il leur a été également impossible de méconnaître l'utilité des eaux minérales.

Des remèdes dépourvus de propriétés
auraient-ils pu soutenir l'épreuve de tant
de siècles ? Les guérisons opérées d'âge
en âge, le nôtre les a confirmées et constatées. Les lumières répandues dans
toutes les sciences naturelles ont contri-
bué à mieux expliquer ce qu'avant nous
on avait simplement éprouvé ; et, comme

le dit avec autant d'élégance que de vérité un de nos collègues le plus distingué, le docteur Bertrand, dans son savant ouvrage sur les Eaux du Montd'Or : « Les propriétés réelles des eaux
» minérales ont pris la place des pro
» priétés imaginaires, et leurs merveilles
» n'ont rien perdu de leur éclat en sor
» tant du domaine des miracles pour
» rentrer dans le domaine de la nature. »

La médecine ne pouvait rester étrangère aux nombreux progrès des lumières
du dernier siècle, et surtout à ceux du
siècle où nous vivons. La thérapeutique,
en adoptant des méthodes de traitement
plus rationnelles, en rejetant l'emploi
d'une foule de remèdes dont les propriétés
n'ont pu soutenir un examen approfondi,
s'est vue forcée de recourir seulement à la
simplicité du petit nombre de ceux dont
la composition, souvent analysée et bien
appréciée par l'observation, lui offrait
une garantie assurée dans leurs constans
effets. *Medicina paucarum herbarum
scientia*, nous pourrions ajouter, sans

crainte de commettre une erreur , *ac mineralium paucorum usus.* Les eaux minérales tiennent ici , sans contredit , un des premiers rangs.

Fidèle à l'esprit d'un siècle qui se dégage chaque jour de toute opinion hypothétique , qui laisse à une égale distance les préventions de l'enthousiasme , celles de l'erreur , et les résistances de l'opiniâtre incrédulité ; siècle fier d'avoir conquis , sur l'ignorance et les superstitions , des vérités cachées sous leurs langes ; siècle où l'on se contente d'étudier la nature , sans prétendre la concevoir dans des phénomènes qu'elle a couverts d'un voile impénétrable , nous continuerons à suivre d'un pas assuré autant que circonspect la marche qu'il nous a tracée.

Qu'importe, au surplus, au médecin et au malade d'ignorer la manière dont la nature opère pour faire ses compositions et ses décompositions ? Pourraientils jamais connaître les grands instrumens dont elle se sert , et pénétrer dans la profondeur de ses ateliers ? Ne pouvant être comparés à ceux employés par la faible et étroite puissance de l'art , faut-il s'étonner de l'ignorance où nous sommes des lois qui président à ses opérations merveilleuses ? Rabelais , qui était aussi médecin , regardait comme un temps perdu celui qu'on employait à la recherche d'une cause dont il croyait que la nature s'était réservé le secret. Admirable dans l'harmonie générale qu'elle a établie , aurait-elle voulu cacher sous d'énormes montagnes , aussi impénétrables qu'elles sont parfois inaccessibles, la connaissance des moyens qu'elle emploie pour communiquer à l'eau un plus ou moins grand degré de chaleur , l'imprégnation de différens gaz et la fonte de divers principes ? Quelles sont , dans tous les cas, les grandes lois qui président à ces minéralisations? La science se tait.

Il semble que cette mère commune a

voulu placer son œuvre à l'abri des efforts de l'homme, qui trop souvent la
dénature, et parfois la détruit.

Qu'importe encore au médecin et au
malade de connaître la main qui puisa
les premières gouttes d'eaux minérales
qui furent soumises à la saveur, ou celle
qui chercha à en étudier les élémens?
Dès qu'elles soulagent et guérissent une
foule de maux ; dès qu'elles réalisent les
espérances qu'elles ont données ; dès
qu'elles justifient par des preuves multipliées l'hommage qu'on leur a toujours
rendu, nous nous complaisons à jouir
du charme attaché au sentiment du bien
qu'elles procurent ; bien auquel je dé-
sire, pour ma part, n'être pas étranger:
heureux d'un travail entrepris dans ce
but louable et marqué au coin d'une vérité de sentiment !

La raison, qui ne rétrogradera pas,
sans doute ; qui a reconquis son domaine
sur toutes les sciences naturelles ; qui
plane avec éclat sur elles ; en rejetant les
idées fantastiques et sans base, assure à

jamais le triomphe des eaux minérales.

En soutenant qu'on peut les employer avec succès dans les maladies que nous signalerons, nous sommes loin de prétendre, avec Thémisson, avec Thessalus Trallianus, qu'il n'y a que deux ou trois indications à remplir dans leur traitement ; savoir, le resserrement (*strictum*), le relâchement (*laxum*), et l'état mixte (*mixtum*). Nous n'ignorons pas qu'il existe d'autres causes. La pathologie humorale joue aussi son rôle, et non pas toujours secondairement, mais bien souvent primitivement, comme l'expérience le prouve ; ce qu'attestent les affections qui dépendent du dérangement des premières voies, celles qui sont contagieuses, et celles qui sont caractérisées par la dégénérescence de certaines humeurs.

Avec Gallien, qui ressuscita la doctrine du Père de la médecine, mais qui, voulant tout expliquer, s'enfonça dans des abstractions plus absurdes les unes que les autres ; qui se plut à créer des causes pour en déduire des effets ; qui

Quoique nous reconnaissions le pouvoir de la nature, nous n'entendons pas par là avancer qu'elle n'a pas besoin de l'art pour guérir, puisque l'expérience journalière prouve avec évidence le contraire. Nous reconnaissons simplement que cette savante ouvrière guérit souvent seule, et qu'elle y contribue encore pour sa bonne part, lors même qu'elle ne peut le faire sans le secours de la médecine.

En rendant justice à la brillante théorie de Sthaal, nous n'avons pu admettre avec lui que l'âme seule préside à tous les mouvemens vitaux, que tout va bien lorsqu'elle ne perd pas de vue le but où elle doit tendre, et que si elle vient à être troublée par quelque passion, elle tient mal le gouvernail, et les fonctions sont dérangées.

Si nous professons que le principe vital préside en souverain aux phénomènes pathologiques, reconnaissant encore que lui seul exécute cet appareil puissant de l'existence, désigné par Cullen sous

le nom de force conservatrice et médicatrice de la nature, qui produit, dans
ce dernier cas, la réaction du système ;
nous nous sommes vu contraint d'a-
dopter que les lois de la physique, que
celles de la chimie et même de la mécanique, sont exécutées, en partie, dans
celles de l'économie vivante.

Ainsi, quoiqu'il soit vrai de dire avec
Sthaal, ou avec les animistes, que le principe actif (*impetum faciens*), cause ef-
ficiente du mouvement dans les corps
organisés, modifie, selon les lois qui le
régissent, les divers élémens qui servent
à la composition des êtres animés, quoiqu'il ne soit pas moins constant que ce
principe régulateur, à jamais insaisis-
sable, soit présent partout où il y a des
fonctions vitales à remplir, il nous paraît également incontestable, comme le
pensait Hoffmann, que les substances ina-
nimées ont aussi des lois en vertu desquelles, indépendamment de l'action du
principe vital, elles agissent entre elles

3*

sur le corps vivant ; lois qui méritent bien d'être appréciées.

Si le succès de la nature, lors même qu'elle est aidée par l'art, ne répond pas toujours à des efforts qui ont, en général, un but salutaire, c'est que le mal ou les élémens destructeurs l'emportent sur les forces vitales, isolées ou combinées. Au surplus, en convenant que la puissance médicatrice se détruit quelquefois elle-même, tout en cherchant à se conserver, on est forcé de convenir d'abord de la réalité de son action, et, contre l'opinion de Sthaal, qu'elle est aveugle et non intelligente ; d'où il suit qu'elle a souvent besoin d'être dirigée par une sage expérience : or, nous ne sommes médecins que pour la régler, que pour redresser ses erreurs.

Cette action se suffit-elle ? On doit la respecter et la laisser agir. A-t-elle trop d'énergie ? Y a-t-il excès de forces ? En les restreignant, elles deviennent salutaires. Sont-elles trop faibles ? On les augmente. Prennent-elles une fausse direction ? une sage thérapeutique rappelle une crise salutaire.

Dans l'étude de nos eaux minérales , nous lierons donc ensemble et ferons marcher de front les connaissances anatomiques , physiologiques , pathologiques et chimiques. Nous constaterons l'action que l'eau , les bains et les douches produisent sur les différens tissus et systèmes de l'économie , sur chaque organe particulier, sur chaque fonction déterminée. Nous la considérerons lorsqu'elle favorise , suspend ou modère telle sécrétion ou excrétion. Examiner lorsqu'elle ralentit ou accélère la circulation; lorsqu'elle augmente ou diminue le ton des solides ; constater si les eaux possèdent une vertu spécifique sur quelque virus ou quelque organe déterminé ; quels sont, enfin, les effets sensibles qu'elles produisent sur les plaies , les ulcères , les déplacemens ou vices particuliers des parties osseuses , et autres maladies du ressort de la chirurgie ; telle

est la tâche que nous nous sommes im-
posée.

La classification des eaux minérales
ayant été adoptée, il en résulte que celles
de Bagnères sont rangées parmi celles
qui sont salines et ferrugineuses. Nous
avons deux sources qui pourraient être
rangées dans la classe de celles qui sont
sulfureuses : il me semble, dès-lors,
que leur part est faite. Il ne serait peut-
être pas difficile de faire revenir un peu
sur la répartition établie ; car nous
sommes loin de croire qu'elle ait reçu la
sanction de la nature et celle d'une longue
observation. Il ne pourrait qu'être avantageux pour l'art d'étendre l'utilité de
chacune des sources minérales à un beaucoup plus grand nombre d'affections. De
concert avec un de nos savans confrères,
le Docteur Bertrand, déjà cité, nous dirons : « Que ce soit la prévention ou
» l'observation qui ait présidé au partage,
» peut-être serait-il bon de le revoir : en
» pareille matière il ne saurait y avoir
» prescription. Restons bien convaincus

» que, s'il y a quelque mérite à investir
»•d'une propriété curative de plus les
» eaux qu'on administre, il y en a peut-
» être davantage à leur retirer une pro-
» priété imaginaire. »

La médecine et les malades n'ont qu'à gagner à ce nouvel examen.

En considérant les eaux minérales comme remède curatif, nous n'avons point eu l'intention de ne pas reconnaître que, dans l'état de santé ordinaire, leur usage concourt, parfois, puissamment à la longévité. Des observations journalières attestent trop fortement cette vérité pour lui donner ici de plus grands développemens.

Avant de terminer cette introduction, je crois devoir donner une idée du plan général que j'ai suivi dans le cours de cet essai.

Il est divisé en quatre parties.

Dans la première, j'ai donné la description de Bagnères et celle de ses environs.

Les observations météorologiques, qui

composent la seconde , et dont j'ai tracé la succession et offert les résultats durant l'intervalle de trois saisons, présentent tout naturellement la température ordinaire du pays.

J'avais aussi l'intention de donner ici la topographie médicale, dont je m'étais également occupé. Des circonstances indépendantes de ma volonté m'ont forcé d'en retarder la publication. La botanique locale occupe ici sa place.

J'ai renfermé dans la troisième partie l'histoire des eaux thermales de Bagnères , le nombre des sources que cette ville possède, leur dénomination, leur situation et leur distribution dans les établissemens qu'elles alimentent. Les phénomènes physiques, et dès-lors la température de chacune d'elles dans les diverses saisons , leur analyse chimique, la terminent.

Ce qui concerne la thérapeutique des eaux est renfermé dans la quatrième partie. C'est ici que nous présentons les considérations sur leurs propriétés générales, les observations où sont rangées les diverses maladies dans lesquelles on les a employées avec plus ou moins de succès. Des faits qui précèdent, j'en présente les conclusions pratiques, d'où je déduis les propositions sur les avantages et les inconvéniens de leur emploi ; les cas d'admission ou d'exclusion dans les différentes affections qui se sont présentées à notre observation.

Honneur à qui le mérite ! *ne gloriari libeat alienis bonis.* Les richesses dont je me suis paré, je les ai puisées, avec abondance, dans les utiles écrits du professeur Alibert, dans ceux de MM. Vauquelin, Bouillon-Lagrange et Pâtissier. Qu'il m'est doux de pouvoir offrir à mon honorable collègue, M. Delpit, l'hommage de ma reconnaissance pour les idées lumineuses qu'il a répandues sur les eaux minérales dans le Journal universel des Sciences Médicales ! Combien ne dois-je pas encore aux sages conseils de feu M. Sarrabeyrouse aîné, dont la mémoire me sera toujours chère ! Quel plaisir de pouvoir rendre témoignage au mérite des observations de son frère, M. Sarrabeyrouse cadet, sur la nature et les effets des eaux de Bagnères ! Que de renseignemens, que d'instructions n'ai-je pas acquis dans les savans entretiens d'une foule de médecins distingués qui, de toutes les contrées de l'Europe, se sont rendus à Bagnères ! Combien enfin ne m'ont pas été utiles les consultations et les mémoires empreints d'un esprit observateur, qui m'ont été remis par les malades qui venaient réclamer nos soins !

Si, comme notre illustre Bordeu, qui a enrichi les eaux des Pyrénées de travaux intéressans, je n'ai pas l'avantage d'environner celles de Bagnères de Bigorre de l'éclat de son nom, j'aurai au moins celui d'avoir fait tous mes efforts pour aggrandir leur histoire et pour confirmer leurs propriétés salutaires.

ESSAI

SUR

LES PROPRIÉTÉS PHYSIQUES,

CHIMIQUES ET MÉDICINALES,

DES EAUX DE BAGNÈRES DE BIGORRE.

PREMIÈRE PARTIE.

Description de la ville de Bagnères de Bigorre (1).

Où pourrait-on placer plus convenablement une description de la ville de Bagnères et de ses environs, qu'à la tête d'un ouvrage qui traite des nombreux établissemens d'eaux minérales que cette ville possède? Ses sites heureux, l'air qu'on y respire, les distractions variées qu'on y trouve, ne concourent pas moins au rétablis-

---

(1) Bagnères, ce lieu charmant où le Plaisir a ses autels à côté de ceux d'Esculape, et veut être de moitié dans ses miracles ; séjour délicieux, placé entre les champs de la Bigorre et les prairies de Campau, comme entre la richesse et le bonheur.   RAMOND.

sement de la santé que ses eaux. Où trouver un climat plus propre à entretenir cette disposition d'esprit , qui est une des premières conditions de la vie , *mens hilaris?* Il en est peu de plus favorable pour restituer à l'âme ce ressort affaibli par l'abus des jouissances , et sans lequel les plaisirs les plus vifs deviennent un ennui pénible. C'est dans ces lieux enchanteurs que les riches habitans des villes , tourmentés par ce mouvement continuel qu'on est convenu d'appeler bonheur , seront agréablement surpris de se sentir renaître aux douces sensations qu'ils ne connaissaient plus ; c'est encore là que les paisibles habitans des campagnes, fatigués des soins multipliés de l'agriculture , trouveront un délassement à leurs pénibles travaux ; c'est dans ce climat enfin , que les hommes de lettres , les artistes , retremperont leur génie , et qu'ils trouveront ces inspirations qu'on chercherait en vain loin de la nature simple et virginale. Essayons de faire connaître les avantages et les beautés de tout genre qui distinguent cette partie des Pyrénées.

A peine le voyageur est-il sorti de la ville de Tarbes pour se rendre à Bagnères, qu'il éprouve un avant-goût des jouissances qui l'y attendent. Une route aussi facile qu'agréable l'y conduit ; elle traverse de nombreux villages dont les maisons annoncent l'aisance et l'industrie (1) ; des eaux limpides, ou murmurent doucement sur les prairies qu'elles traversent dans tous les sens, ou s'échappent en torrens tumultueux. Une végétation vigoureuse s'élève de toute part des arbres dont la fraîcheur est entretenue par les eaux qui les arrosent ; on ne se lasse pas d'admirer cette magnifique plaine de l'Adour, où règne un printemps continuel. Ses prairies du vert le plus riant, unies comme la surface d'un lac tranquille, sont agréablement coupées par des moissons qui s'élèvent en gerbes d'or ; et ce tableau, qu'on pourrait croire exagéré, n'est que la copie exacte de la nature (2). Le premier village qu'on rencontre en sortant de Tarbes, est la Loubère ; avant d'y entrer, on aperçoit sur la droite le parc de M. Palamini.

---

(1) Cette route est toujours sur la plaine, unie, spacieuse ; son étendue n'est que de trois lieues, et trouve huit villages à des distances presque égales. On dirait un prolongement de faubourgs de la ville de Tarbes.

(2) Faut-il être agriculteur pour qu'on soit frappé de l'aspect des céréales dans nos montagnes ? La beauté des épis, leur couleur d'un jaune doré et presque rouge, qui contraste avec le beau vert des prairies, les font remarquer des plus indifférens. J'ai vu des gens du monde avouer très-naïvement que le plus beau décor du grand Opéra leur avait fait moins d'impression. Aveu précieux dans leur bouche, puisque les mêmes personnes osaient préférer l'effet d'un beau quinquet à l'éclat du soleil levant, qu'elles n'avaient sans doute jamais vu que sur des tableaux.

Vaste, planté de beaux arbres, traversé par un canal, il mérite d'être vu. Le propriétaire vient de faire ériger dans son enceinte une superbe colonne de marbre qui annoncera aux siècles futurs que S. A. R. Madame la Duchesse d'Angoulême a visité cet agréable séjour au mois de juillet 1823. Non loin de là est le château de Dodos; c'est dans ce lieu que mourut, le 21 décembre 1549, Marguerite de Valois, sœur de François Iᵉʳ., et femme de Henri, roi de Navarre. Elle cultiva les lettres et fut la protectrice des talens. Valentine Dassinois fit graver cette épitaphe sur son tombeau, que l'on voit à Paris, au Musée des Monumens français :

Musarum decima et charitum quarta,
Inclita Regum, et soror, et conjux,
Margaris illa jacet.

A un quart de lieue de la Loubère, on trouve Horgues ; en sortant de ce dernier village, on aperçoit, sur la rive opposée de l'Adour, la tour de Barbazan (1), d'où la vue embrasse toute la plaine de Bigorre.

____

(1) Arnaud-Guillun de Barbazan était sans doute seigneur de ce lieu. Son nom serait probablement dans l'oubli, si son tombeau, conservé à Saint-Denis, à côté de Turenne et Duguesclin, ne rappelait les services de ce guerrier et les regrets de Charles VII. (1404.) Barbazan fut un des héros de ce temps, et celui qui contribua le plus à l'expulsion des Anglais. Vainqueur dans un combat singulier,

Après Horgues, on traverse les villages de Momères et Saint-Martin pour arriver à Arcizac. Ce village a vu naître un homme que la reconnaissance nationale a placé au rang des saints (1), et dont la statue équestre, en marbre, décore le péristile de l'église. Tous les ans, le 24 mai, jour de sa fête, les jeunes filles la décorent de rubans et de fleurs. Dix siècles n'ont point fait oublier le patriotisme de Mesclin.

En sortant d'Arcizac, on passe dans le riche village de Montgaillard pour arriver à Trébous. A la sortie de ce dernier, on aperçoit sur la droite une chapelle, nommée Notre-Dame de la Hourcadère. C'est dans cette église champêtre que sont déposés les restes mortels de M. le vicomte de Ségur, qui mourut à Bagnères

---

à la tête des deux armées (ce qui arrivait souvent autrefois aux chevaliers français), s'il eut le titre de Restaurateur de la monarchie, il obtint celui, plus glorieux encore, de Chevalier sans reproche.

(Voyage dans les Pyrénées.)

(1) En 732, Charles Martel venait de vaincre le farouche Abdérame sous les murs de Poitiers. Les Sarrasins, fuyant devant le vainqueur, gagnèrent les Pyrénées et tâchèrent de s'y maintenir ; mais leurs cruautés ayant exaspéré les habitans, ceux-ci coururent aux armes. Mesclin, nommé chef de l'armée, fut à la rencontre des Sarrasins réunis dans la plaine de Juillan ; il harangua ses soldats qui brûlaient d'en venir aux mains, et livra la bataille. Les ennemis furent entièrement défaits et taillés en pièces. Le lieu témoin de cette victoire, la rappelle encore par son nom, qui s'est conservé comme un monument de la valeur des anciens Bigourdans. Cette plaine se nomme Laune mourane, ou *Laudes de Maures.*

en 1805. Madame de Lavaux y a fait élever un monument en marbre du pays; sur la pyramide qui surmonte le tombeau, on lit cette inscription :

Ici repose, dans la paix de Dieu,
M. Joseph-Alexandre de Ségur, maréchal-de-camp,
Second fils de M. de Ségur, maréchal de France.
Né en 1766, il est décédé l'an 1805.
Il soutint l'honneur de sa famille par les armes,
Il se distingua dans les lettres, et fut un des ornemens
De la cour de France, par ses qualités aimables et brillantes.
Une maladie douloureuse termina ses jours,
Dans les Pyrénées, loin de sa famille ;
Ses longues souffrances y furent adoucies
Par les soins de l'amitié.
Nulli flebilior quàm mihi.

Si on porte ses regards vers la droite, sur les hauteurs qui dominent Pouzac, on apercevra un site encore rempli de grands souvenirs : c'est le Camp de César; à ce nom, après tant de siècles, la fortune de ce grand homme jettera le voyageur dans de profondes méditations. Mais il aperçoit déjà Bagnères (1).

______

(1) La route que nous venons de décrire n'est pas la seule qui aboutisse à Bagnères. Celle qui passe à Montrejeau, au levant de la ville, celle qui vient de Lourdes, au couchant, sont remarquables par leur bel entretien. Je ne parlerai de celle qui conduit de Bagnères à Barèges par la montagne, que pour inviter ceux qui pensent qu'on peut voyager autrement qu'en calèche, à la suivre.

Cette ville est bâtie à l'entrée de la belle vallée qu'arrose l'Adour. Je ne chercherai pas dans les annales de l'antiquité pour connaître l'époque de sa construction, qui remonte, sans doute, au temps où l'on a commencé d'apprécier l'usage de ses eaux minérales ; je n'attacherai pas plus d'importance à parler des mœurs de ses premiers habitans, que Saint-Paulin nous représente couverts de la dépouille des bêtes fauves ; mais je ne puis pas me dispenser de dire que Bagnères était déjà peuplée lorsque les Romains en firent la conquête ; qu'Auguste lui donna le nom de *Vicus Aquensis* ; qu'il étendit la célébrité de ses eaux minérales ; qu'enfin, les habitans, en reconnaissance, élevèrent à Diane, divinité favorite de ce prince, un temple dont la pierre votive se voit encore sur le fronton

---

Ils seront dédommagés de leurs fatigues par le plaisir de l'avoir parcourue. Ils seront tentés sans doute, après avoir passé le Tourmalet, de donner quelques heures à la visite du pic du Midi, qu'ils trouveront sur leur chemin. Ce pic est accessible à cheval jusqu'à la hauteur du lac d'Oncet. Après quoi, dirigés par un guide exercé, ils suivront la pente rapide qui domine ce lac, et ils auront franchi les plus grandes difficultés. Cette entreprise est la plus audacieuse que les étrangers voyageurs de Bagnères puissent concevoir. On voit cependant tous les jours des dames ne pas s'en étonner, et soutenir la gageure avec une intrépidité peu commune. Honneur à un sexe capable de surmonter tous les dangers ! Certains ajouteront : quand l'amour-propre les soutient ; un Français dira : quand la gloire et l'humanité y sont intéressées.

d'une des fontaines de la ville. Ces souvenirs historiques, qui prouvent l'antiquité de Bagnères, doivent flatter ses habitans; car l'ancienneté d'un peuple, d'une ville, d'une race illustre, commande toujours la vénération.

Là, où les premiers habitans de Bagnères avaient bâti des cabanes, s'élèvent des maisons d'une architecture solide, souvent même élégante; l'intérieur en est meublé avec goût. Des rues, la plupart régulières et d'une largeur convenable, aboutissent à des places spacieuses. Plusieurs promenades fixent l'attention des étrangers. Celle de l'Hospice domine la ville du côté du couchant; on s'y arrête volontiers pour jouir de la belle vue de la plaine de l'Adour, qu'on embrasse dans toute son étendue. Là, on aime à plonger ses regards, tantôt sur la ville de Bagnères, tantôt sur les nombreux villages qui l'entourent. Les yeux se reportent avec plaisir sur cette route enchantée qu'on a parcourue depuis Tarbes; on cherche à reconnaître les divers quartiers de cette ville qui borne l'horizon; et tandis que le spectateur, assis à l'ombre d'un beau tilleul, respire avec délices un air frais, qui, dans ce climat, tempère sans cesse la chaleur du jour, il voit dans l'éloignement l'ardente canicule vomir tous ses feux sur le Languedoc et sur la Provence.

Les Allées-Bourbon, qui parcourent le flanc de la montagne, offrent des arbres d'une végétation extraordinaire. On voit à ses pieds le jardin anglais de Théas, dont la rapidité semble effrayer d'abord les promeneurs; mais les pentes y sont tellement ménagées, les allées y sont tracées avec un art si parfait, qu'on ne songe plus qu'au plaisir de les parcourir.

Les Allées-Bourbon conduisent à celles d'Angoulême, qui prennent leur nom d'une fontaine ferrugineuse nouvellement découverte, où elles aboutissent. L'étranger se plaît à applaudir à l'idée honorable des habitans, d'avoir donné à une source utile au soulagement de nos maux le nom d'une Princesse qui n'use de sa puissance que pour adoucir toutes les infortunes.

En rentrant dans la ville, on trouve sur son passage la vaste et magnifique promenade des Vignaux. Quel n'est pas l'empire de ce qu'on appelle la mode! autrefois, le centre des réunions les plus brillantes, cette promenade est déserte aujourd'hui, et n'est fréquentée que par ces êtres privilégiés qui aiment à s'éloigner de temps en temps du tourbillon du monde.

Le chemin des Bains de Salut doit être considéré aussi comme une des plus agréables promenades de Bagnères. Ces Bains sont à un demi-quart de lieue de la ville, et la route qui y conduit, tracée sur une pente douce, est ombragée des deux côtés. Les montagnes de droite et de gauche, riches de belles prairies, dominent un étroit et riant vallon : sa fraîcheur est constamment entretenue par un ruisseau qui le traverse dans toute sa longueur. On regretterait d'être arrivé au terme d'une route si gracieuse, si une plantation de superbes tilleuls, qui se voit devant l'établissement des Bains, ne captivait de nouveau toute l'attention. Cet édifice est un des plus remarquables de Bagnères, soit à cause du volume de la source qui s'y rend, soit par rapport aux dimensions des cuves en marbre qui en reçoivent les eaux (1).

La promenade des Coustous, entourée de belles habitations, longée par un canal qui roule une eau limpide, est au centre de la ville ; aussi est-elle une des plus fréquentées. Elle était, il y a quelques années, un lieu favorable aux observations du moraliste : c'est là que se réunissaient les joueurs de tous pays pour se rendre aux salles de la Banque ; c'est là qu'on voyait quelquefois des malheureux promener leur désespoir, après avoir perdu en quelques heures ou les épargnes de toute l'année,

(1) On trouve à sa gauche, près de Salut, une route nouvellement tracée au pied du mont d'Eu ; elle conduit à travers des rochers grisâtres à Medous, dont il sera bientôt question.

ou les dernières ressources de leur famille, et méditer dans leur égarement les plus honteux moyens d'échapper à l'indigence. Ce pénible spectacle, qui outrageait la morale publique, n'existe plus. Honneur au magistrat qui a repoussé loin de Bagnères les calculs de l'intérêt personnel, et ces nombreux employés à la Banque des jeux, dont le retour annuel était l'occasion du malaise, souvent de la ruine, d'un grand nombre d'individus de toutes les classes (1).

Les nombreux étrangers qui se rendent à Bagnères durant la belle saison, y trouvent les agrémens les plus variés. Des logemens, qui ne le cèdent en rien à ceux de nos grandes villes, leur sont offerts par les habitans, dont la douce urbanité attire et séduit. Un commerce actif et très-étendu ne laisse rien à désirer à l'aisance modeste et à l'opulence la plus recherchée (2).

Une salle de spectacle réunit et le simple cul-

---

(1) La suppression des jeux publics dans cette ville est un bienfait inappréciable. Des malheureux se rendaient à Bagnères pour chercher du soulagement à leurs maux : attirés aux salles de la banque, ils y trouvaient ou l'âpreté d'une basse ambition, ou le désespoir qui achevait de ruiner leur santé. Des individus du peuple, dont le concours des étrangers favorisait l'industrie, attirés par un fol espoir, allaient perdre en quelques heures le prix du travail de plusieurs mois, et ils retombaient ainsi dans la misère, source des malheurs et quelquefois des crimes. C'est à M. Gauthier d'Hautserve, sous-préfet, qu'on doit la réforme de cet abus.

(2) Les avantages commerciaux des grandes villes se trouvent ↙

tivateur, qu'on voit étonné et ravi d'un plaisir si nouveau, et l'habitant des grandes cités. En comparant ces représentations à la magnificence des pompes théâtrales, le citadin devient enjoué, surtout lorsqu'il voit l'enthousiasme du naïf villageois, qui prodigue ses applaudissemens à des jeux qui ne sont souvent que grotesques.

Je ne dois pas oublier un Cabinet de lecture, ressource précieuse pour les loisirs des étrangers. Tout, dans cet établissement, annonce le goût, l'industrie et l'instruction. Dans une salle agréablement décorée, se trouvent des tableaux composés par leur possesseur et représentant les vues les plus belles de nos Pyrénées; on y remarque plusieurs objets curieux de la miné-

---

Bagnères. Le prix des alimens y est très-modéré. Les objets d'utilité domestique ou de luxe y sont très-communs, à cause du grand nombre des négocians qui s'y rendent des différentes villes et même de la capitale de la France. Ses marchés de toutes les semaines et ceux qui se tiennent chaque jour pour les comestibles, sont un spectacle curieux et nouveau pour les étrangers. On se plaît à observer la variété des costumes des différens cantons. La beauté de la population n'est pas moins remarquable : on y voit des hommes d'une stature élevée, robustes, vigoureux, dignes enfans des montagnes qu'ils habitent; des femmes d'une fraîcheur admirable, qui exposent en vente le lait qu'elles viennent de traire ; le beurre pétri de leurs mains, les différens légumes qu'elles ont cultivés, ou les truites encore humides de l'eau des torrens. On ne sera pas surpris de voir confondus dans les réunions l'utile ménagère avec les riches et élégans étrangers des deux sexes qui viennent à nos sources.

ralogie de ces montagnes : enfin, une Bibliothèque choisie, et la collection complète des ouvrages périodiques sur la politique, la littérature et les arts, sont à la disposition des abonnés. L'extrême politesse des propriétaires y attire une nombreuse réunion. Là, si l'on cause, c'est avec décence ; si l'on discute, c'est sans aigreur (1).

On arrive à Frascati, établissement remarquable de Bagnères. Parcourons-le au moment d'une de ces fêtes très-fréquentes à l'époque de la saison : des illuminations dirigées avec goût annoncent au-dehors que tous les plaisirs sont réunis dans ce lieu.

Plusieurs salons très-vastes et meublés avec toutes les recherches du luxe, éclairés par mille flambeaux, sont ouverts à la société, qui s'y rend en foule. Ici, des tables de jeux invitent ceux qui cherchent leur délassement sur des tapis verts où sont étalés des cartons peints de rouge et de noir.

Plus loin, est une pièce consacrée aux jeux de Terpsichore. Un orchestre nombreux provoque le goût de la danse chez les plus indifférens.

La folâtre jeunesse se hâte d'entrer dans la

______

(1) M. Jalon. On trouve encore dans son établissement un registre contenant le nom et la demeure des étrangers distingués qui fréquentent Bagnères

lice ; l'âge mûr, voisin de ses souvenirs, en jouit encore ; tandis que la vieillesse admire, en gémissant, la gracieuse agilité des jeunes acteurs. Du bal au concert la transition est naturelle, et le plaisir d'entendre quelque célèbre *virtuoso* entraîne la réunion dans le Salon de Musique : art divin, qui plaît à tous les âges, parce qu'il parle la langue de toutes les passions et de tous les goûts !

S'il est enfin de ces mortels pour qui la réflexion est un besoin et les conversations graves une jouissance, ils trouveront, dans cet établissement, loin des éclats d'une gaîté trop bruyante pour eux, des réduits paisibles et un Cabinet enrichi d'une bibliothèque choisie (1).

On ne verra pas avec moins d'intérêt l'utile industrie d'un grand nombre d'habitans. Ici, une terre trop long-temps inconnue est changée en des vases recherchés, soit pour l'utilité, soit pour l'ornement de nos maisons (2). Là, on

______

(1) On doit ce bel établissement au goût et à la générosité de M. le chevalier de Lugo.

(2) La faïencerie attire l'attention des étrangers. Elle n'existait pas depuis long-temps. On la doit aujourd'hui à l'industrieuse persévérance de M. Destrade. Nous prévoyons que cet établissement deviendra, de jour en jour, plus recommandable, soit à cause de l'adresse des ouvriers qui y sont employés, soit parce qu'on espère trouver dans les Pyrénées des terres propres à de plus beaux ouvrages de luxe.

voit la force des eaux vives donner à des blocs énormes de pierre calcaire les formes élégantes qui décorent nos salons, ou métamorphoser la toison de nos troupeaux en de beaux et utiles tissus qui font vivifier le commerce (1).

Plus loin, ce sont de vieux haillons, inutiles rebuts, qui, prenant une figure nouvelle au sortir de la chaumière du pauvre, seront bientôt recherchés par les classes les plus instruites et les plus riches de la société (2).

Les objets divers que je viens de décrire ne sont que l'ouvrage de l'art; aussi combien se trouvent-ils au-dessous de ce que la simple nature va nous présenter! Allons dans la belle vallée de Campan : c'est là que les étrangers se

---

(1) Qui ne va voir la scie à marbre ? Des ouvriers habiles y donnent à cette pierre si utile et si agréable le plus beau poli et toutes les formes dont elle est susceptible.

Une filature et une manufacture de draps sont dans le même local.

Bagnères doit ces établissemens à M. Costallat. Cette ville se félicite de compter dans le nombre de ses habitans un homme dont l'industrieuse activité sera regardée un jour comme la première cause d'une nouvelle prospérité, qu'une perspicacité exercée ne fait qu'entrevoir aujourd'hui.

(2) Il est peu d'étrangers qui n'entrent à la papeterie pour faire emplette d'un objet de première nécessité. Ceux qui n'ont jamais vu fabriquer le papier, n'en sortent pas sans avoir admiré cette invention du génie de l'homme, qui offre ici des observations.

On pourrait apportér beaucoup d'autres preuves de cette industrie qui vivifie la ville de Bagnères. Ses manufactures de crepon sont connues très-avantageusement dans le commerce.

plaisent à faire des incursions nombreuses ; aussi la route qui y conduit est-elle sans cesse parcourue , ou par des chars élégans , ou par des cavalcades brillantes, ou par de modestes piétons curieux de contempler les sites admirables qui s'offrent de toutes parts (1). Quelle route pittoresque et variée ! Située entre deux chaînes de montagnes couvertes , jusqu'au sommet , d'une belle végétation , elle est embellie par le cours des eaux de l'Adour , qui s'élèvent tumultueusement au-dessus des rochers nombreux qui s'opposent à leur passage. Le Pic du midi de Bigorre , enveloppé de ses neiges , se présente comme un énorme géant : le spectateur étonné croit voir son sommet voisin de la voûte du ciel , tandis que les monts qui l'entourent semblent ramper à ses pieds (2).

Quel est ce hameau qui se présente d'abord ?

C'est le village de Gerde. En se rendant dans ce séjour élevé, jetons en passant un regard sur ses pantières : on ne verra pas sans plaisir la

___

(1) On sera tenté certainement , en sortant de Bagnères , de monter aux allées Maintenon.

(2) C'est une remarque qui ne saurait échapper au voyageur naturaliste. Ce pic, d'une élévation gigantesque sur les premiers échelons des Pyrénées, laissant, pour ainsi dire, toutes les élévations voisines à sa base. Si la puissance qui a créé le monde n'était infinie, on dirait qu'elle a voulu faire un essai sur ce point, avant de créer ces masses imposantes qu'on trouve au centre de la chaîne

chasse aux ramiers qu'on y fait, chasse qui appartient à nos contrées.

Attirés par des objets d'un plus grand intérêt (1), nous poursuivrons notre route. Plus loin se voit le village d'Asté. Bâti au pied du mont l'Hiéris, il est dominé par les ruines d'une ancienne forteresse. Le voyageur sentimental ira les interroger ; et se laissant entraîner à la méditation, il gémira de trouver des monumens de la furie des guerres dans un pays que la nature semble avoir disposé pour être l'asile de la paix (2). Gravissons la montagne ; gardons-nous toutefois de faire ce voyage sans être accompagné de l'infaillible *Cicerone* du mont l'Hiéris. Le bon Jacou est le guide par excellence ; son aïeul conduisit le grand Tournefort dans cette partie des Pyrénées ; son père fut toujours aux ordres des curieux ; et celui-ci, jaloux de soutenir l'*illustration* de sa famille, n'a pas moins de zèle que ses ancêtres. Il nous citera la

---

(1) Des arbres symétriquement alignés, entre lesquels on place des filets perpendiculaires ; des hommes huchés à l'extrémité de quelques perches plus élevées que les arbres, et attendant au passage des volées de ramiers ; une sorte de maillet qu'on lance dans l'air pour les forcer à s'abattre entre les arbres, où ils trouvent un piège inévitable : telle est cette chasse, qui attire beaucoup de curieux. Elle est très-anciennement pratiquée. Le poëte Dubartas en parle comme d'une chose remarquable à Bagnères.

(2) La forteresse de *Tanto*, bâtie par les Anglais, dit la tradition. Les bonnes gens en font aujourd'hui la demeure des sorciers.

suite chronologique des hommes recommandables qui ont visité cette montagne, une des plus fertiles pour le botaniste ; il nous fera remarquer cette masse énorme de marbre qui présente une excavation considérable, et nous dira que les rochers supérieurs ont résisté à la puissance qui creusa le flanc de la montagne, et qu'ainsi s'est formée cette voûte de soixante pieds au moins, qui s'élance d'un seul point avec la majesté de l'aigle qui prend son vol dans l'espace. Il nous guidera sûrement dans cette crevasse perpendiculaire où l'on oublie les fatigues et les dangers en y voyant un jardin des plus gracieux offrir des milliers de plantes plus rares les unes que les autres (1). Parvenu enfin au sommet, il nous donnera une leçon de géographie sur la plus belle carte que l'œil de l'homme puisse embrasser. Il nous dira le nom de ces milliers de villes et de hameaux disséminés à nos pieds depuis Bagnères jusqu'aux anciennes capitales de la Guyenne et du Languedoc. Si nous possédons un de ces instrumens

---

(1) Une foule de plantes y croissent à l'envi ; elles se mêlent sans confusion. La famille du lys aux brillans calices s'élève au-dessus du plus grand nombre, tandis que l'*Aconit Lycotome*, emblème de la perfidie, cache sous la cavité de son casque les poisons que les nectaires distillent. Ce lieu est le plus riche des Pyrénées en végétaux.

d'optique qui rapprochent les distances, il nous dirigera de façon à apercevoir ces diverses cités (1); si, tout-à-coup, par un de ces accidens que j'appellerai heureux pour ceux qui se plaisent aux grandes scènes de la nature, l'horizon s'obscurcit; si les nuages, voyageant de vallée en vallée, s'accumulent sous nos pieds; si le tonnerre vient à gronder; après nous avoir fait remarquer cette mer immense, dominée çà et là par des îles ou couverte de forêts, ou n'offrant que des rochers ou des neiges éternelles, il nous laissera admirer en silence ces vagues nuancées de mille couleurs, traversées dans tous les sens par des traits de feu qui leur donneront l'aspect d'un océan de laves incandescentes; et lorsque nous voudrons, quoiqu'à regret, revenir sur nos pas, notre guide nous conduira encore, non sans quelque frayeur, à travers les torrens, la foudre et les éclairs (2).

_____

(1) Aidé d'une bonne lunette, le voyageur verra Toulouse à sa droite et Bordeaux à sa gauche.

(2) On ne peut pas se flatter d'avoir une idée de la majesté des phénomènes naturels, si on n'a pas vu le spectacle qu'on décrit ici. Les nuages, occupant les vallées et enveloppant les montagnes jusqu'à leur partie moyenne, représentent la mer et ses flots avec une assez grande exactitude. Les pics qui les dominent figurent très-bien des îles disséminées çà et là. On est saisi d'étonnement. Mais lorsque les nuages sont chargés de fluide électrique, que les éclairs les traversent dans tous les sens, que le tonnerre gronde sous les pieds du spectateur, tandis que le soleil brille sur sa tête, il serait

Vous nous arrêterons sur le bord du puits d'Arris, gouffre immense dont on n'a pu mesurer la profondeur ; nous raisonnerons sur les causes qui ont formé cette excavation extraordinaire, et nous nous éloignerons, poursuivis par le croassement de plusieurs nuées de corneilles, dont le puits d'Arris est la retraite assurée (1).

Un spectacle moins imposant, mais plus gracieux, nous attend au pied de cette montagne. Déjà nous voyons Medous : cette demeure, naguère habitée par une communauté religieuse, est aujourd'hui une propriété particulière (2). Comment décrire ce site enchanteur, aujourd'hui négligé ? Que n'appartient-il à un homme de goût et fortuné qui seconderait la nature, loin de la contrarier ! ces jardins magnifiques, qui n'existèrent que dans l'imagination du Tasse, seraient bientôt réalisés. Quelle fertilité ! quels points de vue. tour à tour graves ou rians !

difficile de décrire tout ce qui se passe dans son âme. Des sentimens de terreur et d'admiration la partagent tour-à-tour. Que doit-il éprouver, s'il est obligé, par des circonstances impérieuses, de traverser les nuages électriques ?

(1) A quoi devons-nous attribuer cette excavation ? Est-ce à un éboulement souterrain, ou à la main de l'homme qui aurait extrait quelque utile minéral ?

(2) Medous fut bâtie jadis par Suzanne de Grammont d'Asté, marquise de Montpezan. On y voyait naguères le mausolée de son petit-neveu Henri, vicomte d'Asté.

Allons admirer une source étonnante qui, après avoir versé ses eaux aussi vives que limpides dans un beau bassin, continue à alimenter au loin un long canal. On croit voir du cristal fondu s'écouler par deux larges ouvertures placées au pied d'une montagne. Des poissons aussi vifs que l'eau qui les apporte, sortent de ces gouffres profonds dans lesquels nul mortel n'a jamais pénétré. L'œil peut suivre aisément, à la faveur de l'extrême limpidité de l'eau, le jeu sémillant et animé de ses habitans. A la moindre agitation des objets qui les entourent, on les voit remonter avec vivacité le courant de leur élément, pour se hâter de rentrer dans les antres inaccessibles qui les ont vus naître. On ne se lasse pas de voir cette masse de cristal liquide, soit au moment où elle s'échappe du rocher, soit qu'elle s'étende majestueusement en un vaste miroir.

Nous ne pouvons quitter ces lieux pittoresques sans fixer notre attention sur une ouverture voisine de cette source, ouverture d'où l'on entend sans cesse sortir, avec un certain bruit, un courant d'air. En s'échappant, il tient dans une agitation continuelle les plantes qui se trouvent dans sa direction. Ce phénomène a souvent fait raisonner ou déraisonner un grand nombre de ceux qui ont voulu l'expliquer. Les premiers habitans de ces lieux ont dû croire, sans doute, qu'une divinité avait établi sa demeure secrète dans cette retraite enchantée. Peut-être venaient-ils aussi lui apporter leurs offrandes? Aujourd'hui que la physique, plus éclairée, a fait briller son flambeau sur un grand nombre d'effets naturels, qui paraissaient autrefois merveilleux, on rend raison de ce même phénomène d'une manière satisfaisante (1).

Ne nous éloignons pas de ce site sans jeter la vue sur un châtaignier, remarquable par son élévation, et par une tige si parfaitement droite qu'elle est d'une régularité mathématique. Comment se fait-il que la cîme de cet arbre étonnant se cache dans les nues, tandis que ceux qui l'entourent, vivant sur le même sol, végétant depuis le même nombre d'années, ne s'élèvent qu'à une hauteur moyenne? image

---

(1) Il paraît que la source d'eau vive n'est autre chose qu'un embranchement de l'Adour, qui s'en détache par des voies souterraines, et qui va sortir dans le jardin de Medous par les deux ouvertures dont nous avons parlé. Celle où on observe un soufflement continuel (qu'on me passe ce mot), doit communiquer avec le canal souterrain. L'agitation violente, le dégagement de l'air que ces eaux entraînent avec elles, voilà l'explication naturelle du phénomène.

bien naturelle de l'éducation. Les mêmes soins sont prodigués à un grand nombre. d'élèves. Combien en est-il qui profitent de ces avantages? Ne faut-il pas des siècles pour voir s'élever de ces génies privilégiés qui dominent majestueusement les générations savantes ?

Le village de Baudéan , que nous allons traverser, ne nous offrira rien de plus remarquable du côté des beautés naturelles; mais nous rappellerons avec intérêt que ce bourg s'honore d'avoir vu naître un homme qui commande l'estime générale par les services qu'il a rendus à l'humanité. (1)

Nous touchons bientôt le territoire de Campan; mais gravissons ce mamelon à notre droite, dont le site paraît si pittoresque : c'est l'ancien prieuré de St.-Paul. Cette habitation n'était qu'une masure il y a peu de jours ; aujourd'hui c'est une solitude, qui joint à l'élégance de l'architecture toutes les recherches du luxe, où les

______

(1) M. le baron Larrey, ancien inspecteur-général du service de santé des armées, commandeur de l'ordre royal de la légion d'honneur. Les sciences et l'humanité lui doivent un ouvrage intéressant sur la chirurgie militaire. Le gouvernement paternel du Roi s'est empressé de rendre justice aux talens et aux bons sentimens de notre confrère Larrey ; il est aujourd'hui l'un des chirurgiens consultans du Roi, chirurgien en chef de la garde royale , membre honoraire du conseil de santé des armées,

dehors ne cèdent en rien à la beauté des détails intérieurs. On dirait que le propriétaire a eu la prétention de lutter avec la nature et de la vaincre. Inutiles efforts! Voyez cette belle vallée, ce bassin animé par le village de l'*Esponne*. Quel nouvel aspect enchanteur! quelle riante culture! Les sommités sont couronnées de noirs sapins; les flancs de la montagne sont couverts de vastes forêts de hêtre; on voit au-dessous de fertiles prairies parsemées d'un grand nombre d'habitations rurales; et le torrent qui baigne cette vallée se prête encore à lui donner toute l'activité du commerce (1). D'un autre côté, le paysage de Campan étale les mêmes beautés sur de plus larges dimensions; et le Pic du Midi, dont la proximité rend l'élévation plus majestueuse, ne semble dominer de tels sites que pour ajouter à leurs charmes par l'opposition de ses arides rochers (2). Si le spectateur reporte sa vue sur cet ancien séjour religieux, placé au milieu de ce vaste et merveilleux tableau, quelle

---

(1) Ce torrent est flottable, et sert à l'exploitation des bois de différentes communes.

(2) Le spectateur sera surtout frappé de l'effet de cette opposition, lorsqu'il approchera de Campan. Les montagnes qui se trouvent à sa gauche ne présentent que des rochers arides, tandis que celles qui bornent la vallée à sa droite étalent le luxe d'une belle végétation.

idée n'aura-t-il pas de la puissance de la nature devant les faibles productions de l'homme ! (1)

Hâtons-nous de traverser le bourg de Campan. Comment pourrions-nous nous défendre d'aller visiter sa fameuse grotte ! Des montagnards s'offrent à nous servir de guides. Munis d'une échelle et de flambeaux, ils nous montrent un sentier qui serpente à notre gauche sur le flanc de la montagne : il aboutit à une ouverture circulaire assez étroite. Gravissons : les flambeaux sont allumés, l'échelle est placée; ayons le courage de nous glisser, avec effort, le long de cet énorme rocher qui, s'étant détaché de la voûte, est demeuré suspendu à un mètre et demi d'élévation. Cet obstacle ferme la plus grande partie du passage à quelques pas de l'entrée; il a fait plus d'une fois reculer ceux qui ne veulent que des jouissances faciles. La longueur de cette excavation souterraine est de trois cents pas environ, sur trois ou quatre de large; la hauteur de la voûte varie souvent, et sa plus grande élévation est de quatre mètres. Des stalactites énormes, descendant sur le sol,

---

(1) Cette propriété appartient aujourd'hui à M. Foster, Anglais d'origine. Il ne saurait s'offenser de l'avantage que j'ai donné à nos sites alpins sur les ouvrages de l'art. On doit lui savoir gré de cette belle construction, qui sert à faire mieux sentir le prix de nos beautés naturelles.

forment une colonnade pendant tout le trajet ; des reflets nombreux , occasionés par des cristaux formés par des infiltrations humides , produisent un effet magique , et donnent une idée des richesses qui orneraient ce lieu , si l'indiscrète curiosité n'interrompait, trop souvent , le travail de la nature.

L'admirateur gémit de ce vandalisme ; il n'éprouve pas toutefois cette mélancolie profonde qui le saisit en parcourant les catacombes de la capitale , que ce lieu lui rappelle naturellement. Ici il ne voyage pas , du moins , au milieu des ossemens des victimes de nos erreurs politiques. (1)

Parvenus au terme de la course , la route s'élargit , la voûte s'élève ; on se trouve au milieu d'une place immense, dont le sol présente une surface arrondie et uniforme. Mille caractères gravés çà et là perpétuent le souvenir de ceux qui ont visité cette enceinte. L'un y trouve avec joie le nom d'un père tendrement chéri qui vit encore, l'autre détourne en soupirant ses yeux baignés de larmes , en lisant celui d'un ami qu'il regrette ; on revient bientôt sur ses

____

(1) On sait que les carrières sous Paris renferment , entre autres , les ossemens des individus qui ont péri dans les différentes crises de la révolution française.

pas, et ces impressions du sentiment se dissipent. Souvent on y rencontre d'autres curieux, souvent on y voit des personnes d'un sexe peu accoutumé à braver les dangers, dont la surprise, quelquefois la frayeur et les cris produisent des scènes qui excitent tour à tour la crainte ou la gaîté. (1)

Rendus à la lumière, la route de la Marbrière, celle de Campan et de Grip, vont nous offrir des sites non moins intéressans que ceux que nous avons décrits; l'une mène au port de Paillole, où l'on peut voir la belle marbrière (2). A la gauche, avant de s'élever vers la Hourquette, qu'on doit franchir, on embrasse le spectacle imposant de la Vallée d'Arreau; l'autre route se dirige vers le Tourmalet, passage qui conduit au Val de Barrèges. On ne passe pas à Grip sans s'arrêter devant une cascade formée par l'Adour toute entière. La hauteur de cette chute n'est pas très-considérable; cependant on

---

(1) La grotte de Campan n'est pas la seule qu'on puisse voir aux environs de Bagnères. Il en existe trois sur la montagne du Bédat. Il y en a une qui est très-profonde; on peut y descendre avec un peu d'intrépidité. On y remarque un ruisseau et des sortes de chambres qui semblent plutôt l'ouvrage de l'art que de la nature.

(2) La route de la marbrière n'offre qu'une énorme carrière; on se rappellera qu'elle a fourni les marbres de la colonnade du palais de Trianon.

la contemple avec un étonnement mêlé de ce plaisir qu'on éprouve toujours à voir les grands effets de la nature : on s'en éloigne avec peine. Heureux celui qui possède les principes d'un art qui reproduit les objets sensibles plus exactement que la parole ne décrit la pensée! Il s'éloigne avec moins de regret, lorsqu'il emporte le tableau des lieux qui ont excité son admiration. Il reverra toujours son ouvrage avec intérêt; et, loin de ces grands modèles , il ressentira encore ces vives impressions qu'il éprouva en leur présence (1).

Je suis loin d'avoir décrit toutes les beautés que renferment ces contrées. Je voudrais revenir sur des tableaux que je n'ai fait qu'esquisser : je voudrais m'asseoir au pied de ces arbres séculaires, respirer cet air frais et vivifiant qui fit renaître tant de santés languissantes; je voudrais, du haut de ces rochers, contempler encore cette nature, aussi riche, aussi imposante que gracieuse, à laquelle mille esprits divers durent

---

(1) Cette cascade ne donne qu'une idée très-imparfaite de celle de Gavarnie , qui tombe de 1200 pieds; et cependant cette dernière fait moins d'impression. Il est vrai que le Pont de neige , que le Cirque (espace de 800 pieds de diamètre), circonscrit par des montagnes perpendiculaires que les tours du **Marboré** , couvertes de neiges éternelles , partagent l'attention du spectateur.

sans doute leurs plus belles inspirations (1). Mais comment épuiser un tel sujet !

Tous les écrivains qui ont connu la ville de Bagnères se sont fait un plaisir de lui rendre justice. Froissard la qualifie de *bonne grosse ville fermée* (2). Montaigne, célèbre philosophe de son siècle, qui vivait sous le règne de Charles IX, dont l'incrédulité dans la médecine était héréditaire, avait néanmoins beaucoup de confiance dans les eaux minérales ; ce que prouve le passage suivant : « J'ay veu par » occasion de mes voyages, quasi tous les bains » fameux de chrestienté ; et depuis quelques » années ay commencé à m'en servir.... A cette » cause iay choisi jusques à cette heure à m'arrêter et à me servir de celles où il y avait plus » d'aménité de lieu, commodité de logis, de » viures et de compagnies, comme sont en » France les bains de Banières : en la frontière » d'Allemaigne et de Lorraine, ceux de Plombières : en Souysse, ceux de Bade, etc.......

____

(1) On sait que madame Cottin a composé son roman de Mathilde dans le vallon situé au penchant de la montagne du Bedat. Ce vallon délicieux s'appelle depuis l'Élysée-Cottin. Les curieux vont le visiter. Ils cherchent la cabane où cette femme sensible allait se reposer ; ils y trouvent une bergerie. Un propriétaire instruit aurait religieusement conservé le hêtre qui prêtait son ombre à cette femme auteur : il est tombé sous la hache. Beau sujet d'élégie !

(2) Liv. III. chap. 5, pag. 7.

» .... voilà comment cette partie de méde-
» cine, à laquelle seule je me suis laissé aller,
» quoiqu'elle soit la moins artificielle, si à elle
» sa bonne part de la confusion et incertitude
» qui se voit partout ailleurs en cet art. (1) »

Castelpert, médecin de Bordeaux, dans la description de Bagnères et de ses eaux, la considère, avec Montaigne, comme la métropole des eaux minérales de France. (2)

Marca (3) la qualifie de gentille et agréable ; ce qui détermina le poète Dubartas, qui vivait dans le seizième siècle, de faire la description suivante :

Bagnères, la beauté, l'honneur, le paradis,
De ces monts sourcilleux, dessus lesquels, jadis,
L'Hercule des Gaulois, non le bâtard d'Alcmène,
Caressa, comme on dit, la princesse Pyrène.
Du père des Gaulois, qui, parfaits, généreux,
Se montrent dignes fils d'aïeux si valeureux.

D'autre part, il ajoute, pour peindre l'heureuse situation de la ville :

Les monts, enfarinés d'une neige éternelle,
La flanquent d'une part : la verdure immortelle,
D'une plaine qui passe en riante beauté.
Le vallon Pénean la ceint d'autre côté.

---

(1) Tom. II, liv. II, chap. 57, pag. 575. Édit. in-folio. 1652.
(2) Première partie, pag. 120.
(3) Liv. Ier, chap. 10, art. 9, pag. 40.

Elle n'a point maison qui ne semble être neuve,
L'ardoise luit partout : chaque rue a son fleuve,
Qui, clair comme cristal, par la ville ondoyant,
Va. toute heure qu'on veut, le pavé balayant :
Et bien qu'entre son flot, aussi froid que la glace,
Et le bain chasse mal, on trouve peu d'espace,
Il retient sa nature, et ne veut, tant soit peu,
Mélanger, orgueilleux, son froid avec son feu.

SECONDE PARTIE.

CHAPITRE PREMIER.

Observations Météorologiques.

Pourquoi les hommes, malgré l'identité de leur espèce, diffèrent-ils entre eux par des nuances graduées et successives, de manière qu'en partant d'un point quelconque du globe, et en parcourant, soit en longitude, soit en latitude, tout le cercle, pour revenir au même point, on rencontre, à des distances plus ou moins éloignées, des peuples qui ont une physionomie, un tempérament, des maladies, des mœurs et des usages différens de ceux de leurs voisins? Pour résoudre une question si importante, il ne fallait rien moins qu'un philosophe d'une sagacité extraordinaire, qui joignît à des connaissances physiques, médicales, morales et politiques, la patience de faire des recherches très-multipliées pour distinguer dans l'homme ce qui est l'ouvrage de la nature, d'avec ce qui n'est que l'effet des causes morales. Guidé par son seul génie, et dépourvu de tous les secours que les progrès des sciences et des arts ont four-

nis depuis aux observateurs de notre temps.
Hippocrate s'éleva, il y a plus de vingt-trois
siècles, à la solution de ce problème.

On aurait pu déjà soupçonner que cette différence qu'on observe dans le physique et le
moral de l'homme, devait tenir à leur position
respective par rapport à la manière plus ou
moins directe dont ils reçoivent les rayons du
soleil, et à la distance plus ou moins considérable où ils se trouvaient des pôles ; mais cette
considération paraissait d'autant moins suffisante, pour la solution du problème, qu'on
avait déjà remarqué que le même climat, c'est-
à-dire la même distance des pôles, présente souvent des différences bien marquées dans des
distances très-peu considérables du méridien,
tandis que des climats bien éloignés les uns
des autres, fournissent des phénomènes absolument semblables. Il fallait donc avoir d'autres
données, puisées dans les lieux mêmes qu'on
habitait, pour rendre raison des différences
qu'on observait dans des lieux plus éloignés.

Comme on observe encore tous les jours, on
avait observé que l'état du corps humain éprouvait des variations très-grandes d'après les
différentes saisons de l'année, et que l'homme
du printemps ne ressemblait pas plus à celui
de l'automne, que l'homme de l'été à celui de

l'hiver. Cette remarque donna lieu à cet aphorisme : « En hiver et au printemps, les esto-
» macs sont naturellement très-chauds ; aussi
» doit-on se nourrir davantage dans ces deux
» saisons (1) ; » et à celui-ci : « On supporte
» mieux les alimens au printemps qu'en été ou
» en automne, et en hiver mieux qu'en prin-
» temps (2). »

Mais cette différence des saisons était en grande
partie déterminée par la différente manière dont
les vents soufflent dans chaque partie de l'année ; on dut également conclure que l'influence
de ces derniers sur le corps humain était aussi
puissante que celle des saisons. Cette observation donna encore lieu à cet autre aphorisme :
« Les constitutions boréales resserrent les corps,
» leur donnent plus de vigueur et d'agilité,
» éclaircissent le teint, rendent l'ouïe plus fine,
» dessèchent les ventres, picotent les yeux, et
» aggravent les douleurs de poitrine chez les
» personnes qui ont cette partie affectée. Les
» constitutions australes, au contraire, occa-
» sionent des pesanteurs de tête et des vertiges,
» appesantissent les yeux, comme tout le corps,
» et lâchent les ventres (3). »

(1) Hipp., aphor. 1, 15.
(2) Hipp., aphor. 1, 18.
(3) Hipp., aphor. 3, 17.

On dut encore remarquer que dans les villes situées moitié sur une colline ou une montagne, et moitié sur une plaine ou une vallée, les habitans de cette dernière partie différaient sensiblement de leurs compatriotes qui occupaient la moitié la plus élevée de la ville, et que certaines maladies affectaient les uns exclusivement aux autres. On dut observer la même différence relativement aux qualités des productions de la terre des deux parties respectives (1).

De toutes ces observations combinées un homme de génie dut tirer les conclusions suivantes : 1°. Puisque je me sens autrement disposé en hiver qu'en été, les peuples éloignés de moi, chez lesquels une température froide occupe la plus grande partie de l'année, doivent donc être habituellement disposés comme je le suis en hiver; de même que les peuples dont le climat est chaud pendant la plus grande partie de l'année, doivent se sentir comme je me sens pendant la saison de l'été. 2°. Puisque, pendant que le vent du midi souffle, j'éprouve un relâchement de tout le corps et un embarras dans toutes ses fonctions, qui se communique jusqu'à mes facultés intellectuelles, et que j'éprouve

______

(1) Hipp., *De Diæta*, l. II, p. 210; et *De Morbis*, l. IV, sect. 5. pag. 123. Édit. Lind.

tous les effets contraires lorsque le vent du nord
règne, les peuples exposés habituellement à l'influence de l'un ou de l'autre de ces vents, doivent donc se trouver dans un état analogue à
celui que j'éprouve pendant le règne de ces
mêmes vents. 3°. Puisque moi, habitant de la
partie la plus élevée de ma ville, je suis tout
autrement disposé que ne le sont ceux de mes
compatriotes qui habitent la partie la plus basse
de cette même ville; les habitans d'un terrain
fort élevé au-dessus du niveau de la mer, doivent
donc éprouver la même disposition que moi;
comme ceux dont l'habitation est au niveau
ou même au-dessous du niveau de la mer, doivent être dans un état habituel analogue à celui
de mes compatriotes.

L'influence de la composition du sol qui a
plus ou moins de consistance, plus ou moins
d'égalité de sa surface, qui lui fait absorber ou
réfléchir les rayons du soleil, la nature enfin
des différentes exhalaisons qu'il renvoie à l'atmosphère, en contribuant puissamment à modifier la température d'un pays, exerce aussi sur
notre corps des modifications qui n'ont pas
moins été appréciées.

La fertilité, comme la stérilité du sol, amollit
ou fortifie. Les individus n'ont pas moins prouvé
l'influence de ses causes physiques ou celles du

sol et du climat sur le corps humain, comme composé d'élémens non moins physiques et soumis à des lois communes ; ainsi la synergie du principe de vie, avec la matière qui domine , qui l'entoure , nécessite leur action mutuelle et la fusion de ces mêmes influences dans l'être vivant.

Ces notions physico-psychologiques furent encore déduites, sur l'homme , de l'effet frappant de l'action des alimens ou des boissons sur lui. Les anciens athlètes passaient pour être les plus stupides des hommes, précisément parce que leur principale nourriture consistait dans les chairs de porc et de bœuf, qu'ils mangeaient avec une voracité sans exemple (1). Il est aisé d'observer que , même en Europe , les peuples qui se nourrissent en grande partie de chair , sont d'un caractère plus porté à la férocité que ceux dont la nourriture est en grande partie composée de végétaux. Il en est de même du tempérament et des maladies qui en résultent.

De toutes ces observations réunies on conclut donc que le climat doit avoir une influence sur le moral comme sur le physique de l'homme : cependant, quoique cette influence soit réelle , la continuité des observations a fait juger encore que les causes physiques pouvaient varier dans

(1) Diogen. Laert. *in vitu Diogen.*

leurs effets, suivant qu'elles agissaient séparément ou combinées ensemble de différentes manières et en plus ou moins grand nombre. Ainsi, deux peuples, par exemple, vivant sous des latitudes différentes et même opposées pour la température, peuvent se ressembler, s'ils habitent l'un sur les montagnes d'un pays chaud, et l'autre dans les plaines ou les vallées d'un pays froid.

Que de choses nous aurions encore à dire sur cette variété d'influence et d'action, si nous passions en revue la puissance des causes multipliées qui modifient l'homme physique ! telle est celle de l'habitude, et toutes ces diverses causes connues sous la dénomination de causes morales, usages, coutumes, lois, institutions politiques ou religieuses, et jusqu'à un certain point les professions et les métiers ; en un mot, tout ce qui n'étant point fondé sur la constitution physique de l'homme, peut devenir cause ou motif de ses actions et modifier son tempérament, de manière à le rendre plus ou moins susceptible de certaines affections morbifiques ou de la prolongation de son existence. Ces divers objets n'étant pas de notre ressort, nous avons cru ne devoir que les signaler.

Après avoir rapidement exposé comment l'observateur est parvenu à démontrer la puissante

influence des causes physiques sur la constitution de l'homme, nous ajouterons ici une réflexion bien naturelle sans doute : c'est que, si
la connaissance de cette même influence intéresse l'homme en santé, le médecin, l'historien,
le cosmographe, le politique, le législateur, qui
y trouvent réunis les fondemens de leurs sciences
respectives, nous conviendrons sans peine que
la connaissance de la température d'un pays
devient encore plus importante, lorsque chaque
année il s'y rend de toutes les contrées de l'Europe une grande quantité de malades pour y
venir chercher leur guérison.

C'est aussi sous ce rapport hygiénique que
nous allons considérer les observations météorologiques faites à Bagnères pendant plusieurs
années. Nous rechercherons, autant que possible, la cause des variations nombreuses qui
s'y font remarquer.

CHAPITRE II.

Température de Bagnères.

On sait que dans les contrées de montagnes la
température est bien différente de celle des pays
de plaines : la latitude ne saurait être d'un secours absolu pour en fixer le climat ; il tient
presque toujours à des circonstances locales

qu'il faut connaître et apprécier. Ainsi, les montagnes arrêtent les vents, en changent la direction, les rendent en général plus froids, et souvent les chargent d'une plus ou moins grande quantité de neige et de grêle, qui vient fondre sur les campagnes voisines.

La physique moderne nous apprend que la pesanteur de l'air peut varier suivant qu'il est humide ou sec, chaud ou froid, mu vers tel ou tel point de l'horizon; et cette variation dans le poids que notre corps soutient dans un temps plus que dans un autre, peut aller jusqu'à quatre mille livres. Cette énorme surcharge l'écraserait infailliblement, si l'air contenu dans la capacité du corps ne réagissait pas en raison de la pression opérée sur la surface par l'air extérieur. Cependant, malgré cette réaction, la diminution ou l'augmentation du poids de ce dernier doit entraîner des désordres bien sensibles, toutes les fois qu'elle arrive brusquement et sans observer aucune gradation.

Puisqu'il est prouvé aujourd'hui que le fluide atmosphérique est un composé de différens gaz, et qu'il ne contient qu'une petite portion qui puisse servir à la respiration, et par conséquent à la conservation de la vie des animaux, on conçoit aisément que la portion d'air vital, qui est le premier et le véritable aliment de la vie, *pabulum vitæ* d'Hippocrate, peut être plus ou moins considérable dans une quantité donnée d'air atmosphérique, selon que celui-ci est plus ou moins pesant, plus ou moins souvent renouvelé par le mouvement, ou qu'il contracte des qualités malfaisantes, par le repos ou par des émanations qui s'élèvent des corps environnans. De-là la différence qui doit résulter des divers climats, celle des différentes dispositions, ainsi que celle des différentes saisons de l'année, relativement à l'air que nous respirons et qui vivifie sans cesse notre machine, en y réparant la chaleur animale et en la modifiant d'une foule de manières. On voit dès-lors que l'air atmosphérique peut être plus ou moins propre à notre conservation, à la prolongation de notre vie, au dérangement de notre santé, à son rétablissement, non-seulement par la portion plus ou moins grande d'air vital qu'il contient, mais encore par la quantité de gaz étrangers ou délétères qui entre dans sa composition. Quant aux vents, qui ne sont que les différens mouvemens de l'air, il n'est pas moins intéressant pour l'entretien de la vie et pour la guérison des maladies d'exister dans des climats où la nature des vents est la plus salubre. Or, nous ne tarderons pas à démontrer que ceux qui règnent le plus communément à Bagnères, dans le cours de la saison des eaux, sont dans ce dernier cas.

Élevée d'environ cinq cent soixante-sept mètres au-dessus du niveau de la mer, ainsi que l'annoncent les observations barométriques; entourée de tous côtés, excepté du côté du nord, par de très-hautes collines, Bagnères doit avoir une température plus basse qu'une plaine qui reçoit de toutes parts les rayons du soleil.

L'été y est très-modéré. C'est un véritable printemps que la constance des lois de la nature paraît nous avoir assuré. A cette époque de l'année, on ne voit point les feuilles jaunir, l'herbe se dessécher; des fleurs, sans cesse renaissantes, ornent les prairies entrecoupées par une foule de ruisseaux limpides qui, sortant des montagnes, serpentent çà et là, et répandent dans l'atmosphère, durant la belle saison, une douce fraîcheur, alors si favorable à la santé. Leurs eaux salutaires déposent dans les campagnes une terre vierge, qui ne contribue pas peu à rendre cette belle contrée l'une des plus fertiles de toute la terre; ce qui a donné lieu à Ramond d'appeler la belle vallée de Campan, la Tempé des Pyrénées. Le domaine de l'automne s'y prolonge fort tard, et ce n'est que vers la fin de décembre que commence l'hiver. Il est ordinairement pluvieux, ainsi que la plus grande partie du printemps. La plus belle saison commence vers la fin de mai et se continue très-avant dans l'automne. C'est aussi celle que l'on a choisie pour faire usage des eaux, et celle sur laquelle nous nous appesantirons davantage.

Comme la campagne qui l'entoure, Bagnères est traversé, dans chacune de ses rues, par un ruisseau limpide qui entretient sa propreté et répand autour de cette ville une température agréable. L'humidité qui doit en résulter durant la saison d'été, modère la chaleur lorsqu'elle devient trop forte. S'il y pleut assez souvent, un rayon de soleil suffit pour ramener la sécheresse dans les champs comme dans la ville. Ces alternatives de temps, en empêchant les effets d'une chaleur parfois trop prolongée ailleurs, contribuent à l'entretien d'une continuelle végétation. On les voit souvent varier dans un même jour jusques à douze ou quinze degrés. Elles seraient beaucoup plus funestes que l'humidité, surtout au sortir des bains thermaux, si les médecins de Bagnères, toujours attentifs à ces changemens, ne faisaient pas conduire les malades dans des chaises bien fermées, en leur permettant, toutefois, un exercice salutaire. lorsque la température extérieure n'offre pas un aussi grand contraste avec celle des bains, et lorsque le soleil, qui vivifie tous les objets, rend à l'imagination tout son essor, en même temps qu'il pénètre le corps d'une chaleur bienfaisante.

La saison des bains s'ouvre au commencement de juin, et les malades séjournent ordinairement à Bagnères jusque vers la moitié d'octobre.

Dans les observations météorologiques, on pourra remarquer aisément que le mois de juin offre de grandes variations, et dans la température et dans la direction des vents. Cependant ce sont ceux de nord-ouest et de sud-est qui dominent. Ce dernier est sec. Le vent de nord-ouest, au contraire, n'arrive à Bagnères que chargé des vapeurs de l'Océan, et y cause des pluies assez abondantes ; il en est de même du sud-ouest, qui, bien qu'il ait épuisé sa violence sur les pics élevés des Pyrénées, qu'il a dépouillés, avec le temps, de la terre végétale qui les revêtait, ne laisse pas d'être encore redoutable dans la fertile vallée de Campan. Dans ce mois, il gèle quelquefois pendant la nuit, ensorte qu'il peut être comparé au mois de mars dans les parties centrales de la France ; ce qui tient à ce que l'hiver ayant commencé fort tard, le printemps est aussi fort retardé.

Le mois de juillet se présente avec une température plus constante, un ciel plus pur ; et à l'exception de quelques orages, ce mois est ici le plus beau de l'année. Toute la nature y est enrichie de sa plus belle parure. Les vents de sud-est et de nord-est qui règnent alors, y entretiennent une chaleur moyenne de 17 à 18 degrés, la plus favorable peut-être à la santé, en même temps qu'elle est la plus agréable.

Le mois d'août est le plus chaud de toute la belle saison. Cependant le thermomètre ne marque jamais plus de vingt-six à vingt-sept degrés, ce qui est bien loin d'être une température aussi forte que celle des plaines.

Des orages assez fréquens annoncent, au mois de septembre, que le soleil s'éloigne déjà de nos climats ; les vents de sud-ouest et de nord-ouest commencent à dominer, et nous avons vu que c'étaient eux qui amenaient les brouillards et les orages ; cependant il existe encore des beaux jours qui retiennent le voyageur, comme malgré lui, dans ce lieu de délices.

L'air, exempt d'émanations malfaisantes, offre toujours une pureté remarquable. Le ciel est d'un bleu azur qui réjouit la vue. Il est des semaines entières où sa transparence permet de voir, à travers une bonne lunette, des objets fort éloignés.

S'il devient inutile de rappeler ce que nous avons dit, au commencement de nos observations météorologiques, sur les qualités des deux vents du nord et du sud, par rapport à l'économie animale, il ne l'est pas moins, sans doute, d'observer qu'Hippocrate et Aristote avaient déjà constaté que les autres vents devaient être considérés comme appartenant à l'un ou à l'autre de ces deux vents principaux, suivant qu'ils participent aux qualités de l'un ou de l'autre.

Par exemple, les vents occidentaux, je veux dire tous ceux inclusivement qui soufflent entre le coucher d'hiver et le coucher d'été du soleil, sont censés appartenir aux vents du Nord; comme les vents orientaux, placés entre le lever d'hiver et celui d'été, sont désignés par le nom générique de vents du Sud.

Comme partout ailleurs, les plus grandes variations de l'atmosphère arrivent à Bagnères pendant les quatre époques qu'on est convenu d'appeler les solstices et les équinoxes; mais surtout pendant le solstice d'été et pendant l'équinoxe d'automne. Il est facile de se convaincre, par nos observations météorologiques, que les changemens qui surviennent à ces deux dernières époques sont moins sensibles dans notre contrée, à cause de sa belle exposition par rapport aux vents et au soleil.

Il sera facile de conclure qu'une température aussi modérée, aussi avantageuse que celle de Bagnères, ne peut être que très-salubre. L'air qu'on respire dans nos montagnes, comme celui de la Vallée, est d'une pureté rare : aussi, l'homme, comme nous avons déjà eu occasion de l'observer, y vit-il en général long-temps. Il n'y a jamais de maladies endémiques.

Air suave, air divin, et dont l'heureux pouvoir
Peut calmer tous les maux, tous, hors le désespoir.

Frag. d'un Voyage sentim. et pitt. Tom. VII.

De toutes les observations météorologiques faites principalement pendant les années 1821, 1822, 1823, j'ai établi les moyennes suivantes, qui seules peuvent intéresser les buveurs de nos eaux :

Température moyenne. — Variation à 3 heures après midi, dans le même jour.

Juin. . . . 15° 5° . . . . 19°   Maxima.
Juillet. . . 17° 5/6 . . . 13°
Août. . . . 19° . . . . . . 12° 1/2.
Septembre. 17° . . . . . 13°
Température moyenne de
    la belle saison. . . . . 14° 7.
Moyenne de toutes les observations
    barométriques. . . 26^p 2^l 3/4, ou 71001^m.
Hauteur de Bagnères, calculée
    d'après cette mesure. . . . . 567^m 18^m.

Ces faits, qui établissent la nature du climat de Bagnères, déposent qu'il est, sans contredit, un des plus favorables à la longévité que nous offre la France. Vérité que nous nous plaisons à répéter, tant elle est fondée en raison.

La question de savoir quels sont les climats où l'on jouit d'une plus longue vie, a été de tout temps débattue par les philosophes et par les naturalistes, et les sentimens en ont été fort partagés. Au rapport de Bodin (1), Aristote pensait qu'on vivait plus long-temps dans les pays méridionaux; Pline, au contraire, attribuait la longévité aux habitans des contrées septentrionales, et Galien, à ceux des régions moyennes, qu'il plaçait dans l'Asie mineure, sa patrie. Bodin, lui-même, quoiqu'il penche pour l'opinion de Pline, qui paraît avoir aussi été celle d'Hippocrate, ajoute cependant que toutes les relations des écrivains anciens et modernes s'accordent à regarder les pays méridionaux comme les plus favorables à la prolongation de l'existence. Hérodote parle des Éthiopiens comme d'un peuple frugal, et qui poussait sa carrière jusqu'à cent-vingt ans (2). Pour résoudre cette question *à posteriori*, il nous faudrait plus d'observations que nous n'en avons, et qu'il est presque impossible d'avoir, par rapport à certains peuples. Il faudrait que ces observations fussent faites sur

______

(1) Method. ad facil. hist. cognit., cap. 5, p. 154. Arist., de longitud. et brevit. vitæ, cap. 1 et 5.

(2) Herod., lib. III, cap. 22 et 25.

l'âge commun des individus qui composent une nation, abstraction faite de tous les exemples d'une longévité extraordinaire, et qu'on eût égard à toutes les circonstances qui peuvent influer sur la durée de la vie d'un peuple, telles que sa manière de vivre, ses mœurs, ses passions, le plus ou moins de progrès dans la civilisation, etc. Il est de fait que la plupart de ceux qui ont atteint un âge très-avancé ont aussi été très-sobres, qu'ils ont vécu à la campagne, ou que, s'ils ont habité les villes, ils y ont mené une vie contemplative et exempte de toute espèce de soucis. Il est encore de fait que, dans les grandes villes, où le luxe et les passions qui l'accompagnent agitent sans cesse l'âme, en même temps qu'ils affaiblissent le corps, où les lumières même des sciences et les plaisirs des beaux-arts contribuent puissamment à énerver le physique de l'homme, on vit beaucoup moins que dans les campagnes. Suivant les calculs de Price, dans les grandes villes, il meurt, année commune, 1 sur 19 ou 23 habitans, et dans les petites 1 sur 28. Au lieu que, dans la campagne, il n'en meurt que 1 sur 40 ou 50 (1). Cet avantage des cam-

____

(1) Comment. de rebus in scient. nat. et medic gestis, v. xxiii. p. 460.

pagnards sur les habitans des villes tient, sans doute, non-seulement au meilleur air qu'on respire à la campagne, mais encore à la vie plus sobre, plus réglée et moins agitée, qu'on y mène. C'est aux mêmes causes qu'il faut attribuer la longévité des anciens anachorètes.

Quoi qu'il en soit, il semble que, toutes choses égales d'ailleurs, les expositions froides et boréales sont les plus propres à prolonger la vie bien au-delà du terme ordinaire ; et ces expositions peuvent se rencontrer dans toutes les latitudes possibles. Quant à l'Europe, c'est la Suède, le Danemarck, le nord de l'Angleterre, l'Irlande, et les *montagnes*, ou terres élevées et *froides des Pyrénées*, de la Suisse, du Mont-d'Or, qui ont de tout temps fourni le plus grand nombre d'exemples d'une longévité extraordinaire.

Comme il est aisé de s'en convaincre par nos observations météorologiques, la nature des vents qui règnent dans la contrée de Bagnères, et qui en constituent la température ordinaire durant la saison des eaux, y assurent une température moyenne fraîche, qui modère fortement l'excès de chaleur existant dans les étés ordinaires du Midi, et qui contribue puissamment, ainsi que nous l'avons démontré, à favoriser l'efficacité de l'usage des eaux thermales.

JOUR.	6 heur. du mat.		3 heur. ap. midi.		10 heur. du soir.		VENTS.	VARIATIONS DU TEMPS.
	Baromètre.	Thermom.	Baromètre.	Thermom.	Baromètre.	Thermom.		
1	26 3 1/2	12	26 3 1/2	14	26 3 1/2	12	SE.	Soleil franc. La nuit, glace.
2	26 3	12	26 3	19	26 2 1/2	10	SE.	Soleil beau, quelques nuages.
3	26 3 1/2	9 1/4	26 3 1/2	16	26 1	13	SE.	Soleil couvert en partie.
4	26 1	9	26 2	13	26 1	9	NO.	Soleil, brouillard le matin.
5	26 2 1/2	9	26 2 1/2	12	26 4	10	NO.	Soleil couvert en partie.
6	26 5	8	26 5	17	26 4	12	N.	Soleil, pluie.
7	26 3 1/2	10	26 3 1/2	15	26 2	12	O.	Soleil beau, quelques nuages.
8	26 5	10	26 5	11	26 2	9	ON.	Soleil beau, un peu couvert.
9	26 2	8	26 2	10	26 3 1/2	8	ON.	Soleil beau, le soir quelques gouttes de pluie.
10	26 2 1/2	5	26 2 1/2	12	26 3	8	ON.	Pluie.
11	26 3	5	26 3 1/2	12	26 3 1/2	10	NO.	Soleil beau, un peu couvert.
12	26 3 1/2	8	26 3 1/2	10	26 4	8	ON.	Soleil couvert en partie.
13	26 4	8	26 4	12	26 3 1/2	10	ON.	Idem.
14	26 2 1/2	8	26 3 1/2	12	26 2 1/2	9	ON.	Pluie. La nuit, vent, pluie.
15	26 4	7	26 4	15	26 3	10	NE.	Soleil, pluie le matin.
16	26 2 1/2	8	26 2 1/2	16	26 2 1/2	12	SE.	Soleil beau, quelques nuages. Gelée la nuit.
17	26 2 1/2	9	26 2 1/2	16	26 3	13	SE.	Idem. Idem.
18	26 5	10	26 2	17	26 2	13	SE.	Brouillard le matin, soleil le soir. Glace la nuit.
19	26 1 1/2	10	26 1 1/2	19	26 2 1/2	14	SE.	Soleil franc. Idem.
20	26 1 1/2	12	26 1 1/2	12	26 2	9 1/2	O.	Idem. Idem.
21	26 2	8	26 2	15	26 3	10	ON.	Idem. brouillard.
22	26 3	7	26 3	15	26 3	11	ON.	Soleil couvert en partie. Glace.
23	26 3	8	26 3	17	26 3	11	NE.	Brouillard le matin, soleil le soir. Idem.
24	26 2	8	26 3	14	26 2 1/2	11	NO.	Givre. Idem.
25	26 2 1/2	10	26 1 1/2	18	26 2	14	SE.	Soleil couvert en partie. Idem.
26	26 2 1/2	11	26 2 1/2	18	26 2	11	SE.	Soleil franc. Idem.
27	26 2 1/2	10	26 2 1/2	19	26 2	11	SE.	Idem. Idem.
28	26 4	10	26 4	14	26 5	12	ON.	Idem. Idem.
29	26 5	11	26 4	20	26 4 1/2	14	E.	Idem. Idem.
30	26 4	12	26 4	21	26 4	17	SE.	Idem. Idem.
	26 2 1/2	8 1/2	26 2	15 1/2	26 2	12 1/2		

OBSERVATIONS MÉTÉOROLOGIQUES, Juillet 1821.

JOURS.	6 heur. du mat.		3 heur. ap. midi.		10 heur. du soir.		VENTS.	VARIATIONS DU TEMPS.
	Baromètre.	Thermom.	Baromètre.	Thermom.	Baromètre.	Thermom.		
1	26 1 1/2	15	26 1 1/2	22 1/2	26 2	15	SE.	Soleil couvert en partie.
2	26 2	15	26 2	22	26 2	17	SE.	Brouillard le matin, soleil le soir.
3	26 2	15	26 2	13	26 3	13	SO.	Soleil le matin, tonnerre et pluie le soir.
4	26 4	12	26 4	13	26 5	13	SO.	Brouillard le matin, soleil le soir. Pluie la nuit.
5	26 5	11	26 5	15	26 5	12	SO.	Idem.
6	26 4	12	26 4	20	26 3	14	SE.	Soleil beau.
7	26 3	12	26 3	14	26 1	12	SE.	Brouillard le matin, soleil le soir. Pluie la nuit.
8	26 1 1/2	10	26 1 1/2	14	26 3	11	NO.	Soleil le matin, pluie le soir.
9	26 3 1/2	10	26 3 1/2	13	26 5	11	NO.	Idem.
10	26 5 1/2	9 1/2	26 5 1/2	17	26 4 1/2	12	SE.	Soleil beau.
11	26 4	9	26 4	20	26 3	14	SE.	Soleil franc.
12	26 2	12	26 2	22	26 2	16	SE.	Soleil beau, quelques gouttes de pluie le soir.
13	26 2	13	26 2	15	26 2	14	SO.	Soleil le matin, pluie le soir.
14	26 2	12	26 2	14	26 3	12	O.	Pluie.
15	26 5	11	26 3	14	26 4	11	O.	Soleil le matin, pluie le soir.
16	26 4	10	26 4	15	26 5	12	SE.	Brouillard le matin, soleil le soir.
17	26 5	10	26 5	18	26 5	14	SE.	Soleil franc.
18	26 5	12	26 5	22	26 4	17	SE.	Idem.
19	26 2 1/2	17	26 3 1/2	25	26 3 1/2	16	SO.	Brouillard le matin, soleil le soir.
20	26 4	13	26 4	15	26 4	13	SO.	Soleil le matin, tonnerre et pluie le soir.
21	26 4	12	26 4	14	26 3 1/2	12	SO.	Idem.
22	26 3	11	26 3	21	26 2 1/2	15	SE.	Soleil beau.
23	26 2 1/2	13	26 2 1/2	14	26 4	12	O.	Soleil le matin, tonnerre et pluie le soir.
24	26 4	10	26 4	20	26 4	15	SE.	Soleil franc.
25	26 4	13	26 4	18	26 4 1/2	15	NO.	Soleil couvert en partie.
26	26 5	13	26 5	15	26 5 1/2	13	NO.	Pluie.
27	26 5	12	26 5	16	26 5	13	NO.	Soleil couvert en partie.
28	26 4	11	26 4	18	26 4	11	O.	Soleil beau.
29	26 5	10	26 5	16	26 5	12	NO.	Soleil couvert en partie.
30	26 4 1/2	10	26 4 1/2	20	26 4 1/2	13	SE.	Soleil franc.
31	26 4	12	26 4	23 1/2	26 3 1/4	17	SE.	Idem.
	26 3	12 1/2	26 3	19 1/2	26 3	14		

OBSERVATIONS MÉTÉOROLOGIQUES, Août 1821.

JOURS.	Baromètre.	Thermom.	Baromètre.	Thermom.	Baromètre.	Thermom.	VENTS.	VARIATIONS DU TEMPS.
1	26 3 1/2	18	26 3 1/2	25	26 5	16	SO.	Soleil couvert en partie. Éclairs la nuit.
2	26 5	14	26 5	18	26 5	14	SO.	Brouillard le matin, soleil le soir.
3	26 5	13	26 5	20	26 4	16	SE.	Idem.
4	26 3	14	26 3	26	26 2	19	S.	Soleil le matin, tonn., pluie le soir. Grand vent la nuit.
5	26 2 1/2	15	26 2 1/2	16	26 4	14	O.	Brouillard le matin, soleil le soir.
6	26 4 1/2	14	26 4 1/2	15	26 5	14	O.	Pluie.
7	26 4 1/2	13	26 4 1/2	14	26 5	10 1/2	O.	Idem.
8	26 4 1/2	11	26 4 1/2	15	26 3 1/2	13	O.	Soleil couvert en partie.
9	26 2	11	26 3	18	26 2 1/2	14	NE.	Beau soleil, quelques nuages.
10	26 2 1/2	12	26 2 1/2	20	26 1 1/2	16	SE.	Soleil couvert en partie.
11	26 1 1/2	13	26 1 1/2	12	26 2 1/2	11	NO.	Pluie.
12	26 3 1/2	10	26 3 1/2	15	26 4 1/2	10	NO.	Soleil le matin, pluie le soir.
13	26 4	7	26 4	18	26 5	14	NO.	Beau soleil, quelques nuages.
14	26 5	12	26 5	15	26 4 1/2	13	NO.	Soleil couvert en partie.
15	26 4	12	26 4	18	26 5	13	NO.	Brouillard le matin, soleil le soir. Pluie la nuit.
16	26 5	12	26 5	20	26 4 1/2	15	NO.	Beau soleil, quelques nuages.
17	26 4	13	26 4	24	26 2 1/2	17	SE.	Soleil franc.
18	26 3 1 2	14	26 3 1/2	25	26 2 1/2	17	SO.	Idem.
19	26 3 1/2	15	26 3 1/2	27	26 3 1/2	18	SO.	Beau soleil, quelques nuages.
20	26 2	17	26 2	29	26 3 1/2	18	SE.	Soleil franc.
21	26 4	12	26 4	26	26 4	17	SE.	Idem.
22	26 4	15	26 4	26	26 3	17	SO.	Idem.
23	26 3	15	26 2 1/2	28	26 3	18	SO.	Idem.
24	26 3	15	26 3	16	26 3	16	SO.	Couvert.
25	26 3	13	26 3	21	26 3	17	S.	Beau soleil, quelques nuages.
26	26 3	15	26 3	27	26 3	19	S.	Idem.
27	26 3	17	26 3	22	26 3	19	S.	Soleil couvert en partie. Éclairs et quelques gouttes.
28	26 3	17	26 3	26	26 2	23	S.	Beau soleil, quelques nuages, vent.
29	26 2	16	26 2	22	26 2	17	SO.	Soleil couvert en partie, quelques gouttes de pluie.
30	26 1	15	26 1	19	26 3	16	NO.	Idem.
31	26 4	14	26 4	18	26 4 1/2	14	NO.	Idem.
	26 2	14	26 2	20 1/2	26 2	16 1/2		

JOURS.	6 heur. du mat.		2 heur. ap. midi.		10 heur. du soir.		VENTS.	VARIATIONS DU TEMPS.
	Baromètre.	Thermom.	Baromètre.	Termom.	Baromètre.	Thermom.		
1	26 4 1/2	13	26 4 1/2	21	26 4 1/2	15	NO.	Soleil couvert en partie.
2	26 4	13	26 4	22	26 4	14	NO.	Beau soleil, quelques nuages.
3	26 4	13	26 4	22	26 4 1/2	16	SE.	Soleil le matin, tonnerre le soir, quelques gouttes de pluie.
4	26 4	12	26 4	23	26 4	16	S.	Beau soleil, quelques nuages.
5	26 4	12	26 4	22	26 4	16	SE.	Soleil franc.
6	26 3 1/2	16	26 3 1/2	23	26 2 1/2	21	S.	Beau soleil, quelques nuages.
7	26 2	17	26 2	23	26 2	17	SE.	Brouillard le matin, soleil le soir.
8	26 1 1/2	15	26 1 1/2	15	26 3	11	O.	Soleil le matin, pluie le soir.
9	26 2 1/2	8	26 2 1/2	20	26 3	14	SE.	Soleil couvert en partie.
10	26 2 1/2	12	26 2 1/2	20	26 4	14	SO.	Soleil beau. Pluie la nuit.
11	26 4 1/2	12	26 4 1/2	16	26 4	12	SE.	Brouillard le matin, soleil le soir.
12	26 4	11	26 4	21	26 5	14	O.	Soleil couvert en partie. Pluie la nuit.
13	26 5	12	26 5	16	26 5 1/2	13	O.	Brouillard le matin, soleil le soir.
14	26 5	11	26 5	16	26 4 1/2	13	ON.	Idem.
15	26 4	12	26 4	14	26 5	12	O.	Soleil le matin, pluie le soir.
16	26 5	8	26 5	19	26 5 1/2	12	NO.	Beau soleil, quelques nuages.
17	26 5 1/2	9	26 5 1/2	20	26 5 1/2	10	NE.	Soleil franc.
18	26 5 1/2	9	26 5 1/2	21	26 5 1/2	15	SO.	Beau soleil, quelques nuages.
19	26 5	12	26 5	15	26 4	13	NO.	Soleil couvert en partie.
20	26 4	12	26 4	15	26 3	13	NO.	Couvert.
21	26 1 1/2	11	26 1 1/2	20	26 1	14	SE.	Soleil le matin, tonnerre et pluie le soir.
22	26	12	26	13	26	11	SEO.	Idem.
23	26	11	26	14	26 1	11	NO.	Pluie le matin, soleil le soir.
24	26 2	8	26 2	19	26 3	13	NO.	Beau soleil, quelques nuages. Pluie la nuit.
25	26 4	12	26 4	15	26 5	11	NO.	Soleil couvert en partie.
26	26 5	9	26 5	22	26 4	12	E.	Soleil franc.
27	26 4	12	26 4	17	26 5	12	SO.	Soleil couvert en partie.
28	26 4	11	26 4	22	26 4	15	SE.	Soleil beau, quelques nuages.
29	26 3 1/2	13	26 3 1/2	13	26 4 1/2	11	O.	Soleil le matin, pluie le soir.
30	26 4 1/2	10	26 4 1/2	13	26 5	11	NO.	Soleil couvert en partie.
	26 2 1/2	12 1/2	26 2 1/2	17 1/2	26 2 1/2	13 3		

JOURS.	6 heur. du mat.		3 heur. ap. midi.		10 heur. du soir.		VENTS.	VARIATIONS DU TEMPS.
	Baromètre.	Thermom.	Baromètre.	Thermom.	Baromètre.	Thermom.		
1	26 5	13	26 5	22	26 5	17	SE.	Beau soleil, quelques nuages.
2	26 5	13	26 5	24 1/2	26 5	16	SE.	Idem. Tonnerre la nuit.
3	26 4	14	26 4	22	26 4	17	SE.	Soleil le matin, tonnerre, pluie, grêle le soir.
4	26 4	13	26 4	20	26 4	16	SE.	Beau soleil, quelques gouttes de pluie le soir.
5	26 4	14	26 4	24	26 4	17	SE.	Beau soleil, quelques nuages.
6	26 3	14	26 3	24	26 3	18	SE.	Idem.
7	26 3	14	26 3	24	26 3	16	SE.	Soleil le matin, tonnerre, pluie le soir.
8	26 3	17	26 3	22	26 2 1/2	16	ES.	Beau soleil, quelques gouttes et pluie le soir.
9	26 2 1/2	13	26 2 1/2	23	26 2 1/2	17	E.	Beau soleil, quelques nuages.
10	26 2 1/2	15	26 2 1/2	20	26 3	17	E.	Brouillard le matin, soleil le soir.
11	26 3	14	26 3	19	26 3	15	SO.	Idem, quelques gouttes de pluie.
12	26 3	14	26 3	22	26 3 1/2	16	SO.	Brouillard le matin, soleil le soir.
13	26 3 1/2	15	26 3 1/2	23	26 3 1/2	18	S.	Soleil le matin, tonnerre, pluie le soir. Éclairs la nuit.
14	26 3	15	26 3	25	26 2	17	SE.	Beau soleil, quelques nuages.
15	26 2	15	26 2	19	26 2	16	SE.	Soleil le matin, tonnerre, pluie le soir.
16	26 2	13	26 2	20	26 3	15	SE.	Soleil couvert en partie.
17	26 3	13	26 3	20	26 4	15	SE.	Soleil le matin, pluie le soir.
18	26 3 1/2	12	26 3 1/2	21	26 3 1/2	15	SO.	Soleil le matin, tonnerre, pluie le soir.
19	26 2 1/2	11	26 2 1/2	12	26 3	11	NO.	Soleil le matin, pluie le soir.
20	26 3	10	26 3	17	26 3	14	SE.	Soleil couvert en partie.
21	26 2 1/2	11	26 2 1/2	22	26 2 1/2	18	S.	Soleil franc.
22	26 3	14	26 3	22	26 5	16	NE.	Soleil le matin, tonnerre, pluie le soir.
23	26 5	14	26 5	17	26 5	15	NO.	Brouillard le matin, soleil le soir.
24	26 4	14	26 4	22	26 4	17	S.	Idem.
25	26 4 1/2	14	26 4 1/2	23	26 4 1/2	17	S.	Soleil franc.
26	26 4	15	26 4	21	26 4 1/2	14	S.	Soleil le matin, tonnerre, pluie le soir.
27	26 5	12	26 5	15	26 6	12	O.	Pluie le matin, soleil le soir.
28	26 6	11	26 6	18	26 5	14	SE.	Soleil couvert en partie.
29	26 5	12	26 5	19	26 5	13	NO.	Idem.
30	26 5 1/2	11	26 5 1/2	17	26 5	14	NO.	Idem.
	26 2	13 1/2	26 2	19 1/2	26 2	15 2		

JOURS.	6 heur. du mat.		5 heur. ap. midi.		10 heur du soir.		VENTS.	VARIATIONS DU TEMPS.
	Baromètre.	Thermom.	Baromètre.	Thermom.	Baromètre.	Thermom.		
1	26 6	11	26 5	21	26 5	16	SE.	Soleil beau, quelques nuages. Le soir, ouragan.
2	26 4	12	26 4	24	26 5	16	SE.	Soleil le matin, tonnerre, pluie le soir. La nuit, pluie.
3	26 3	15	26 3	18	26 5 1/2	15	SE.	Brouillard le matin, soleil le soir.
4	26 5	12	26 5	22 1/2	26 5	17	NE.	Soleil franc.
5	26 5	14	26 3	17	26 3	14	SO.	Pluie.
6	26 3	12	26 5	15	26 5	12	O.	Brouillard. Eclairs, pluie.
7	26 5 1/2	11	26 5 1/2	13	26 5	11	SO.	Idem. Pluie.
8	26 5	11	26 5	15	26 6	12	NO.	Pluie le matin, soleil le soir.
9	26 5	9	26 5	18	26 4	13	NE.	Beau soleil, quelques nuages.
10	26 4	11	26 4	19	26 4	17	NE.	Idem.
11	26 4	15	26 4	22	26 2 1/2	17	NE.	Soleil franc.
12	26 3 1/2	14	26 2 1/2	16	26 4	12	O.	Brouillard le matin, soleil le soir.
13	26 4	10	26 4	17	26 4	14	NO.	Beau soleil, quelques nuages.
14	26 2 1/2	11	26 3 1/2	21	26 2	15	ES.	Soleil franc.
15	26 1 1/2	15	26 1 1/2	14	26 2 1/2	11	ON.	Pluie. Pluie la nuit.
16	26 2 1/2	11	26 2 1/2	15	26 5	13	NO.	Pluie le matin, soleil le soir.
17	26 2	9	26 2	20	26 1	15	SE.	Soleil le matin, pluie le soir.
18	26 1	12	26 1	22	26	16	SE.	Beau soleil, quelques nuages. Tonnerre, pluie.
19	26	12	26	18	26	13	SE.	Pluie le matin, soleil le soir.
20	26 1	11	26 1	18	26 2	14	SE.	Beau soleil, quelques nuages.
21	26 2	12	26 2	16	26 4	12	NO.	Soleil le matin, pluie le soir.
22	26 4	12	26 4	18	26 2 1/2	14	NE.	Beau soleil, quelques nuages.
23	26 2 1/2	11	26 2 1/2	24	26 2	16	SE.	Soleil franc.
24	26 2 1/2	13	26 2 1/2	24 1/2	26 2 1/2	17	SE.	Brouillard le matin, soleil le soir.
25	26 3	14	26 3	20	26 2	16	SE.	Idem.
26	26 2 1/2	13	26 2 1/2	15	26 3	12	NO.	Pluie.
27	26 3	12	26 3	20	26 3	14	NO.	Beau soleil, quelques nuages.
28	26 2	13	26 2	23	26 2	17	NE.	Soleil franc.
29	26 1	14	26 1	24	26 2	15	NE.	Brouillard le matin, soleil le soir.
30	26 2	14	26 2	15	26 2 1/2	12 1/2	ON.	Soleil le matin, pluie le soir.
31	26 3 1/2	12	26 3 1/2	15	26 4	13	NO.	Soleil couvert en partie.
	26 2 1/2	12	26 2 1/2	18	26 3	14		

JOURS.	6 heur. du mat.		3 heur. ap. midi.		10 heur. du soir.		VENTS.	VARIATIONS DU TEMPS.
	Baromètre.	Thermom.	Baromètre.	Thermom.	Baromètre.	Therm.		
1	26 4	12	26 4	18	26 3	12	SE.	Beau soleil, quelques nuages.
2	26 3	12	26 5	20	26 4	15	SE.	Idem.
3	26 4	14	26 4	17	26 3 1/2	14	SE.	Couvert.
4	26 2 1/2	10	26 2 1/2	22	26 2 1/2	14	SO.	Beau soleil, quelques nuages. La nuit, brouillard.
5	26 2 1/2	12	26 2 1/2	17	26 3	13	NO.	Soleil le matin, pluie le soir. La nuit, pluie.
6	26 3	11	26 3	16	26 4	12	NO.	Idem.
7	26 4	12	26 4	18	26 3 1/2	14	SE.	Beau soleil, quelques nuages.
8	26 3	13	26 3	21	26 3	15	SE.	Idem.
9	26 3 1/2	14	26 3 1/2	16	26 4	14	NO.	Brouillard le matin, soleil le soir.
10	26 3	10	26 3	21	26 3	15	SE.	Soleil le matin, pluie le soir. Tonnerre, pluie le matin.
11	26 3	12	26 3	21	26 3	14	SE.	Soleil couvert en partie.
12	26 5	14	26 5	14	26 4	12	ON.	Soleil le matin, pluie le soir.
13	26 5	12	26 5	17	26 4	12	NO.	Idem.
14	26 3	13	26 3	24	26 2 1/2	17	SE.	Soleil franc.
15	26 4	14	26 4	17	26 4 1/2	14	SO.	Pluie.
16	26 5	13	26 5	16	26 5	15	NO.	Idem.
17	26 5	12	26 5	22	26 5	14	SE.	Soleil franc.
18	26 4	14	26 4	25 1/2	26 4	18	S.	Beau soleil, quelques nuages.
19	26 3 1/2	17	26 3 1/2	26	26 3	17	S.	Soleil le matin, tonnerre, pluie le soir.
20	26 3	14	26 3	25	26 3	19	S.	Beau soleil, quelques nuages.
21	26 4	17	26 4	21	26 3 1/2	17	SO.	Soleil le matin, pluie le soir.
22	26 3 1/2	14	26 3 1/2	18	26 3 1/2	15	NO.	Idem. Ouragan la nuit.
23	26 3 1/2	13	26 3 1	15	26 2 1/2	14	ON.	Couvert.
24	26 3	13	26 3	21	26 2 1/2	16	SE.	Pluie.
25	26 2 1/2	13	25 2 1/2	17	26 2 1/2	13	SO.	Brouillard le matin, soleil le soir.
26	26 3	11	26 3	16	26 3	12	ON.	Pluie.
27	26 3	10	26 5	20	26 5	16	SE.	Beau soleil, quelques nuages.
8	26 3	15	26 5	22	26 2	16	SE.	Soleil franc. Grand vent la nuit.
29	26 2	14	26 2	15	26 3	11	ON.	Soleil le matin, tonnerre, pluie le soir.
30	26 3	9	26 3	18	26 2	15	NO.	Beau soleil, quelques nuages.
31	26 3	12	26 3	13	26 5	11	O.	Pluie.
	26 2 1/2	15 1/2	26 2	19 1/2	26 2 1/2	15		

JOURS.	6 heur. du mat.		3 heur. ap. midi.		10 heur. du soir.		VENTS.	VARIATIONS DU TEMPS.
	Baromètre.	Thermom.	Baromètre.	Thermom.	Baromètre.	Thermom.		
1	26 3	10	26 3	10	26 5	9	O.	Pluie. La nuit, pluie.
2	26 5	9	26 5	14	26 5	11	SO.	Pluie le matin, soleil le soir.
3	26 5	9	26 5	16	26 6	13	SO.	Soleil couvert en partie.
4	26 6	12	26 6	19	26 5	13	SE.	Beau soleil, quelques nuages.
5	26 4	14	26 4	25	26 5	15	SE.	Soleil franc.
6	26 5	15	26 5	25	26 5	17	SE.	Idem.
7	26 3 1/2	15	26 3 1/2	20	26 4	17	S.	Beau soleil, quelques nuages.
8	26 4 1/2	15	26 4 1/2	17	26 5	15	SO.	Brouillard.
9	26 5	13	26 5	14	26 5	12	SO.	Idem.
10	26 5	10	26 5	22	26 5	15	SE.	Soleil franc.
11	26 4	15	26 4	25	26 4	17	S.	Idem.
12	26 4	15	26 4	28	26 4	19	S.	Idem.
13	26 3 1/2	15	26 3 1/2	19	26 3 1/2	15	SE.	Brouillard.
14	26 2	15	26 2	20	26 2	15	SE.	Beau soleil, tonnerre le soir. La nuit, tonnerre, pluie.
15	26 3	15	26 3	19	26 4	12	SO.	Soleil le matin, pluie le soir. Eclairs la nuit.
16	26 4 1/2	12	26 4 1/2	19	26 4 1/2	14	SO.	Idem. Pluie la nuit.
17	26 3 1/2	14	26 3 1/2	22	26 2	14	SE.	Soleil franc.
18	26 2 1/2	12	26 2 1/2	13	26 2	12	SO.	Pluie. Tonnerre, pluie la nuit.
19	26 1	10	26 1	20	26	16	S.	Beau soleil, quelques nuages. Tonnerre la nuit.
20	26	14	26	19	26	13	S.	Idem.
21	26	12	26	22	26 1	12	SE.	Idem.
22	26 3	11	26 5	22	26 3	14	SE.	Idem.
23	26 3	12	26 5	22	26 2 1/2	14	SE.	Idem.
24	26 1	13	26 1	22	25 11	15	S.	Soleil le matin, pluie le soir.
25	26	9	26	18	26	10	SO.	Idem.
26	26 1 1/2	8	26 1 1/2	12	26 2 1/2	8	NO.	Idem. Gresil.
27	26 1 1/2	6	26 2 1/2	5	26 3	6	EN.	Pluie.
28	26 2 1/2	6	26 2 1/2	12	26 3	8	SO.	Soleil couvert en partie.
29	26 3	6	26 3	12	26 2	9	SE.	Beau soleil, quelques nuages.
30	26	10	26	15	26	12	SE.	Soleil couvert en partie.
	26 3	10 1/2	26 3	15	26 3 1/2	12 1/2		

JOURS.	6 heur. du mat. Baromètre.	Thermom.	3 heur. ap. midi. Baromètre.	Thermom.	10 heur. du soir. Baromètre.	Thermom.	VENTS.	VARIATIONS DU TEMPS.
1	26 3	11	26 3	16	26 3	10	SO.	Soleil le matin, tonnerre, pluie le soir. La nuit, pluie.
2	26 3	10	26 3	15	26 3	10	SO.	Soleil le soir, pluie le matin.
3	26 2	10	26 2	16	26 2	10	SO.	Brouillard le matin, soleil le soir.
4	26 2	9	26 2	12	26	8	O.	Pluie. La nuit, pluie.
5	26 1	8	26 1	9	26 3	6	NO.	Soleil le matin, pluie le soir.
6	26 3	7	26 3	12	26 5	7	NO.	Pluie le soir, soleil le matin.
7	26 5	7	26 5	14	26 4	11	NO.	Beau soleil, quelques nuages.
8	26 3 1/2	7	26 3 1/2	17	26 3	13	E.	Soleil couvert en partie.
9	26 3	10	26 3	13	26 3	10	SO.	Brouillard le matin, soleil le soir.
10	26 3 1/2	8	26 3 1/2	11	26 3 1/2	7	NO.	Pluie. La nuit, pluie.
11	26 3	6	26 3	8	26 2 1/2	6	NO.	Idem. Idem.
12	26 2	6	26 2	4	26 1	6	NO.	Idem. Idem.
13	26 1	6	26 1	12	26 1	9	NO.	Pluie le matin, soleil le soir. La nuit, pluie.
14	26 2	8	26 2	9	26 3	8	NO.	Pluie. Idem.
15	26 3 1/2	8	26 3 1/2	11	26 5	10	O.	Idem. Idem.
16	26 5	9	26 5	13	26 5	11	E.	Pluie le matin, soleil le soir.
17	26 4 1/2	10	26 4 1/2	13	26 4	12	E.	Idem.
18	26 5	9	26 5	15	26 2	13	ES.	Beau soleil, quelques nuages.
19	26 2 1/2	9	26 2 1/2	16	26 2	12	NO.	Idem.
20	26 2	10	26 2	12	26 3	10	NO.	Pluie. La nuit, pluie.
21	26 3	9	26 3	12	26 3	9	NO.	Idem.
22	26 3 1/2	8	26 3 1/2	12	26 4	9	O.	Pluie le matin, soleil le soir.
23	26 3 1/2	9	26 3 1/2	12	26 3	10	O.	Brouillard le matin, soleil le soir. La nuit, pluie.
24	26 2 1/2	8	26 2 1/2	11	26 2	9	SE.	Couvert.
25	26 1	8	26 1	9	26 2 1/2	8	NO.	Idem.
26	26 2	8	26 2	12	26 1	10	SE.	Soleil le matin, pluie le soir.
27	26	10	26	14	25 11	11	SE.	Idem. La nuit, pluie.
28	26	11	26	12	26 2	11	O.	Pluie.
29	26 2 1/2	9	26 2 1/2	16	26 2 1/2	14	SE.	Soleil couv. en partie, le soir quelques gouttes de pluie.
30	26 3	11	26 3	21	26 3	14	S.	Soleil le matin, tonnerre, pluie le soir.
	26 2 1/2	9 1/2	26 2 1/2	12 1/2	26 2	9 8		

OBSERVATIONS MÉTÉOROLOGIQUES, Juillet 1823.

JOURS.	6 heur. du matin.		3 heur. ap. midi.		10 heur. du soir.		VENTS.	VARIATIONS DU TEMPS.
	Baromètre.	Thermom.	Baromètre.	Termom.	Baromètre.	Thermom.		
1	26 4	12	26 4	15	26 3 1/2	12	NO.	Pluie.
2	26 2 1/2	12	26 2 1/2	18	26 1 1/2	10	SO.	Soleil le matin, tonnerre, pluie et gresil le soir.
3	26 2	8	26 2	12	26 5	10	O.	Soleil le matin, tonnerre, pluie le soir. La nuit, pluie.
4	26 5 1/2	8	26 5 1/2	15	26 5 1/2	12	NO.	Soleil couvert en partie. Idem.
5	26 5 1/2	11	26 5 1/2	17	26 5 1/2	13	NO.	Pluie.
6	26 5	10	26 5	19	26 4	15	SE.	Beau soleil, quelques nuages.
7	26 4	12	26 4	17	26 3	11	O.	Soleil le matin, pluie le soir. La nuit, pluie.
8	26 5	10	26 5	15	26 3	11	O.	Idem.
9	26 5	12	26 5	16	26 5	11	O.	Soleil couvert en partie.
10	26 5 1/2	11	26 5 1/2	20	26 3 1/2	15	SE.	Soleil franc.
11	26 3	15	26 3	16	26 5 1/2	15	SO.	Brouillard le matin, soleil le soir.
12	26 4	12	26 4	15	26 4	15	ES.	Idem.
13	26 2 1/2	12	26 2 1/2	22	26 2 1/2	18	SE.	Soleil franc.
14	26 3	15	26 3	16	26 3	12	O.	Brouillard le matin, soleil le soir.
15	26 4	10	26 4	15	26 3 1/2	12	SO.	Idem.
16	26 5 1/2	11	26 5 1/2	10	26 3 1/2	9	O.	Pluie.
17	26 4	8	26 4	12	26 5	8	NO.	Pluie le matin, soleil le soir.
18	26 4	7	26 4	16	26 5	12	EO.	Beau soleil, quelques nuages.
19	26 5	12	26 5	16	26 6	15	SE.	Couvert.
20	26 5	10	26 5	21	26 3 1/2	17	SE.	Soleil franc.
21	26 3	17	26 3	15	26 3	13	SO.	Soleil le matin, tonnerre, pluie le soir. La nuit, pluie.
22	26 4	11	26 4	15	26 5	12	O.	Soleil le matin, pluie le soir.
23	26 5	9	26 5	20	26 4 1/2	13	NO.	Soleil franc.
24	26 4 1/2	12	26 4 1/2	15	26 4 1/2	11	NO.	Soleil le matin, pluie le soir.
25	26 4	10	26 4	12	26 4	10	NO.	Pluie.
26	26 3 1/2	10	26 3 1/2	13	26 4	9	NO.	Soleil couvert en partie.
27	26 2 1/2	8	26 3 1/2	16	26 4	11	N.	Idem.
28	26 4	9	26 4	19	26 4	13	SE.	Soleil franc.
29	26 2	10	26 2	16	26 2	15	S.	Soleil le matin, pluie le soir.
30	26 2	13	26 2	14	26 2	13	S.	Couvert.
31	26 4	10	26 4	14	26 5	12	SE.	Pluie.
	26 4 1/2	12 1/2	26 4 1/2	16	26 4	13		

JOURS.	6 heur. du mat.		3 heur. ap. midi.		10 heur. du soir.		VENTS.	VARIATIONS DU TEMPS.
	Baromètre.	Thermom.	Baromètre.	Thermom.	Baromètre.	Thermom.		
1	26 5	9	26 5	18	26 5	13	SE.	Soleil franc.
2	26 5	11	26 5	22	26 5	15	SE.	Idem.
3	26 5	11	26 5	25	26 3 1/2	18	SE.	Idem.
4	26 3	15	26 3	21	26 3	15	SE.	Soleil le matin, tonnerre, pluie le soir.
5	26 3 1/2	12	26 3 1/2	14	26 4	11	NO.	Pluie.
6	26 4	10	26 4	16	26 4 1/2	11	NO.	Idem.
7	26 4	10	26 4	13	26 2 1/2	15	E.	Idem.
8	26 2 1/2	11	26 2 1/2	11	26 4	11	NO.	Idem.
9	26 5	9	26 5	13	26 6	11	SE.	Brouillard.
10	26 6	8	26 6	18 1/2	26 6	12	NE.	Beau soleil, quelques nuages.
11	26 6	9	26 6	22	26 4	16	SE.	Idem.
12	26 2 1/2	17	26 2 1/2	23	26 3	18	S.	Soleil couvert en partie.
13	26 3	15	26 3	24	26 3	15	SE.	Beau soleil, quelques nuages.
14	26 4 1/2	13	26 4 1/2	14	26 5	11	O.	Pluie.
15	26 5	11	26 5	16	26 4	11	NE.	Beau soleil, quelques nuages.
16	26 3	11	26 3	20	26 4	15	SO.	Soleil le matin, tonnerre, pluie le soir.
17	26 4	11	26 4	14	26 4	11	NO.	Pluie le matin, soleil le soir.
18	26 4 1/2	12	26 4 1/2	22	26 5	14	SE.	Soleil franc.
19	26 3 1/2	15	26 5 1/2	25	26 4	16	SO.	Soleil le matin, pluie le soir.
20	26 4 1/2	13	26 4 1/2	15	26 4 1/2	13	O.	Pluie.
21	26 4 1/2	11	26 4 1/2	15	26 5	12	O.	Soleil couvert en partie.
22	26 4 1/2	9	26 4 1/2	19	26 4	14	SE.	Soleil franc.
23	26 4	13	26 4	23	26 3 1/2	17	S.	Beau soleil, quelques nuages.
24	26 3	15	26 3	26	26 5	18	SE.	Soleil franc.
25	26 2 3/4	14	26 2 3/4	26 1/2	26 2	18	SO.	Beau soleil, quelques nuages.
26	26 3	14	26 3	14	26 4 1/2	12	O.	Soleil le matin, tonnerre, pluie le soir.
27	26 5	12	26 5	15	26 6	15	NO.	Beau soleil, quelques nuages.
28	26 6	10	26 6	16	26 5	15	E.	Idem.
29	26 4	12	26 4	20	26 4	16	SE.	Soleil franc.
30	26 5	13	26 5	21	26 4 1/2	16	SO.	Beau soleil, quelques nuages.
	26 4 1/2	14	26 4 1/2	17	26 5	15	SO.	Couvert.
	26 3 3/4	13 1/2	26 3 3/4	18 1/2	26 4	14 1/2		

OBSERVATIONS MÉTÉRÉOLOGIQUES, Septembre 1823.

JOURS.	6 heur. du mat.		3 heur. ap. midi.		10 heur. du soir.		VENTS.	VARIATIONS DU TEMPS.
	Baromètre.	Thermom.	Baromètre.	Thermom.	Baromètre.	Thermom.		
1	26 5	14	26 5	17	26 5	14	SO.	Soleil couvert en partie.
2	26 5	13	26 5	24	26 5	17	SE.	Beau soleil, quelques nuages.
3	26 5	14	26 5	21	26 6 1/2	15	O.	Soleil couvert en partie.
4	26 6 1/2	11	26 6 1/2	20	26 6 1/2	14	NE.	Beau soleil, quelques nuages.
5	26 5	11	26 5	22	26 4 1/2	16	NE.	Soleil franc.
6	26 4	14	26 4	25 1/2	26 3 1/2	17	SE.	Beau soleil, quelques nuages.
7	26 2	14	26 2	26 1/2	26 2	11	E.	Idem.
8	26 2	15	26 2	17	26 2 3/4	16	SO.	Idem.
9	26 2 3/4	14	26 2 3/4	25	26 3 1/2	15	SO.	Soleil le matin, tonnerre, pluie le soir.
10	26 3	13	26 3	20	26 3 1/2	16	S.	Idem.
11	26 3 1/2	14	26 3 1/2	21	26 4	16	EO.	Beau soleil, quelques nuages.
12	26 4	14	26 4	20	26 4	16	SO.	Soleil le matin, pluie le soir.
13	26 3 1/2	14	26 2 1/2	22	26 3 1/2	17	SE.	Beau soleil, quelques nuages.
14	26 3	15	26 3	27	26 1 1/2	20	S.	Idem.
15	26 1 1/2	16	26 3 1/2	13	26 3	11	O.	Pluie.
16	26 5	9	26 3	17	26 5	11	NO.	Pluie le matin, soleil le soir.
17	26 5	7 1/2	26 5	17	26 6	12	SO.	Brouillard le matin, soleil le soir.
18	26 5 1/2	12	26 5 1/2	15	26 6	12	O.	Pluie le matin, soleil le soir.
19	26 5	10	26 5	15	26 5	12	SO.	Soleil couvert en partie.
20	26 5	11	26 5	16	26 4	12	N.	Idem.
21	26 4	10	26 4	17	26 4	12	NO.	Idem.
22	26 3	10	26 3	16	26 2	10	NO.	Soleil le matin, tonnerre, pluie le soir.
23	26 3	8	26 3	10	26 4	9	ON.	Pluie. Grand vent.
24	26 4 1/2	8	26 4 1/2	12	26 5	10	NO.	Couvert.
25	26 4	9	26 4	13	26 3	11	E.	Soleil couvert en partie.
26	26 2 1/2	9	26 2 1/2	17	26 2	12 1/2	SE.	Soleil franc.
27	26 2	10	26 2	14	26 2	12	E.	Couvert.
28	26 2	10	26 2	12	26 1	10	E.	Pluie.
29	26 1	8	26 1	10	26	9	ON.	Idem.
30	26 1 1/2	9	26 1 1/2	12	26	9	NO.	Soleil le matin, pluie le soir.
	26 3 1/2	11 1/2	26 3 1/2	18 1/2	26 3	13		

Dans la nuit, éclairs. Pluie.

Pluie.

CHAPITRE III.

Botanique des Pyrénées, qui avoisinent Bagnères.

S'il est utile pour tous les malades qui se rendent à Bagnères d'en connaître la température, pour un certain nombre d'entre eux il devient fort agréable de trouver, dans cet ouvrage, la nomenclature des plantes qui croissent sur nos montagnes. Indépendamment des charmes que l'on éprouve partout, en parcourant l'empire de Flore, il semble que ce plaisir a quelque chose de plus piquant, lorsque, pour reconquérir la santé à la faveur de l'exercice sur des lieux élevés, on l'utilise, pour la première fois, par la recherche de végétaux qu'on ne peut trouver qu'au milieu d'une terre virginale. Le botaniste, l'amateur, savent que ce n'est que là, dans le sol natal, qu'on peut juger du port, de la physionomie qui caractérisent chaque plante. Ailleurs, leur floraison, leur fructification, n'offrent jamais le même éclat, la même magnificence. Voir le rhododendron à Paris et le voir dans nos Pyrénées, c'est comme si on observait un nain dans cette capitale, et dans nos contrées un homme d'une taille et d'une proportion majestueuses. Indé-

pendamment de la beauté, des agrémens extérieurs que présentent les plantes dans le sol,
dans le climat que la nature leur a assignés,
on sait que ce n'est qu'à la faveur de cette
double influence que leur principe de vie
élabore convenablement les sucs, les élémens
qui les constituent, et qui dans ces localités
seules les rendent utiles à la médecine.

La nature, toujours sage, a placé sur les hauteurs les plus escarpées une grande abondance
de plantes usuelles qui croissent sans culture.
C'est là aussi que l'on trouve une quantité de
vulnéraires, de *lichens*, qui ne diffèrent en rien
de ceux dont on vante ailleurs les propriétés.
A mesure qu'on gravit nos monts de première
origine, on respire un air vivifié par les doux
parfums que répandent au loin les êtres organisés dont on se voit entouré; le corps devient
plus léger, les fonctions de toute espèce se
remplissent avec beaucoup plus de facilité. On
se sent, pour ainsi dire, dépouillé d'un poids
qui nous accable dans une région moins élevée.
Aussi est-ce sur la cime de ces monts sourcilleux que l'homme sensible, ranimé par
l'arome des plantes et par la grande pureté de
l'air atmosphérique, se plaît avec la nature, qui
lui offre avec tant de noblesse ses plus salutaires présens. Aussi est-ce là que, tête-à-tête avec

elle , il en reçoit des inspirations toutes puissantes , qui élèvent son âme au-dessus des erreurs et des préjugés si nombreux qui l'avilissent , qui le dégradent , qui le dénaturent dans nos vastes cit's ; c'est aussi là qu'elle lui donne, comme à tout ce qui a vie, une organisation plus robuste et plus conforme à sa véritable destinée. C'est là enfin qu'elle se plaît à agrandir son existence de mille manières.

Tableau des diverses Plantes qu'on trouve depuis la montagne de Lhieris, la vallée de Campan , le Tourmalet , jusqu'au sommet du Pic du Midi.

Achillea millefolium.	Androsœmum officinale.
—— ptarmica.	Anthyllis vulneraria.
—— ageratum.	Antirrhinum sempervirens.
Aconitum lycoctonum.	—— asarina.
—— pyrenaïcum.	Aquilegia viscosa.
—— anthora.	—— alpina.
Anemone vernalis.	Arabis alpina.
—— baldensis.	—— stricta.
—— alpina.	—— serpyllifolia.
—— narcissiflora.	Arnica montana.
—— nemorosa.	—— doronicum.
—— ranunculoïdes.	—— scorpioïdes.
Androsace cylindrica.	Aspidium fragile.
—— imbricata.	Asplenium septentrionale.
—— ciliata.	Aster alpinus.
—— villosa.	Astragalus cicer.
—— carnea.	—— aristatus.

Athamantha libanotis.

—— cretensis.

Asperula odorata.

—— hirta.

—— cynanchica.

Avena sempervirens.

—— airoïdes.

Bartesia spicata.

Betonica alopecuros.

Blechnum spicans.

Botrychium lunaria.

Brunella grandiflora.

Bulbocodium vernum.

Buplevrum pyrenæum.

—— ranunculoïdes.

Cacalia alpina.

—— petasites.

Campanula linifolia.

—— cervicaria.

—— valdensis.

—— thyrsoïdea.

—— speciosa.

—— callionii.

Cardamina alpina.

—— latifolia.

—— resedifolia.

—— thalictroïdes.

Carduus carlinoïdes.

—— nutans.

—— carlinæfolius.

—— medius.

Carex ramondiana

Carex fontanesiana.

—— brisoïdes.

—— ferruginea.

—— frigida.

—— capillaris.

Cerinthe minor.

Ceterach marantæ.

Chrysanthemum maximum.

Circæa alpina.

—— lutetiana.

Cratægus aria.

—— chamæmespilus.

—— amelanchies.

Cineraria integrifolia.

Cistus incanus.

Cochlearia officinalis.

Colchicum autumnale.

Cypripedium calceolus.

Daphne mezereum.

Dentaria enneaphylla.

—— laureola.

—— cneorum.

Dianthus barbatus.

—— sylvestris.

—— ferrugineus.

—— deltoïdes.

—— monspeliacus.

Dictamnus albus.

Digitalis purpurea.

Dipsacus pilosus.

Doronicum scorpioïdes.

—— pardalianches.

Draba aizoïdes.
—— pyrenaïca.
—— stellata.
—— nivalis.
—— incana.
Dryas octopetata.
Empetrum nigrum.
Epilobium hirsutum.
—— montanum.
—— alpinum.
—— origimifolium.
—— roseum.
Epipactis latifolia.
—— palustris.
Erica tetralix.
—— vagans.
Erinus alpinus.
Eryngium bourgati.
Euphorbia cyparissias.
—— platyphyllos.
—— nicæensis.
Festuca eskia.
—— halleri.
—— duriuscula.
—— elatior.
—— arundinacea.
Fragaria vesca.
Fraxinus excelsior.
Fritillaria meleagris.
—— pyrenaïca.
Fumaria bulbosa.
Galium vernum.

Galium verum.
—— cruciatum.
—— sylvaticum.
—— erectum.
—— bocconi.
—— pyrenaïcum.
—— pumilum.
—— saxatile.
—— mucronatum.
—— harcynicum.
—— maritimum.
Genista horrida.
Galeopsis tetrahil.
Gentiana lutea.
—— purpurea.
—— pannonica.
—— punctata.
—— verna.
—— nivalis.
—— acaulis.
Geranium phœum.
—— palustre.
—— pyrenaïcum.
—— molle.
—— columbinum
—— dissectum.
—— pusillum.
—— robertianum.
—— cinereum.
Geum urbanum.
—— montanum.
—— pyrenæum.

Geum rivale.
Gnaphalium montanum.
—— leontopodium.
Heliotropium europæum.
Helleborus viridis.
—— niger.
Hepatica triloba.
Heracleum sphondylium.
—— pyrenaïcum.
Hibiscus roseus.
Hieracium aureum.
—— pilosella.
—— dubium.
—— saxatile.
—— cerinthoïdes.
—— lampsomoïdes.
—— paludosum.
—— bluttarioïdes.
—— brunellæfolium.
Hippocrepis comosa.
Hippuris vulgaris.
Humulus lupulus.
Hypecoum procumbens.
Hypericum dubium.
—— nummularium.
—— fimbriatum.
Iberis amara.
—— semper virens.
Imperatoria ostruthium.
Inula dysenterica.
—— saxatilis.
Iris xyphioïdes.

Iris pseudo acorus.
Jasione montana.
Juncus articulatus.
—— bulbosus.
—— trifidus.
Juniperus communis.
Laserpitium latifolium.
—— siler.
Lathreæa clandestina.
Lepidium alpinum.
Ligusticum pyrenæum.
Linum catharticum.
—— angustifolium.
Lonicera pyrenaïca.
—— cœrulea.
Lotus corniculatus.
—— major V. B.
—— alpinus V. S.
Lunaria rediviva.
Luzula spicata.
—— pediformis.
Lychnis floscuculi.
—— alpina.
—— dioica.
Lysimachia nemorum.
Melissa pyrenaïca.
Mentha sativa.
Mespilus germanica.
—— cotoneaster.
Mæhringia muscosa.
Myagrum saxatile.
Myosotis perennis.

Myosotis V. Y. alpestris.
Nardus stricta.
Nepeta cataria.
—— latifolia.
Onopordum acanthium.
—— acaule. .
Orchis ustulata.
—— incarnata.
—— maculata.
—— conopsea.
—— nigra.
—— albida.
Origanum creticum.
Ornithogalum pyrenaïcum.
Ornithopus scorpioïdes.
—— durus.
Orobus luteus.
—— vernus.
—— tuberosus.
—— luteus.
—— sylvaticus.
Oxalis acetosella.
Papaver alpinum.
—— cambricum.
Parnassia palustris.
Passerina dioica.
—— calycina.
—— nivalis.
Pedicularis palustris.
—— sylvatica.
—— verticillata.
—— foliosa.

Pedicularis rostrata.
—— comosa.
—— rostrata.
—— tuberosa.
Paronichia polygonifolia.
—— serpillifolia.
—— verticillata.
Phaca alpina.
—— australis.
Phleum pratense.
—— gerardi.
—— alpinum.
Phyteuma pauciflora.
—— hemisphærica.
—— betonicæfolia.
—— orbicularis.
—— michelii.
—— scheuchzeri.
Pinus sylvestris.
—— rubra.
—— uncinata.
Picris pyrenaïca.
Poa alpina.
—— angustifolia.
—— nemoralis.
—— bulbosa.
—— glauca.
—— disticha.
—— elegans.
Polygala vulgaris.
—— austriaca.
Polygonum bistorta.

Polygonum viviparum.
Potentilla anserina.
—— rupestris.
—— pyrenaïca.
—— nivalis.
—— splendens.
—— micrantha.
—— alba.
—— alchemilloïdes.
Primula farinosa.
—— vitaliana.
—— integrifolia.
—— auricula.
—— elatior.
—— viscosa.
Pyrethrum corymbosum.
—— alpinum.
Pyrola uniflora.
Pyrus communis.
Ranunculus pyrenæus.
—— amplexicaulis.
—— parnassifolius.
—— aconitifolius.
—— glacialis.
—— alpestris.
—— gouani.
—— flammula.
—— thora.
—— montanus.
—— philonotis.
—— lanuginosus.
Ranunculus bulbosus.

Ranunculus arvensis.
Reseda glauca.
—— sesamoïdes.
Rhamnus alpinus.
—— frangula.
—— pumilus.
Rhododendron ferrugineum.
Ribes alpinum.
Rosa alpina.
—— pyrenaïca.
Rubus idæus.
Rumex acutus.
Salix pyrenaïca.
—— retusa.
—— pentandra.
—— reticulata.
Sambucus racemosa.
Sanicula europæa.
Saxifraga longifolia.
—— pyramidalis.
—— media.
—— luteo purpurea.
—— aretioïdes.
—— cæsia.
—— aspera.
—— oppositifolia.
—— biflora.
—— retusa.
—— planifolia.
—— androsacea.
—— petræa.

Saxifraga ajugæfolia.
—— geranoïdes.
—— ladanifera.
—— pentaductylis.
—— intricata.
—— pubescens.
—— groenlandica.
—— muscoïdes.
—— cuneifolia.
—— umbrosa.
—— hirsuta.
—— geum.
—— stellaris.
—— clusii.
Scandix odorata.
Scopolendrium officinale.
Scutellaria alpina.
—— gallericulata.
Sedum dasyphyllum.
—— turgidum.
—— atratum.
—— anglicum.
—— saxatile.
—— altissimum.
Selinum chabræi.
—— pyrenæum.
Sempervivum montanum.
—— arachnoïdeum.
Senecio doronicum.
—— nemorensis.
—— persicæfolius.
Sibaldia procumbens.

Sideritis hyssopifolia.
—— incana.
—— rupestris.
—— saxifraga.
—— inflata.
Silene nutans.
—— acaulis.
Sisymbrium bursæfolium.
—— acutangulum.
—— crysimifolium.
—— pinnatifidum.
Sium nodiflorum.
—— latifolium.
Soldanella alpina.
Sorbus aucuparia.
Sparganium natans.
Spergula saginoïdes.
Teucrium pyrenaïcum.
Thalictrum aquilegifolium.
—— tuberosum.
—— alpinum.
Trifolium alpinum.
—— cæpistosum.
—— alpestre.
—— squarrosum.
—— pratense.
Trolius europæus.
Vaccinium vitis idæa.
—— myrtillus.
—— uliginosum.
Veronica saxatilis.
—— ponæ.

Veronica fruticulosa.
—— nummularia.
—— alpina.
—— bellidioïdes.
—— aphylla.
—— serpillifolia.
—— chamædrys.
Viola cornuta.

Viola biflora.
—— pyrenaïca.
—— palustris.
—— canina.
—— tricolor.
—— cornuta.
Vicia pyrenaïca.
—— bithynica.

Les Cryptogames sont très-nombreuses, mais elles sont peu connues.

La minéralogie devenant un peu étrangère à notre art, quelque richesse qu'elle présente dans nos montagnes, nous nous abstiendrons d'en entretenir nos lecteurs.

TROISIÈME PARTIE.

Histoire des Eaux thermales de Bagnères ; leurs détracteurs. — Auteurs qui ont écrit sur les Eaux. — Phénomènes physiques qu'elles présentent. — Description des établissemens thermaux et des sources qui les alimentent, avec l'analyse chimique des principales. — Réflexions générales.

CHAPITRE PREMIER.

Histoire des Eaux thermales de Bagnères.

Conjectures sur leur découverte, antérieure à la fondation de Rome. Diverses inscriptions romaines trouvées, et relatives à des guérisons. Médailles de plusieurs empereurs romains. Anciens thermes nouvellement décombrés. Descriptions de plusieurs piscines romaines découvertes dans ces derniers temps à Bagnères. Conjectures sur les causes de leur destruction.

Vouloir donner une idée de la haute antiquité des eaux de Bagnères serait prétendre pénétrer dans l'époque inconnue de la formation des montagnes primitives, époque qui se perd dans

8*

la nuit des temps : cette connaissance, de pure curiosité, n'intéresse pas plus relativement à l'objet principal qui nous occupe, que celle qui nous apprendrait le nom de la personne qui, pour se guérir, fit, la première, usage des eaux thermales et en constata les heureux effets.

Leurs vertus, aujourd'hui bien analysées, n'étant point en raison de l'antiquité de leur emploi, et encore moins en raison de la date qu'on peut avoir de leur existence, il suffit pour notre but de prouver, comme nous l'avons déjà annoncé dans notre Introduction, que la ville de Bagnères était bâtie lorsque les Romains firent la conquête des Gaules ; ce qui dépose suffisamment sans doute en faveur de la découverte qu'on avait faite de sources d'eaux thermales. A cette époque si reculée, on sait que l'Aquitaine, comme la Cisalpine, n'était habitée que par des peuplades peu civilisées, qui n'ont laissé aucun monument de leur passage. S'il est permis de s'en rapporter au père Laspales, qui a publié un Essai historique sur la ville de Bagnères et ses eaux minérales, son existence daterait de l'an 695 avant la fondation de Rome. Ce fait paraît prouvé par plusieurs monumens qu'on voit encore dans cette ville.

Le premier, ou le plus ancien, est un autel votif dédié aux Nymphes de Bagnères : il était autrefois incrusté dans le mur de l'habitation de M. Adorret. M. Jallon l'a restauré depuis et l'a plus convenablement placé sur le fronton de sa maison ; en voici la forme et l'inscription :

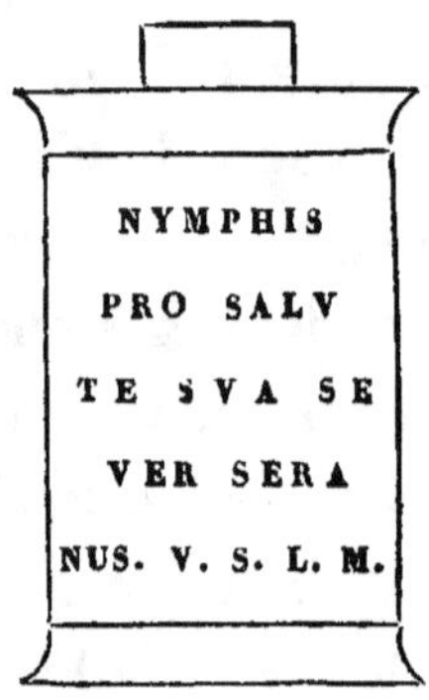

Flattés par ces égards et plus encore reconnaissans des guérisons opérées par les eaux thermales, les Romains laissèrent, en quittant Bagnères, ce premier monument en l'honneur des Nymphes qui présidaient à leurs sources. Le Président d'Orbessan explique les dernières lettres de la manière suivante :

S.   S.   L.   M.
Vivens sanus luit merito.

V.   S.   L.   M.
Vita salva luit merito.

Sans doute que le peuple de Bagnères, cherchant à captiver César et voulant se concilier ses faveurs, érigea un temple à Diane, divinité favorite de ce conquérant. Il fut construit sur la place publique.

La destination du temple fut changée lorsque le christianisme s'introduisit dans les Gaules : on le consacra alors à Saint-Martin de Tours. Ce fut dans les murailles de cette église que resta placée, jusqu'en l'an 1641, l'inscription suivante, gravée sur une pierre de marbre, qui fut transportée depuis sur la fontaine publique où on la voit aujourd'hui :

NVMINI AVGVSTI SACRVM, SECVNDVS

SEMEIDONIS FILIVS NOMINE.

VICANORVM ACQVENSIVM È SVO

POSVIT.

Deux autres inscriptions qui suivent, également gravées sur des marbres, furent trouvées près de Bagnères.

AGHONI
A. E. O.
CHONI
AVLINI
AVRINI
V. S. L. M.

A. E. O.
LABVSIVS
V. S. L. M.

On croit qu'elles ont appartenu au temple du dieu Aghon, *ou de la Bonne Eau*, qui a existé près le village d'Asté. Telle est, du moins, l'opinion de Bullet dans ses Mémoires sur la langue celtique, où il dit : « qu'Aghon était une fon-
» taine divinisée, *agh* signifiant *eau*, et *on*,
» bonne. »

On lit encore sur un des pilastres du jardin de M. d'User une autre inscription, qui fut trouvée dans des ruines sur la montagne de Pouzac ; elle s'adresse au père des Gascons, que l'on sait être Hercule :

MARTI
INVICTO
CAIVS
MINVCIVS
POTITVS
V. S. L. M.

Nous ferons ici remarquer que la plupart de ces inscriptions qui présentent les mêmes dernières lettres initiales, attestent qu'elles ont toutes été consacrées par des cœurs reconnaissans du bienfait qu'ils avaient reçu par l'usage des eaux thermales de Bagnères.

Le Président d'Orbessan, dans une dissertation du Tome II de ses *Mélanges historiques*, pag. 295, en rapporte une, qui fut trouvée à Baudéan, et qui énonce clairement la consécration d'un ancien autel aux montagnes d'où jaillissent les eaux thermales. L'idée de la divinité, chez les premiers hommes, n'a eu pour type et pour modèle que celle des puissances physiques, des êtres matériels agissant en bien ou en mal, c'est-à-dire en impressions de plaisir ou de douleur, sur l'être sentant : ce culte de la reconnaissance atteste que, dans des temps si éloignés, les paisibles habitans de nos contrées avaient trouvé le bien dans nos eaux et un asile impénétrable au milieu des monts élevés ; ce qui les détermina, dans la simplicité de leurs mœurs, à rendre un hommage religieux aux rochers qui les mettaient à l'abri des incursions de leurs voisins. Voici cette inscription, telle qu'on la lit :

NOS FECVNDA MANVS VIDVO MORTALIBVS ORBE

PROGENERAT, NOS ABRVPTÆ TVNC MONTIBVS ALTIS

DEVCALIONÆ CAVTES DEPRRERE.

Ces divers témoignages, qui ont survécu au ravage des siècles, prouvent suffisamment l'ancienneté de la ville de Bagnères ; mais elle ne commença probablement à être connue au loin, sous le rapport de ses eaux thermales, qu'à l'époque où le jeune Crassus, lieutenant de César, eut soumis l'Aquitaine et tout le pays situé entre la Garonne et les Pyrénées. Cependant il paraîtrait que la conquête de la Bigorre ne fut faite que par Messala ; ce que l'on peut induire de la VIIIe Élégie de Tibulle, Liv. Ier, adressée à ce capitaine :

> Non sine me parsus honos : Tabella Pyrene
> Testis, et Oceani littora Santonici.

Des nouvelles découvertes faites dans ces derniers temps, en confirmant la vérité des conjectures établies par les historiens sur l'antiquité de Bagnères et sur la renommée de ses eaux, fixent toute incertitude à cet égard.

Il est, en effet, hors de doute aujourd'hui que les Romains, qui savaient si bien tirer parti des avantages des pays conquis, s'établirent dans un lieu que la nature avait enrichi de tant de manières, et qu'ils y élevèrent plusieurs monumens pour faciliter l'usage des eaux.

Les fouilles pratiquées pour fixer les fondemens du bel établissement thermal qu'on construit en ce moment, et qui doit porter le nom de *Thermes de Marie-Thérèse*, ont fait découvrir, à la profondeur d'un mètre et demi environ, des revêtemens de marbre artistement travaillés, qui attestent que des thermes romains avaient existé dans ces lieux. En creusant plus avant, à trois mètres de profondeur, sous plusieurs couches de sédiment, on a trouvé une première piscine, de forme carrée, revêtue de marbre d'un travail soigné : le fond de ce réservoir est formé de dalles ; des banquettes règnent dans son pourtour. Près de là, on a mis à jour d'autres revêtemens de marbre, appartenant à deux autres piscines également carrées, dont la construction ressemble à la première, à l'exception que leur fond est établi avec un ciment rouge.

En poursuivant les recherches, on a reconnu que ces trois piscines reposaient sur des massifs de béton d'un mètre et demi d'épaisseur. Cette matière paraît n'avoir été employée que pour donner plus de solidité aux constructions.

Des fouilles ultérieures ont encore fait découvrir une quatrième piscine près des premières, de forme circulaire ou elliptique, dont la dimension, par l'arc déjà connu, paraît être d'environ neuf mètres. Elle offre, dans son ensemble, un travail analogue à celui des précédentes.

Lorsqu'on reprendra les travaux de construction du nouvel établissement, on espère parvenir à de plus amples découvertes, dont MM. les Membres de la Commission, présidée par M. le chevalier Dufourc-d'Antist, maire de Bagnères, s'empresseront de publier les détails.

Aucune inscription n'a encore fait juger de la date de ces constructions ; mais leur nature, celle du ciment, celle des briques, d'une grande dimension, et des médailles d'Auguste, de Trajan, de Marc-Aurèle et de plusieurs autres empereurs, trouvées dans ces décombres, prouvent évidemment qu'elles furent l'ouvrage des Romains.

Dans le nombre de ces médailles, que l'on placera, avec les débris les plus précieux recueillis, dans une des salles du nouvel établissement, on en voit une, formée de deux plaques de cuivre ; elle est vide dans son intérieur, et paraît avoir servi à renfermer les cendres de quelque Romain : d'un côté, elle représente la tête d'une jeune fille, dont le dessin est parfait ; et de l'autre, le squelette d'un guerrier tenant une lance de la main gauche. On lit dans son pourtour ces mots : *Chispina Augusta.*

Mais par quelle cause désastreuse ces utiles monumens de la grandeur, de la munificence des Romains, se trouvent-ils ensevelis? Par quelle fatalité des piscines salutaires ne sont-elles aujourd'hui que des ruines et des décombres? Quelle main barbare en a privé l'homme souffrant qui venait y puiser du soulagement? N'accusons, sans doute, que la fureur insensée du vandalisme qui ne sut jamais rien respecter; car Bagnères ayant toujours été habitée depuis leur construction, aurait conservé religieusement ces édifices, ces ressources précieuses, si des barbares n'avaient plus d'une fois ravagé les Gaules.

Les cieux n'ont jamais changé leurs lois, ni la terre sa marche : le soleil n'a jamais cessé de répandre ses feux dans l'espace et de consoler et vivifier notre globe par sa présence ; la mer a toujours donné naissance à des nuages ; les pluies et les rosées ont toujours rafraîchi nos campagnes ; les montagnes n'ont jamais tari leurs sources; les plantes, sans culture, ont de tout temps embelli notre demeure par l'éclat de leurs fleurs et la beauté de leurs fruits : la nature est immuable dans ses lois : il n'en est pas de même de l'ouvrage de l'homme; dans l'abîme des temps tout se perd comme une ombre, tout périt.... Ce n'est pas que ces monumens n'eussent pu être ensevelis par suite des tremblemens de terre que l'on n'a que trop souvent éprouvés sur les montagnes; mais encore ne connaît-on aucun historien qui ait fait mention de pareils désastres survenus dans nos contrées.

Si nous ne craignions pas de nous écarter de notre sujet, nous prouverions au contraire que ces grands événemens n'ont eu lieu que dans des régions plus éloignées, telles que le Portugal, la Calabre, la Grèce, l'Asie Mineure, etc., et cela pour des raisons physiques dont le développement n'est pas de notre ressort.

Nous avouerons néanmoins que la température des eaux thermales, s'il faut en croire quelques historiens, a éprouvé des variations par l'effet de quelques secousses qui se sont fait sentir dans nos montagnes. Le père Kircher, auteur fort crédule, en rapporte plusieurs, mais sur la foi d'autrui, comme le prouve le passage suivant : « Hoc loco omittere » non possum, quæ dum hæc scribo, mihi re-» feruntur anno 1660, mense junio, quo ingens » terræ motus infestavit omnem illam Galliæ » regionem, quæ se a Burdigalensi urbe ad » Narbonam extendit; erat prope Bigornium » ingens et præcelsus mons, qui ferocientis » naturæ vi ità absorptus dicitur, ut præter

» lacum ingentem quem post se reliquit, nul-
» lum ejus amplius vestigium apparuerit; ad-
» dunt districtum illum circa Pyræneos montes
» compluribus thermis fuisse refertissimum ;
» in quibus unius post montis ruinam, aquæ
» priùs fervidissimæ tantum frigus contraxerunt
» ut proindè nemo ampliùs illis uti possit. »
Kircher, Mundus subterran., tom. I, pag. 278.

On ne peut pas disconvenir que la nature opère ces grands bouleversemens dans le sein des montagnes les plus élevées. C'est dans leurs abîmes, en effet, qu'elle a caché ses grands ateliers. Les nombreux matériaux qu'elle emploie pour produire ses prodigieux effets, nécessitant un concours multiplié de circonstances, on conçoit qu'ils ne peuvent avoir lieu qu'à de grands intervalles. Le calorique l'attend en expansion, se communique à l'eau qui, elle-même, s'empreint de diverses substances peut-être en évaporation, ou que ces mêmes eaux, devenues thermales, dissolvent en les traversant. Il doit même arriver parfois que la décomposition et l'expansion des élémens de l'eau sont une des causes puissantes qui donnent naissance aux phénomènes souterrains qui produisent des secousses ou des volcans. Les matériaux qui les alimentent en établissent la durée. D'ailleurs, si l'encombrement des anciens thermes était dû à des éboulemens, à des chutes de rochers, on aurait nécessairement trouvé ces pierres énormes, qui auraient déposé sur la cause des ruines. La nature des décombres déblayées jusqu'à ce jour ne permet d'accuser que le temps, et plus probablement encore le désastre des guerres qui précédèrent la chute de l'Empire d'Occident.

On sait que Crocus et ses Vandales, en 430, attirés par les richesses que renfermaient l'Auvergne et tous les pays depuis la Loire jusqu'aux Pyrénées, les couvrirent de décombres. Ces peuples sauvages, dont l'exemple fut bientôt suivi en 475 par Evarix et ses Goths, détruisirent avec une sorte de fureur tout ce qui pouvait être de quelque utilité.

Toutes les contrées, dit Sidoine Apollinaire, contemporain de la dernière irruption, qui furent le théâtre de leur invasion, éprouvèrent l'effet de leurs mœurs barbares. Partout les édifices remarquables furent détruits de fond en comble. La révolte de Gaifre, duc d'Aquitaine, contre Pepin, désola de nouveau, dans le huitième siècle, cette malheureuse contrée. Ces désastres furent suivis, dans le douzième siècle, par la guerre de Clovis, par celle de ses fils Thierri et Childebert, qui, tour à tour vaincus et vainqueurs, semblaient bien moins occupés, dans cette guerre impie, de se mettre en possession des pays conquis, que de surpasser en fureur celle des barbares qui les avaient précédés.

Pour peu qu'on lise dans les historiens l'affreux détail qu'ils ont donné du délire des peuples dans ces siècles de profonde ignorance et de barbarie, on se convaincra aisément que ces temps d'horreurs et de destructions furent ceux où tous les monumens romains disparurent. Une sorte de frénésie s'était alors emparée, comme du temps des Croisades, de l'opinion des peuples. Ils éprouvaient un plaisir tout particulier de ne laisser subsister aucune trace de ce qui avait pu appartenir à leurs devanciers. Aussi est-ce à ces époques malheureuses que l'on peut appliquer, avec plus de vérité, ces expressions d'un célèbre écrivain du dernier siècle : les annales de chaque empire sont les annales des forfaits.

Il ne nous serait pas difficile de prouver que ce ne fut que pendant ces siècles d'horreurs, où l'humanité eut tant à gémir, que les monumens thermaux construits par les Romains dans les Gaules, furent détruits; mais cette discussion nous écarterait trop de notre sujet : nous ne devons pas y attacher plus d'importance qu'à celle dans laquelle nous chercherions à prouver que d'anciens auteurs, historiens ou naturalistes, en parlant d'eaux minérales chaudes, ont voulu désigner celle des Pyrénées. Les faits avérés déposent assez en faveur de la connaissance qu'avaient les Anciens, des eaux thermales dont nous traitons, ce qui suffit à notre objet.

CHAPITRE II.

Détracteurs des Eaux de Bagnères.

Après avoir présenté une légère esquisse de l'antiquité de l'usage des eaux de Bagnères, après avoir constaté leur heureuse efficacité durant des siècles, et la reconnaissance des peuples, on ne sera pas surpris d'apprendre que, comme les meilleures choses, elles aient eu des détracteurs; mais heureusement que l'authenticité de leur réputation est telle, qu'on en compte à peine deux, dont nous ne pouvons passer sous silence les grossières erreurs. Les premières sont publiées dans un ouvrage anonyme. Il sera facile de se convaincre, par le court exposé que nous allons en faire, et par la vérité des faits que nous leur opposerons, combien est avilissante la basse jalousie qui les dicta. Elle n'a servi au surplus qu'à faire ressortir davantage le nombre des sources d'eaux thermales dont la ville de Bagnères est enrichie, et à en assurer l'efficacité.

Fort de la sanction de tant de siècles, plus fort encore de la renommée que l'observation a acquise à nos eaux, nous eussions dédaigné d'entretenir un instant nos lecteurs des absurdités avancées contre elles, si la célébrité du détracteur n'avait pas, dans le temps, donné quelque poids à ses assertions mensongères. On conçoit qu'il se fût donné de garde de conserver l'anonyme, s'il avait cru émettre des vérités utiles. Son père était inspecteur d'un établissement d'eaux minérales peu distant de Bagnères. Jaloux de l'affluence des malades qui se rendaient dans cette dernière ville, voulant à tout prix les en détourner pour se les attirer, il déshonora sa plume par l'écrit éphémère dont nous allons rapporter quelques extraits : *ab uno disce omnes.*

« Il n'y a, dit-il, qu'une seule espèce d'eau à » Bagnères ; il n'y a qu'un réservoir qui se vide » par différens endroits, et qui forme plusieurs » sources. Le sol de cette petite ville paraît » éloigné de la voûte du volcan qui échauffe les » eaux.

» La source maîtresse, échauffée par le vol- » can, s'échappe donc par plusieurs endroits » peu distans l'un de l'autre ; elle se mêle plus » ou moins avec les eaux des torrens voisins et

» d'autres sources froides, qui viennent des
» montagnes et qui sont à l'abri de l'impression
» du volcan. Il en résulte une vingtaine de
» sources et davantage, qui diffèrent par leur
» degré de chaleur, suivant que l'eau chaude
» est différemment mêlée avec la froide. »

L'auteur, après avoir comparé les eaux de
Bagnères à l'eau d'Arcueil, qui dépose dans ses
canaux des matières semblables, passe à l'eau
de la Seine, et il ajoute : « Qu'on la fasse bouillir
» dans une cafetière ordinaire ; à la longue, vous
» y trouverez les mêmes incrustations. L'ocre,
» ou cette terre martiale, jaunâtre, ne se trouve
» guères à Bagnères que dans les sources où il
» y a des tuyaux de fer : l'ocre vient de la dis-
» solution des tuyaux, et non de l'eau elle-
» même. (1) »

Il convient, cependant, que si les eaux de
Bagnères ne contiennent point de fer, elles contiennent en revanche du sel ; et c'est un sel semblable à celui d'Epsom, amer, purgatif.

« Les sources de la plaine, continue notre
» auteur, plus à portée des eaux de neige et de
» l'Adour que celles des lieux élevés, varient,

---

(1) Il est positif qu'à Bagnères on ne se sert pas de tuyaux en fer
pour conduire les Eaux thermales dans les baignoires, ni dans les
réservoirs qui servent de réfrigérans.

» eu égard à la différente quantité de terre ou de
» sel qu'elles contiennent : cette variété dépend
» de la surabondance plus ou moins considé-
» rable de l'eau pure ou fraîche, mêlée avec
» l'eau minérale ou chaude. (1)

» Il y a surtout au pied de la montagne, et à
» quelque distance de la ville, une source cé-
» lèbre nommée *Salut*. Cette heureuse dénomi-
» nation, jointe à la beauté de la source et à la
» limpidité de l'eau qu'elle fournit en abon-
» dance, a donné à cette source la plus grande
» vogue. Soyez sûr que ce n'est qu'une très-
» abondante, très-agréable et magnifique co-

---

(1) L'auteur tombe dans une erreur des plus absurdes, car les
sources du Foulon, de Salies, de la Gutière, du Petit bain, de
Pinac, de Lasserre et de Mora, qui sont situées dans la plaine,
n'éprouvent pas de changement sensible ni dans leur volume, ni
dans les degrés de chaleur, pendant les mutations de l'atmosphère :
la neige ni la pluie n'altèrent nullement ces sources.

Plusieurs écrivains, qui ont précédé et suivi l'auteur. ont dit que
la source de la Reine était la source mère, et que les autres n'étaient
qu'une déviation de la première : ils ont fondé leur opinion, sans
doute, sur ce que la source de la Reine sourd sur un point plus
élevé et qu'elle fournit un plus grand volume d'eau que les sources
inférieures ; mais comment croire à une pareille assertion, attendu
que l'eau de la Reine n'a que 38 degrés de chaleur, et que celles
de la plaine en ont, dans quelques établissemens, 39, 40 et même
41 ; à moins que les eaux pluviales ou les eaux de sources froides, qui,
d'après notre anonyme, se mêlent avec les sources chaudes de la
plaine, n'en augmentent le calorique ? On verra plus tard, d'ailleurs,
qu'il n'y a pas identité parfaite des principes dans ces différentes
sources.

» lonne d'eau naturelle et froide, à laquelle s'est
» joint un filet d'eau minérale (1) ; d'où il résulte
» une eau très-peu minérale en effet, et à peine
» tiède ; mais cette eau est si claire, si limpide,
» elle est si commode pour ceux qui s'y bai-
» gnent, dans un bassin couvert d'une voûte (2)
» assez proprement bâtie, que tout le monde,
» les malades, et plus encore ceux qui se portent
» bien, veulent en tâter en bains et en boisson.
» Salut jouit, en conséquence, de la plus grande
» réputation depuis quelques années. Il en

---

(1) Le texte de ce passage, qui accorde la *plus grande vogue à la source célèbre de Salut*, qui fait l'éloge *de son heureuse dénomination, de son site non moins agréable, de sa beauté, et de l'abondance de ses sources*, suffirait, si nous voulions l'analyser, pour convaincre nos lecteurs de la partialité qui le traça : l'auteur avait-il vu dans les entrailles de la terre, le filet d'eau minérale se joindre à la source abondante et magnifique de l'eau commune ?

Cette eau froide, ou à peine tiède, a cependant 26 degrés de chaleur. L'eau de Salut, à sa source, dit Marcorelle (*Mémoires de l'Académie royale des Sciences, Savants étrangers*, pag. 170), noircit l'argent, et non dans son éloignement, ni quand elle est refroidie ; ce qui démontre combien les eaux s'altèrent par le transport et par leur refroidissement. Publié antérieurement à son opuscule, notre anonyme avait sans doute lu le mémoire que nous venons de citer ; mais il voulait, autant que possible, jeter de la défaveur sur les Eaux de Bagnères. Il se serait bien donné de garde de reconnaître, avec Marcorelle, que les Eaux de Salut contenaient un principe sulfureux.

(2) Cette voûte a été convertie depuis en un bel établisse-ment ; et malgré qu'il renferme dix baignoires en beau marbre et d'une grande dimension, nombre de malades sont obligés

» reste pourtant à plusieurs autres sources,
» telles que le Pré (quoiqu'il soit sujet à être
» inondé dans les crues des ruisseaux voisins, et
» qu'on y ait trouvé des sangsues qui habitent
» ordinairement les ruisseaux) (1), Saint-Roch,
» la Forgue, Théas et autres. » (*Précis d'Observations sur les Eaux de Barèges et les autres Eaux
minérales du Bigorre et du Béarn.*)

C'est dans un semblable écrit que M. Fourcroy a sans doute puisé l'article sur Bagnères,
inséré dans *l'Encyclopédie méthodique* (2), article
dont je vais encore donner le texte, afin que le lec-
teur puisse l'apprécier à sa juste valeur et reconnaître les nombreuses erreurs qu'il renferme. « Il
» y a deux villes en Gascogne qui portent le nom
» de Bagnères : l'une est située dans la Vallée
» de Campan , sur l'Adour , à quinze lieues
» d'Auch , douze de Pau , vingt-trois de Tou-

---

de se baigner pendant la nuit, attendu qu'ils ne peuvent pas
avoir d'heure dans la matinée. Quelle désolation pour notre
auteur, s'il vivait, de voir que la mode dont il parle se soutient
encore, et que Salut conserve son ancienne réputation si justement
acquise!

(1) Depuis dix ans que j'habite Bagnères, j'affirme que la crue
des eaux n'a altéré en aucune manière la source thermale du Grand
Pré. Je ne crois pas non plus qu'on ait jamais trouvé des sangsues
dans nos bains. On sait d'ailleurs que ces insectes ne se plaisent
pas dans les eaux thermales salines.

(2) Tome IIIe., pag. 518 et suiv. — *Bagnères de Bigorre.* (Mat.
méd.

» louse, cinq de Barèges, quatre de Tarbes,
» deux cent douze de Paris. On nomme celle-ci
» simplement Bagnères, et quelquefois Bagnères
» de Bigorre ; ce sont les eaux de celle-ci qui font
» l'objet de cet article. Il y a dans cette ville beau-
» coup de sources chaudes et des bains chauds ;
» mais elles sont peu abondantes, et la plupart
» dans des lieux resserrés, obscurs et humides.
» On en compte plus de trente. La position de
» Bagnères, la beauté de ses environs et de ses
» promenades, l'abondance de ses eaux, variées
» dans leur température, en font un lieu que la
» nature semble avoir comblé de tous ses bien-
» faits. La température de toutes ces sources va-
» rie beaucoup ; mais c'est toujours entre vingt-
» quatre et quarante-cinq degrés du thermo-
» mètre de Réaumur. Voici les principales sour-
» ces les plus employées, avec la température
» qu'on y a reconnue :

» La source de la Reine. . . . 40 degr.
» Le bain des pauvres. 38
» Le bain nouveau. 32
» Le Roc de Lanes. 36
» La chaude Lasserre. 38
» Le petit bain de Dumoret. . 43
» Saint-Roch. 38
» Les douces de Lasserre. . . 30

» Les eaux de Bagnères sont, en général, sans
» saveur et sans odeur. Leur pesanteur ne diffère
» pas sensiblement de l'eau commune ; elles ne
» sont que chaudes et un peu astringentes. Quand
» on les goûte avec attention, on est étonné que
» la plupart de ceux qui en ont fait l'analyse y
» aient annoncé, les uns du fer, du soufre, du
» sulfate de magnésie, du sel marin ou du mu-
» riate de soude; d'autres, de l'alkali, de la terre
» calcaire. Les sels de ces eaux, si elles en contien-
» nent, sont du moins très-peu abondans, puis-
» qu'ils n'influent ni sur sa saveur, ni sur son
» odeur, ni sur sa pesanteur : le fer et le soufre
» n'en sont certainement pas des principes. Les
» médecins pensent donc aujourd'hui que la cha-
» leur est le seul caractère de ces eaux, et qu'elles
» sont simplement thermales.

» Leurs propriétés médicinales sont d'être
» diurétiques, apéritives, légèrement purgatives,
» incisives, résolutives, fortifiantes, diaphoréti-
» ques. On les emploie intérieurement avec succès
» dans la cachexie, la jaunisse, les suppressions

» des règles, les hémorrhoïdes et les maladies
» chroniques de la poitrine. A l'extérieur, elles
» sont très-efficaces dans les rhumatismes, la pa-
» ralysie, les tumeurs des membres, les maladies
» de la peau ; on en prend depuis une livre jus-
» qu'à quatre par jour. On les administre aussi en
» bains et en douches. L'auteur de l'*Art d'imiter*
» *les Eaux minérales* assure que l'eau de la Seine,
» chauffée du vingt-cinquième au quarante-cin-
» quième ou cinquantième degré, produirait ab-
» solument le même effet que celles de Bagnères.
» (M. FOURCROY.) »

Voici comment s'exprime à ce sujet un homme
de lettres très-connu : « Fourcroy, médecin de
nom, chimiste de profession, a fait, ou a laissé
mettre sous son nom, dans l'*Encyclopédie par
ordre de matières*, Partie *Médecine*, un article
sur Bagnères, dont aurait à rougir le plus mince
garçon apothicaire. Jusqu'à l'indication des
lieux et leur description, tout y est faux ou
inexact. Après avoir dit que la ville de Bagnères
possède beaucoup de sources chaudes, on
ajoute, contre l'évidence, contre le fait, comme
l'attesteront les malades et les curieux qui en
si grand nombre ont fréquenté et fréquentent
Bagnères, que ces sources sont *peu abondantes*,
et se trouvent, *pour la plupart*, dans des lieux
resserrés, *obscurs* et *humides* ; tandis qu'au con-

traire, *pour la plupart,* elles sont autant remarquables par la facilité de leur abord et l'agrément de leur position, que par leur richesse et leur profusion. » (M. Marigné, ancien Inspecteur-général de l'Instruction publique, *Bagnères Vengée,* note 10, pag. 21.)

Nous croirions faire injure au jugement de nos lecteurs, si nous nous permettions d'entrer dans le moindre détail pour faire ressortir les erreurs de M. Fourcroy, qui, dans cette occasion, comme dans tant d'autres, n'a écrit que sur la foi d'autrui.

Je dirai avec J.J. Rousseau : « La science qui » instruit et la médecine qui guérit sont fort » bonnes sans doute ; mais la science qui trompe » et la médecine qui tue sont mauvaises. Apprenons donc à les distinguer. »

CHAPITRE III.

Des Auteurs qui ont écrit sur les Eaux de Bagnères.

Du bon Usage des Eaux de Bagnères ; par La Guthère. Toulouse, 1659, in-4°.. pag. 24. L'auteur traite, en sept chapitres, de la diversité des eaux de Bagnères, de la saison où il faut les employer, des précautions qui doivent précéder et accompagner l'usage des bains, de l'usage intérieur de ces eaux, et des erreurs populaires accréditées à leur sujet. Il ne s'est occupé ni des principes qu'elles contiennent, ni de leurs propriétés, ni de leurs effets.

Observations particulières des sels et des terres des Eaux minérales, qui ont été examinées en l'Académie royale des Sciences les années 1670 et 1671. Tom. IV. L'article *Bagnères* se trouve à la 69ᵉ page; par Duclos.

Les Vertus des Eaux minérales de Bagnères et de Barèges, leur degré de chaleur, leur composition et leur véritable usage; par *Jean* Moulans. *Toulouse,* 1685.

Traité de la propriété et des effets des Eaux, bains doux et chauds de Bagnères et de Barèges; par *Pierre* Descaunets, 1718. La quatrième édition contient encore les écrits suivans : 1°. *Addition contenant quelques Maladies raisonnées guéries par ces Eaux.* C'est un recueil d'observations relatives à plusieurs maladies, surtout de la tête, guéries par les eaux de Bagnères. 2°. *La découverte des Minéraux, raisonnés par la mécanique, etc.* Il y a joint un grand nombre d'observations pratiques sur les effets de chacune de ses sources, soit intérieurement, soit extérieurement : ces observations ne sont pas sans quelque intérêt et méritent d'être consultécs. L'auteur a donné le premier l'exemple de la médecine d'observation dans les établissemens thermaux.

Lettres contenant des Essais sur les Eaux minérales du Béarn, etc.; par *Théophile* BORDEU, 1746. Les dix-septième et dix-huitième lettres concernent les eaux de Bagnères. La première de ces deux lettres ne contient qu'un dénombrement des sources minérales et la description particulière de chacune d'elles : la seconde présente toutes les sources comme étant de la même nature, à la seule différence du plus ou moins de force, et comme ferrugineuses, spiritueuses, quelques-unes alcalines et la plupart purgatives. L'auteur attribue cette dernière propriété à un sel qu'elles contiennent, et qu'il croit être semblable au sel d'Epsom. Il les dit pénétrantes, actives et toniques, et il indique les cas où il faut les employer ou les éviter, et la manière d'en faire usage.

Mémoire sur la nature et les propriétés des Eaux minérales de Bagnères; par M. LABAIG, 1750. L'auteur, après avoir décrit les phénomènes que l'action des réactifs et la distillation ont produits sur les eaux de Bagnères, en conclut que ces eaux contiennent différens sels. Il décrit ensuite leur action dans les premières voies et dans les routes de la circulation; il les dit purgatives, apéritives et diurétiques. Il les considère successivement sous chacune de ces trois qualités particulières avcc des détails assez étendus; après quoi, il indique les maladies internes où elles conviennent. Il détermine les différens degrés de chacune d'elles; il expose leur utilité dans l'usage extérieur. Il termine son Mémoire par la manière de les employer, soit intérieurement, soit extérieurement.

Observations de physique et d'histoire naturelle sur les Eaux minérales de Dax, de Bagnères, de Barèges, etc., par M. DE SECONDAT; 1750. On y trouve quelques observations sur les eaux de Bagnères; elles se réduisent à rendre compte du résultat de quelques essais faits par l'auteur sur les eaux de Salut et du Pré. Il présente celles de Salut comme très-calmantes et ordinairement diurétiques; celles du Pré, comme purgatives, sans beaucoup échauffer; celles de la Reine, comme très-purgatives. On trouve encore, dans la suite de ce même ouvrage, un tableau des différens degrés de chaleur de chacune des sources de Bagnères.

Eaux minérales de Bagnères, par *Xavier* SALAIGNAC; Paris, 1752. Cet ouvrage est terminé par une dissertation singulière, sous le titre de *Première cure remarquable des eaux minérales de Bagnères*.

Le 25 février 1754, M. Théophile Bordeu soutint, aux Écoles de Médecine de Paris, sa thèse intitulée : *Aquitanœ minerales aquœ*. On trouve, dans les Sections II, III et IV, un grand nombre d'observations pratiques sur les eaux de Bagnères ; et dans la Section V, quelques détails sur les propriétés, les usages et les effets de ces eaux, employées soit intérieurement, soit extérieurement, sous la forme de bains.

Relation d'un voyage fait en 1753 *à Barèges, à Bagnères, à Cauterets*, par M. Thiery, docteur régent de la Faculté de Médecine de Paris, publié dans le *Journal de médecine* du mois de mai 1780.

Après avoir passé en revue la nomenclature des maladies que les eaux de Barèges guérissent, « celles de Cauterets, dit-il, approchent fort de celles de Barèges. Ces eaux, à la vérité, ne sont point par elles-mêmes purgatives : si elles purgent quelquefois, c'est par accident, ou par leur propre poids ; mais la main bienfaisante du Créateur a placé tout auprès, à Bagnères, une infinité de sources qui purgent plus ou moins sans dégoût, et qui peuvent ou guérir plusieurs maladies, et surtout les obstructions, ou préparer efficacement, par de douces évacuations, à l'usage des eaux de Barèges et de Cauterets.

« Tant de ressources bien connues, et sagement

ménagées, ne peuvent manquer de produire des effets étonnans, et tels que l'on n'oserait souvent en espérer de l'art ou de la nature. »

MM. Venel, professeur à Montpellier, et Bayen, chimiste, envoyés par le gouvernement pour faire l'analyse des eaux minérales du royaume, arrivèrent à Bagnères le 17 août 1754 et employèrent vingt-huit jours pour remplir leur mission. On peut consulter à ce sujet les ouvrages de ces deux savans.

Observations générales des degrés de chaleur des différentes sources de Bagnères, pris avec un thermomètre de mercure, divisé selon la méthode de M. de Réaumur, année 1760, par M. DARQUIER. *Académie royale des Sciences, Savans étrangers*, tom. VI, pag. 147 et suiv.

Observations sur la pesanteur et la chaleur relatives des différentes sources des eaux de Bagnères, par M. MARCORELLE, année 1766. Acad. et vol. précités, pag. 159 et suiv.

M. Darquier a donné des détails très-exacts sur la température des différentes sources de Bagnères : nous y reviendrons plus tard. Il faudrait copier en entier le mémoire de M. Marcorelle, pour en rendre tous les détails et les présenter d'une manière aussi instructive qu'il l'a fait. On y trouve non-seulement des recherches sur la pesanteur et la chaleur des eaux de

Bagnères, mais encore des discussions curieuses sur la cause de la chaleur; l'auteur y a joint un tableau de la température d'un grand nombre d'autres sources thermales de France.

Traité des Eaux minérales de Bagnères, Baréges, etc.; par CASTELBERD. Bordeaux, 1762.

Mélanges historiques, par le président d'ORBESSAN; Toulouse, 1768. On trouve, dans le second volume de ce recueil, pag. 430, un Essai sur les eaux de Bagnères. Il contient une énumération et une description des sources, une indication de leurs différens degrés de chaleur, et les détails de quelques essais que l'auteur a faits sur ces eaux, desquels il conclut que le fer et le soufre sont les principes qui y dominent, et qu'on pourrait encore y trouver du sel marin.

Lettre sur les Eaux de Baréges, de Bagnères et de Cauterets. (Nature considérée, 1771, tom. VII, pag. 16.) Cette Lettre contient les analyses des Eaux, faites par M. Montaut. Nous nous bornerons ici à ce qui concerne Bagnères. M. Montaut n'a analysé que les eaux de la Guttière : il conclut qu'elles contiennent de la sélénite, un vrai sel d'Epsom à base terreuse, et un peu de terre calcaire.

Observations sur les Eaux minérales de Bagnères de Bigorre, faites les 17 et 18 juin 1768; par

M. Campmartin. (*Nature considérée*, 1772, pag. 205 ; et *Dictionn. minéral. et hydraul. de France*, tom. II, pag. 128.) On trouve ici les analyses des sources de Salut, du Pré, de Lannes et de Lasserre. L'eau de la première source a paru contenir un sel neutre à base terreuse, formé par la combinaison de l'acide vitriolique. L'auteur dit qu'elle purge rarement et qu'elle agit presque toujours par les urines. Les eaux des autres sources lui ont paru contenir un sel neutre à base terreuse, ou peut-être pareil au sel des eaux de Sedlitz, ou n'avoir ni sel ni soufre ; elles sont regardées comme étant décidément plus purgatives.

MM. Raulin, médecin ordinaire du Roi, Inspecteur-général des eaux minérales du royaume, et Montau, chimiste, députés par le gouvernement, se rendirent à Bagnères le 16 juin 1777, pour vérifier les sources minérales, principalement celles de la Reine, du Petit-Bain et de St.-Roch. Leur analyse est incomplète et assez insignifiante. Ils trouvèrent la source de la Reine trop chaude, mais qu'on pouvait facilement la tempérer en la conduisant plus bas et en y faisant des réservoirs ; que celle du Petit-Bain pouvait être utilisée en y faisant un bain de vapeurs ou étuves ; et qu'à côté du bain de St.-Roch il serait construit un bain de boue à plusieurs cases. Ce projet, utile à l'humanité et aux intérêts de la ville, est resté sans exécution. Je possède dans ma bibliothèque le manuscrit de MM. Montau et Raulin.

Observations sur les eaux minérales de Pinac, anciennement d'Artiguelongue ; par Bertrand PINAC, médecin. Bagnères, an 6. L'auteur a fait sur leurs vertus une multitude de recherches intéressantes. Il cite nombre de faits où ces eaux ont été employées avec succès.

Le professeur Alibert, dans son savant *Traité de Thérapeutique*, et M. Patissier, dans le *Manuel des eaux minérales de la France*, rendent justice aux vertus médicinales des eaux de Bagnères, comme nous aurons occasion de le prouver dans le cours de cet ouvrage.

Observations sur la nature et les effets des eaux minérales de Bagnères-Adour ; par P. SARABEYROUZE cadet, médecin. Bagnères, 1818. Cet auteur a réuni aux observations que sa pratique lui a fournies, quelques-unes de celles publiées par ceux qui l'ont précédé, qui sont toutes d'un grand intérêt et qu'on lira avec fruit.

CHAPITRE IV.

Phénomènes physiques des Eaux thermales de Bagnères.

Couleur, Saveur, Odeur, Pesanteur spécifique, Volume et Température.

Par propriétés physiques des eaux minérales, on entend désigner les qualités qui sont soumises à nos sens. Comme elles dépendent toutes des substances ou élémens qu'elles tiennent en dissolution ou en suspension, avant d'en faire l'analyse chimique il est important de commencer par l'examen des premières. Lui seul a suffi long-temps aux personnes qui ont les sens exercés, pour leur donner des notions suffisantes sur les principes qu'elles renferment, et dès-lors sur leurs propriétés médicinales.

§. 1.

Couleur.

Les eaux de Bagnères sont limpides et très-transparentes ; exposées à l'air, elles n'éprouvent pas la moindre altération. Cependant celles de la Reine et du Dauphin, après avoir séjourné quelque temps dans leur réservoir, donnent lieu à la formation, au-dessus de l'eau, d'une grande quantité de substance gélatineuse, jaunâtre en dessous, vert-bouteille en dessus. Elles donnent au marbre blanc sur lequel elles coulent, une couleur rouille d'un brun léger. Il se forme dans les tuyaux conducteurs, réservoirs, bassins et canaux de fuite des sources, un dépôt rouge, ferrugineux, plus ou moins abondant.

Les sources sulfureuses de Labassère et de Pinac, laissent déposer au contraire une substance blanchâtre, floconneuse, et sous forme glaireuse, exactement semblable à celle que déposent les autres sources sulfureuses des Pyrénées.

On remarque, après les grandes chaleurs, la même substance, mais en moins grande quantité, dans les sources de la Buvette et de l'Intérieur de Salut.

§. II.

Saveur.

Leur saveur est, en général, fade, puis légèrement astringente; celle de Labassère est douce et ne produit aucune impression au goût. Il en est autrement de la source ferrugineuse d'Angoulême, elle est éminemment métallique; mais cette sensation désagréable est bientôt remplacée par une saveur légèrement styptique et fraîche.

§. III.

Odeur.

En général, ces eaux n'ont point d'odeur, excepté les sources de Pinac et de Labassère, qui répandent constamment celle du gaz hydrogène sulfuré, et les deux sources de Salut, seulement dans les circonstances que nous avons signalées dans le §. I.

§. IV.

Pesanteur spécifique.

Nous avons pris pour terme de comparaison l'eau distillée.

10,000 c. d'eau distillée est aux eaux des sources de Bagnères dans les rapports déterminés par le tableau que nous joignons ici.

La Reine.	1,00311
Dauphin.	1,00304
Fontaine Nouvelle.	1,00212

Roc de Lannes.	1,00300
Foulon.	1,00212
Saint-Roch.	1,00251
Source des Yeux.	1,00241
Bellevue. (*Voyez* la Reine).	
Salut, source Externe.	1,00159
Salut, source de la Buvette.	1,00153
Salut, source de l'Intérieur.	1,00170
Pinac, source Saline, dite Ferrugineuse.	1,00211
Pinac, source Sulfureuse.	1,00158
Lasserre, source de la Grande Buvette.	1,00304
Mora, source Chaude.	1,00300
La Gutière, source première.	1,00200
Petit-Bain.	1,00288
Théas.	1,00240
Cazaux, source première.	1,00259
Carrère Lannes, source première.	1,00240
Santé, source première.	1,00131
Grand Pré.	1,00212
Lapeyrie, source première.	1,00147
Versailles, source première.	1,00158
Petit Prieur, source première.	1,00176
Petit Barèges.	1,00164
Source de Salies.	1,00270
Fontaine d'Angoulême.	1,00076
Fontaine des demoiselles Carrère.	1,00064
Source de Labassère.	1,00059

§. V.

Volume.

Pour éviter des répétitions en traitant des sources qui alimentent les divers établissemens, nous entrerons dans le détail du volume que chacune d'elles fournit. Nous renvoyons à ce chapitre.

§. VI.

Température.

Le résultat des expériences faites à ce sujet par M. Darquier (1), il y a soixante et quinze ans, se trouve conforme au nôtre. Le degré de chaleur n'a point varié dans le plus grand nombre depuis le mois de juillet 1760. A la faveur du thermomètre de mercure, divisé selon la méthode de M. Réaumur, la température de nos eaux thermales, prise au sortir de la source, est de dix-huit à quarante-un degrés ; ce que nous établirons dans le chapitre V.

Quelle est la cause de la chaleur des eaux thermales ? Cette chaleur diffère-t-elle de l'eau

______

(1) *Observations sur les degrés de chaleur des différentes Sources de Bagnères,* Académie royale des Sciences, Savans étrangers, tom. VI, pag. 147 et suiv.

ordinaire élevée à la même température dans nos foyers?

S'il ne nous est pas possible de répondre à ces questionsd'une manière satisfaisante, encore croyons-nous de notre devoir de présenter, sous ces deux rapports, l'état de la science. Il y a un si grand nombre de théories pour expliquer le phénomène, encore *sub judice,* de la chaleur des Eaux thermales, qu'il ne peut qu'être agréable à nos lecteurs d'en avoir une idée générale. Cette connaissance ne laisse pas que d'offrir son intérêt.

I.

Quelle est la cause de la chaleur des Eaux thermales?

La diversité d'opinions des naturalistes sur cet objet prouve moins, ce me semble, les bornes de notre esprit, que celles de nos connaissances jusqu'à ce jour. De ce que les instrumens nous ont manqué pour juger la cause des diverses températures des Eaux thermales, il ne peut pas s'en suivre qu'il soit hors de la portée de notre entendement de découvrir ce secret, comme plusieurs auteurs modernes en ont proclamé l'idée affligeante.

En négligeant de rappeler les diverses hypothèses admises depuis Empédocle jusqu'à nos jours sur cette première question, nous croyons toutefois nécessaire d'exposer succinctement celles qui nous paraissent les plus remarquables.

Des physiciens, des naturalistes, des chimistes célèbres, au nombre desquels nous pouvons ranger Godefroy Berger, Etmuller, Frédéric Hoffmann et Valmont de Bomare, ont expliqué la chaleur des eaux minérales par la décomposition des pyrites qu'elles traversent : mais, outre que les analyses les plus exactes n'ont pas encore fourni la plus petite quantité de pyrite, comment supposer que ces matières se perpétueraient sans cesse durant des siècles?

L'opinion qui pendant long-temps a été la plus généralement adoptée par les naturalistes, à la tête desquels nous pouvons placer l'immortel Buffon, est celle qui attribue la chaleur des eaux thermales à des volcans ou à des masses de charbon enflammé. « Cela paraît assez pro-
» bable, dit le professeur Nicolas (1) ; nous
» avons des exemples de ces embrasemens qui
» durent depuis des siècles. D'ailleurs, rien ne
» répugne à croire que l'eau qui circule dans
» l'intérieur de la terre, venant à pénétrer jus-
» que dans ces volcans, en reçoit une chaleur

------

(1) *Histoire des Eaux minérales de la Lorraine.*

» proportionnée à la proximité du foyer. Si
» l'eau vient à laver ces matières ou à en recevoir les vapeurs, elle se chargera des parties
» dissolubles ; ce qui produira les eaux thermales composées. Si, dans son cours, elle
» s'éloigne assez du foyer pour n'en recevoir
» que la chaleur, sans toucher à ces matières,
» elle fournira une source d'eau thermale très-
» pure. »

Si l'on conçoit parfaitement que l'inégalité du calorique des eaux thermales peut différer en raison de la proximité plus ou moins grande du passage des eaux près d'un volcan ou d'un lieu en combustion, on ne conçoit pas aussi facilement la cause de leur chaleur, lorsque, comme celles de Bourbonne, de Luxeuil et de Plombières, elles paraissent éloignées des lieux où il n'y a aucun indice de volcan. Existerait-il des causes différentes qui produisent la chaleur des eaux thermales ? La sphère souterraine ne nous est pas assez connue pour répondre à cette question d'une manière satisfaisante : la différence des produits, toujours relative aux élémens que parcourt la source, ne peut être ici d'aucune utilité pour l'expliquer.

L'hypothèse de leur température produite par l'électricité nous paraît encore peu fondée : en effet, les lois connues qui régissent le fluide électrique paraissent s'opposer à l'admettre. Aucune expérience directe n'a encore prouvé qu'une eau minérale charrie accidentellement une plus grande quantité de fluide électrique au sortir du sein de la terre ; en supposant même le fait comme certain, la surabondance du fluide électrique, au moment de son contact avec l'air atmosphérique, serait déchargée avec vîtesse de l'excès d'électricité dont elle est pourvue. Personne n'ignore l'extrême rapidité avec laquelle le fluide électrique se meut : à peine son accumulation a-t-elle lieu dans un point donné, que son expansion subite se répand à une grande distance.

On sait qu'il existe des feux souterrains sans doute produits par diverses matières combustibles. Le phénomène du calorique dans les eaux thermales semblerait ne devoir être attribué qu'à l'effervescence souterraine. Des substances en évaporation se heurtant avec violence, il en résulte une chaleur plus ou moins considérable. On sait que la décomposition des substances végétales, animales, bitumineuses, s'allume quelquefois jusques à l'incandescence.

Il est curieux de voir Bordeu, qui a si bien approfondi dans l'homme les lois de la vitalité, en s'occupant des eaux minérales et de la cha-

leur qu'elles renferment, attribuer cette dernière à une sorte de vie qui anime toutes les
parties, tous les corps de l'univers. « Les ani-
» maux, dit-il, sont sujets à des transports
» d'humeurs, à des feux intérieurs, à des
» fièvres qui viennent toutes les fois que les
» humeurs, gênées à la circonférence, sont
» obligées de se concentrer, pour ainsi dire,
» et de porter leur fougue dans l'intérieur. De
» même, supposant dans la terre des matières
» de toutes sortes, agitées continuellement et
» transportées dans tous les sens, comme en
» circulant, ce qui n'est pas difficile à conce-
» voir, et qui sera facilement accordé par les
» physiciens, on conçoit aussi que ces matières
» se dissipent plus ou moins vers la surface de
» la terre, qu'on pourrait regarder comme un
» animal qui transpire. Si ces sucs sont retenus,
» ils forment dans l'intérieur des amas, des
» dépôts, des foyers qui viennent à s'enflam-
» mer par des attritions redoublées et qui se
» distribuent mal. Il se forme comme un ton-
» nerre, un orage intérieur; et voilà les feux
» souterrains accidentels qui sont fréquens et
» constans dans certains endroits, comme les
» orages le sont dans d'autres. »

L'hypothèse de M. Witting, pour expliquer
le phénomène de la minéralisation est extrême-

ment ingénieuse. Ce naturaliste accorde à la terre une pression absorbante, qu'il prétend s'étendre jusques environ vingt milles géographiques au-dessous de sa surface, profondeur à laquelle les fluides élastiques doivent nécessairement être convertis en liquides par la pression qu'ils éprouvent. La chaleur qui se dégage par cette compression sert à échauffer l'eau et facilite la dissolution des substances salines qui s'y rencontrent. D'après cette opinion, cette eau serait d'autant plus thermale que le laboratoire dans lequel elle serait préparée serait plus profond. Plus elle serait chaude, plus aussi elle serait dissolvante et trouverait de substances à dissoudre sur son passage. La silice peut se dissoudre dans la machine à Papin.

D'après les nouvelles expériences de M. D'Arcet, le gaz qui se développe à la surface des eaux de Vichy ne serait pas, comme on l'a pensé, du gaz acide carbonique contenant de l'azote; il croit, au contraire, y avoir trouvé un air renfermant plus d'oxigène que l'air atmosphérique ordinaire, comme est celui de pluie et de neige ; ce qui ferait soupçonner que les eaux minérales ont les eaux pluviales pour origine. Portées à de grandes profondeurs dans le sein de la terre, elles y éprouvent de la compression, de la chaleur, de l'évaporation.

Après avoir dissous divers principes minéralisateurs qu'elles rencontrent, obéissant aux lois
de compression, de répulsion, de niveau,
elles reparaissent sur la surface de notre
globe.

L'hypothèse de Berzelius, qui tient de cette
dernière, considère l'ascension des eaux thermales à la surface de notre globe comme le
résultat de son remplacement par les eaux pluviales froides, dont la pesanteur spécifique est
beaucoup plus considérable.

L'accroissement de la chaleur à mesure qu'on
avance vers le centre de la terre a servi à expliquer non-seulement les principaux phénomènes géologiques, mais sur-tout celui de la
formation des eaux thermales. Telle est l'opinion
de Laplace et d'un grand nombre d'autres
naturalistes.

Le célèbre géologue Dubuisson, dans son
excellent Traité de géognosie, prouve par un
grand nombre d'observations, que plus on
s'enfonce dans l'intérieur du globe, plus la
chaleur s'accroît. Ces remarques, qui ont été
faites par différens géologues de l'Europe, et en
Amérique par M. Humbold, établissent comme
un fait fort vraisemblable, que plus la température des eaux thermales est élevée, plus la

profondeur de leur origine ou formation est considérable.

Puisque la minéralisation des eaux thermales dans l'intérieur de la terre exige des phénomènes qui se passent dans son sein, il peut encore en exister d'extérieurs, qui demandent un examen non moins approfondi, si l'on ne veut pas s'exposer à des erreurs plus ou moins graves dans la juste appréciation des eaux minérales. N'existe-t-il pas dans certaines d'entre elles des substances qui ne s'y engendrent que par le concours des agens environnans ? La matière végéto-animale qu'on y rencontre ne peut-elle pas être le résultat de la décomposition des tremelles ou autres substances microscopiques qui s'engendrent tantôt à la surface, tantôt au fond des eaux ? L'action de l'atmosphère qui nous environne peut bien contribuer au travail minéralisateur.

Que pourrions-nous dire de plus satisfaisant, après M. Lonchamp, pour expliquer une foule d'autres phénomènes que présentent les eaux gazeuses à leur sortie du sein de la terre, et surtout de ceux qui nous les présentent avec un plus grand degré de bouillonnement aux approches des orages ? Ce savant chimiste, à qui la science doit de si précieuses découvertes, pense qu'il est une quantité de gaz qui ne saurait être dissoute qu'à la faveur d'une grande pression. On conçoit qu'à mesure que l'eau thermale de Vichy ou du Mont d'Or arrive à la surface du globe, la pression diminue. Parvenue sur le sol extérieur, la pression est encore moindre et n'est plus que le résultat de celle de l'atmosphère. Alors seulement elles laissent dégager le gaz qu'elles ne retenaient que par une pression plus grande qui a cessé. Mais, observe toujours M. Lonchamp, la pression, quoique moindre, exerce toujours son action; d'où il suit que les gaz se dissipent avec plus ou moins de facilité en raison de la température plus ou moins variable. Or, à l'approche des orages, le baromètre descend, et dès lors une plus grande quantité de gaz se dégage que dans le temps ordinaire ou calme, époque où la colonne atmosphérique est plus pesante.

Indépendamment des phénomènes généraux géologiques qui se passent chaque jour dans l'intérieur et à l'extérieur du globe, il a existé des révolutions plus ou moins étendues ou générales dans notre planète, qui ont nécessairement influé sur la formation, la température et le volume de certaines eaux minérales. Toutes ont eu, sous ces rapports, leurs variations, comme il en est qui se sont totalement perdues. Comme l'a si bien démontré le savant

M. Cuvier, la terre a subi d'épouvantables ca-
tastrophes, des changemens plus ou moins
considérables, qui ont fait disparaître des fleuves
navigables, tandis que d'autres ne sont plus que
des ruisseaux. Qui ignore l'histoire de l'Atlan-
tide? Qui ignore que les tremblemens de terre
ont, dans certaines circonstances, modifié les
qualités physiques des eaux thermales? Le célèbre minéralogiste Brogniard, avec sa sagacité
ordinaire, a fort bien tenu compte ainsi que
d'autres observateurs, des divers tremblemens
modernes qui ont influé sur le changement de
température; par exemple, en 1660, des Eaux
de Bagnères-Adour, qui perdirent momen-
tanément leur chaleur. Il est, sous ce rapport, des remarques que nous avons eu occasion de faire en traitant de l'histoire des Eaux
thermales de Bagnères. Naguère les Eaux de
Carhbad éprouvèrent le même accident. S'il
est des phénomènes géologiques qui diminuent
ou font perdre parfois le calorique de certaines
eaux minérales, il en est aussi d'autres qui doivent l'augmenter, ce qui est arrivé à la source
de la Reine à Bagnères-Luchon. A l'époque fatale du tremblement de terre qui engloutit
Lisbonne, n'observa-t-on pas des changemens
considérables dans les sources principales de
Tœplitz?

II.

La chaleur des Eaux thermales diffère-t-elle de celle de l'eau ordinaire élevée à la même température dans nos foyers?

S'il faut en croire des écrivains modernes, des médecins, inspecteurs des eaux minérales, et un plus grand nombre d'autres observateurs, étrangers à leur administration, ce serait une vérité que d'admettre la différence de chaleur entre l'eau thermale et l'eau ordinaire. Pour mettre nos lecteurs à portée de juger, autant que possible, cette question, nous croyons ne pouvoir rien faire de mieux que de rapporter le texte des auteurs qui ont admis l'affirmative, et présenter ensuite les dernières expériences de M. Lonchamp, chargé depuis plusieurs années de l'analyse des eaux minérales du royaume, expériences qui paraissent éclairer les médecins sur la véritable idée qu'ils doivent se former du calorique des eaux thermales. L'opinion contraire à la sienne, qui n'est appuyée d'aucune expérience précise, semblerait, d'après cet habile chimiste, n'avoir été établie que sur la tradition.

Ce ne serait qu'un vieux préjugé, évidemment contraire à ce que la physique et la chimie peuvent nous apprendre et sur le calo-

rique et sur la nature des eaux thermales ; or ,
les préjugés, en nous servant des propres expressions de ce chimiste, ne sont pas seulement
funestes en ce qu'ils ne sont point l'expression de
la vérité, mais encore parce qu'ils empêchent
notre esprit de s'exercer, et qu'ils l'habituent
à se contenter de raisonnemens faux ou peu
fondés.

On lit dans le tome VII du *Dictionnaire de
Médecine*, Paris, 1823, article *Eaux minérales,*
par M. Guersent, pag. 260 : « Le calorique qui
échauffe les eaux thermales s'y trouve toujours
dans un état de combinaison tout particulier ,
qui leur imprime, par rapport à nos organes,
des propriétés très-différentes de celles que
nous pouvons communiquer à l'eau à l'aide de
nos moyens artificiels de chauffage. On supporte
les eaux minérales naturelles, en boissons et en
bains, à un degré de chaleur bien supérieur à
celui de l'eau chauffée artificiellement. L'eau
minérale naturelle, à 30 ou 40 degrés, ne cause
aucune sensation désagréable sur nos organes ,
qui seraient douloureusement affectés par un
liquide quelconque échauffé à la même température. Dans les sources qui donnent jusqu'à
70 degrés de chaleur , au thermomètre de
Réaumur , non-seulement les substances végétales ne cuisent pas, mais elles paraissent

prendre plus de verdure et de fraîcheur. On remarque, en outre, que les eaux thermales se refroidissent en général plus lentement et s'échauffent plus difficilement que l'eau portée au même degré de température. »

Pour émettre un sentiment, il n'est guères possible de s'exprimer avec plus de précision sur des faits dont on paraît certain. Les expériences du professeur Foderé paraissent encore confirmer l'opinion de M. Guersent; ce qu'atteste le passage suivant tiré d'un mémoire sur les Eaux minérales des Vosges, dont il est auteur (1) : « De même que nous avons fait voir ci-dessus qu'il y a gaz et gaz acide carbonique, de même aussi y a-t-il chaleur et chaleur. La chaleur animale est très-différente de celle de nos foyers, et celle des eaux thermales diffère beaucoup de celle des eaux communes chauffées à la même température. 1°. Cette chaleur est plus douce, plus durable, et, pour ainsi dire, plus en rapport avec notre nature. Je n'aurais certainement pas pu boire de l'eau chauffée à 38 degrés de Réaumur : indépendamment de sa température trop élevée, une eau ordinaire, ainsi chauffée, a une saveur

____

(1) *Journal complémentaire du Dictionnaire des Sciences médicales*, tom. VI, pag. 103. Paris, 1820.

désagréable ; au lieu que j'ai bu avec plaisir plusieurs verrées de celle du crucifix, qui est à la même température, sans éprouver d'autres sensations à la bouche et dans les entrailles qu'une chaleur douce qui se répandait partout. Les bains chauffés artificiellement ne tardent pas à perdre leur chaleur, et l'on a observé, depuis sept siècles que l'on fréquente les eaux de Plombières, que leur température est égale en hiver comme en été, du moins à l'exploration du thermomètre. »

La réputation des médecins dont nous venons de citer les propres expressions devrait suffire, sans doute, pour décider la question dont il s'agit ; mais de nouvelles expériences faites par M. Lonchamp sont en opposition formelle avec les témoignages que nous venons de rapporter. Au premier aperçu, rien ne paraît plus aisé que de faire des expériences et d'en constater les résultats ; toutefois, en considérant de près la chose, on sentira que ceux qui ont érigé l'observation en art ont eu grandement raison. M. Lonchamp, observateur sévère, était bien convaincu des difficultés que présente le rapport fidèle des faits, lorsqu'il dit avec tant de justesse, « que, lorsqu'il s'agit de faits qu'il est possible de juger par soi-même, on ne doit les admettre que lorsqu'on est con-

vaincu qu'ils sont ce qu'ils ont été annoncés. »
Nous allons citer ses dernières expériences et
ses propres expressions : « Je pense que l'on ne
peut combattre des résultats de l'expérimenta-
tion que par d'autres résultats de l'expérience,
et que c'est vouloir rester dans les ténèbres que
de prétendre nier irrévocablement les faits par
cela seul qu'ils sont en opposition avec les théories.

» D'après cette manière de philosopher, j'ai
dû vérifier par moi-même les résultats que l'on
avait obtenus sur la perte de calorique éprouvée
par les eaux thermales et les eaux ordinaires,
amenées, par une chaleur artificielle, à la même
température.

» En conséquence, j'ai pris trois bouteilles
à goulot renversé, et les bouchant parfaitement
avec des bouchons de liége, je les désignai par
A , B , C. La première contenait 2 kilogr.
192 gr. d'eau pure; la seconde 2 kilogr. oo gr.;
et la troisième 2 kilog. 282 gr.

» J'ai rempli la bouteille A d'eau ordinaire,
et j'y ai ajouté environ 13 grammes de muriate
de soude, ce qui est à-peu-près ce que l'eau
de Bourbonne contient de ce sel ; les bouteilles
B et C ont été remplies d'eau minérale prise
dans l'établissement thermal. Voici le résulat
de la marche du thermomètre plongé dans le

liquide des trois bouteilles, après avoir agité fortement chaque fois, pour bien mêler les différentes couches qui se forment assez souvent promptement dans un liquide échauffé et qui est abandonné au repos :

Bouteilles.	Midi 15 m.	1 h. 45 m.	3 h. 30 m.	7 heures.	10 heures.
	Centig.	Centig.	Centig.	Centig.	Centig.
A	48°, 10	36°, 75	30°, 20	24°, 40	22°, 00
B	46 , 50	36 , 10	30 , 00	24 , 40	22 , 00
C	46 , 75	36 , 00	30 , 00	24 , 40	22 , 00

» La température de la chambre, qui au commencement de l'expérience (midi 15 m.) était à 21 degrés centigrades, n'était plus qu'à 19 degrés 10 à la fin, c'est-à-dire à dix heures du soir.

» Le flacon A, qui contenait l'eau ordinaire, a perdu plus de calorique entre midi 15 m. et une heure 45 m., que les flacons B et C remplis d'eau minérale. Ce résultat est conforme à la loi connue du calorique rayonnant; mais à partir de trois heures 30 minutes, que la température était sensiblement égale dans les trois flacons, la quantité de calorique perdue dans un temps donné a été rigoureusement la même que celle qui a été abandonnée par l'eau ordinaire. »

Nous renvoyons, pour le surplus des détails sur ces expériences, au Mémoire de M. Lonchamp, sur la chaleur des Eaux thermales naturelles. (*Extrait des Annales de Chimie et de Physique*, an 1823, tom. 24.)

Après la lecture de ces deux opinions divergentes, émises par des hommes qui ne pouvaient avoir d'autres motifs que de s'éclairer sur un point de doctrine, faut-il s'étonner que les vérités soient si rares sur la terre ! Sans prétendre ici préjuger le jugement des savans sur la question dont il s'agit, on ne peut qu'applaudir aux efforts de M. Lonchamp pour en trouver la vraie solution : fondés sur ses propres principes, si les médecins qui rendent hommage à ses talens, à l'exactitude de ses procédés, à son abnégation de toute hypothèse antérieure, ont besoin de répéter ses expériences pour fixer toute incertitude sous le rapport de la chaleur des eaux thermales naturelles, ils lui auront l'obligation de leur avoir ouvert une nouvelle carrière d'observations, dont ils se feront un devoir de profiter. Un même intérêt les engage à ce travail ; la science ne tardera pas à reconnaître la vérité.

CHAPITRE V.

Description des Etablissemens thermaux et des Sources qui les alimentent, avec l'analyse chimique des principales.

Avant d'entrer en matière, je me fais un devoir de déclarer que c'est avec mon estimable ami, M. Rosière, pharmacien à Tarbes, que j'ai fait le travail de l'analyse des sources que je vais présenter; j'étais convaincu de la sagacité de son jugement, et de ses connaissances chimiques.

THERMES

DE MARIE-THÉRÈSE.

Les sources de la Reine, du Dauphin, Fontaine Nouvelle, Roc-de-Lannes, Foulon, Saint-Roch et des Yeux, sont destinées à alimenter les thermes de Marie-Thérèse. Nous donnerons la description de ce magnifique établissement, avec le plan lithographié, à la fin de cet ouvrage.

SOURCE DE LA REINE.

Analyse chimique.

Après avoir fait mettre le griffon à découvert, l'eau sort de bas en haut à travers du sable de mine, qu'elle soulève sur plusieurs points en laissant dégager constamment une grande quantité de bulles qui viennent crever à sa surface.

Cette eau est conduite dans un réservoir pour y être tempérée. Par son séjour dans ce réservoir, elle donne lieu à la formation, au-dessus de l'eau, d'une grande quantité d'une substance gélatineuse, jaunâtre en dessous, et vert-bouteille en dessus.

Les caractères particuliers que présentait ce produit nous ont porté à en faire l'examen chimique : 1350 grammes de cette substance, recueillis avec soin, avaient, au premier aperçu, de la ressemblance avec l'hydrate de fer ; soumis à la dessiccation, ils perdirent 1150 grammes, et le résidu avait toute l'apparence de la gélatine desséchée : ce produit avait une couleur verdâtre. Traité par la potasse, il s'est en partie dissous dans ce liquide en lui communiquant une teinte jaunâtre. Traité par l'acide hydrochlorique, la solution acide filtrée a été traitée par les réactifs ; elle a fourni pour résultat de l'oxide de fer , du carbonate de chaux et de la silice. Exposée à un feu assez doux , pendant une demi - heure , dans une cornue de verre , elle laisse dégager de l'humidité ; le degré de température augmenté , elle produit du gaz azote et une huile colorée et fortement empireumatique ammoniacale. D'après tous ces divers résultats , cette substance est de nature végéto-animale ; elle contient de l'azote ; de l'oxide de fer, du carbonate de chaux et de la silice.

Il se forme en outre, dans les tuyaux conducteurs, bassins et canaux de fuite de la source, un dépôt de terre argileuse, extraordinairement divisée et colorée par de l'oxide de fer.

La quantité d'eau que fournit le griffon est toujours la même; elle n'éprouve aucune altération par les variations de l'atmosphère ; sa température ne varie jamais. L'abondance de cette source est évaluée à 19 mètres 74 centimètres cubes par heure.

Propriétés physiques de l'Eau de la Reine.

L'eau de la Reine est très-limpide, claire, transparente, sans odeur, fronçant la peau et ayant une saveur fade légèrement astringente;

elle colore en brun rougeâtre les marbres blancs sur lesquels elle coule, elle noircit le liége.

Le 3 janvier 1821, à onze heures du matin, le thermomètre de Réaumur marquait 8 degrés pour la température de l'atmosphère; la température de cette eau, prise au moyen de trois thermomètres qui coordonnaient parfaitement, et qui sont restés plongés plus d'une demi-heure dans le griffon, a été trouvée de 38 degrés.

Action de l'Air.

Après vingt-quatre heures d'exposition à la température atmosphérique de 15 deg. Réaumur, cette eau n'éprouve pas la moindre altération.

Chauffée à la température de 70 degrés, l'eau de la Reine se trouble, et la surface du liquide se couvre d'une légère pellicule d'un blanc-grisâtre : cette pellicule augmente peu-à-peu; elle se divise ensuite en deux parties, l'une se précipite au fond du vase, l'autre s'attache aux parois de la bassine : les deux tiers du liquide étant évaporés, il s'est formé une espèce d'incrustation autour de la bassine; ce dépôt, qui avait la forme d'un anneau, d'environ une ligne de largeur, était d'une couleur jaune-rouille et très-tenace.

Traitement par les réactifs.

C'est à la source même , et après plus de deux mois d'un temps très-sec , que les expériences relatives à l'action des réactifs ont été faites. On a toujours opéré sur 5oo grammes pour avoir des données plus exactes et des précipités plus abondans , et afin de déterminer d'une manière plus certaine la nature des principes contenus dans ces eaux.

On a laissé agir les réactifs pendant huit jours.

1°. La teinture de tournesol rougissait sensiblement , mais la couleur primitive se rétablissait bientôt.

2°. L'ammoniaque liquide produit un précipité blanc floconneux.

3°. Les solutions de potasse caustique et de sous-carbonate de soude donnent lieu au même phénomène.

4°. L'eau de chaux récemment préparée avec de l'eau distillée pure , et en prenant les précautions convenables, ajoutée peu-à-peu , a déterminé dans cette eau un précipité blanchâtre qui s'est complètement redissous dans l'acide hydrochlorique.

5°. L'alcool gallique n'y produit point d'effet sensible.

6°. L'hydrocyanate de chaux communique à l'eau un léger trouble blanchâtre qui, par son exposition à l'air et l'addition de quelques gouttes d'acide sulfurique ou hydrochlorique, prend beaucoup plus d'intensité et devient d'un beau bleu céleste.

7°. Les acides sulfurique, hydrochlorique, sulfureux, nitreux, n'en troublent nullement la transparence.

8°. La dissolution d'hydrochlorate de baryte, préparée avec le sel parfaitement cristallisé, y occasione un précipité blanc, assez abondant; ce précipité est insoluble dans l'acide nitrique.

9°. La solution de nitrate d'argent y occasione un précipité caillebolé assez abondant. Ce précipité, qui était d'un blanc sale, a bientôt changé de couleur par l'action de l'air atmosphérique. Il est devenu d'une couleur gris foncé. Il était insoluble dans l'acide nitrique; l'ammoniaque le dissolvait instantanément.

10°. Tous les réactifs propres à faire reconnaître l'acide hydrosulfurique ou un hydrosulfate ne démontrent point leur présence.

11°. L'alcool de savon versé dans l'eau la trouble instantanément; elle prend alors une couleur blanc de lait, et il se forme un dépôt assez abondant au bout de quelque temps.

12°. L'oxalate d'ammoniaque y produit un

précipité qui se meut dans sa liqueur en présentant des ondulations nacrées.

Les divers résultats ci-dessus énoncés donnent une idée assez juste des substances tenues en dissolution dans cette eau, et l'action des réactifs observée démontre qu'elle contient de l'acide carbonique, de l'acide sulfurique, de l'acide hydrochlorique et de la chaux.

Devant connaître exactement soit l'état, soit les proportions de ces principes minéralisateurs, et connaître en outre s'il n'existe pas quelques autres principes que les réactifs ne peuvent y déceler, nous avons eu recours aux moyens suivans pour isoler les différentes substances.

Dix kilogr. d'eau ont été mis dans un matras placé sur un bain de sable; on a adapté à ce matras un tube recourbé qui plongeait dans un flacon où l'on avait mis préalablement une dissolution récente d'ammoniaque et d'hydrochlorate de chaux. L'appareil ainsi disposé, on a fait bouillir peu-à-peu l'eau du matras, on a soutenu l'ébullition pendant un quart-d'heure : au commencement de l'opération, il s'est dégagé une grande quantité d'air dont les bulles ont traversé l'eau du récipient sans la troubler ; au moment de l'ébullition, l'eau a blanchi sensiblement, et à la fin du dégagement elle s'est troublée et est devenue blanchâtre. Après cinq ou six heures de repos, le précipité, lavé et séché, était en si petite quantité, qu'on ne put guère estimer que par le poids du précipité (que nous avons reconnu pour du carbonate de chaux), quelle était la quantité de gaz acide carbonique contenue dans cette eau. Elle peut être évaluée à 950 millimètres cubes.

Évaporation de l'eau.

L'évaporation des 25 kilogr. d'eau de la Reine préalablement filtrée ayant été opérée avec soin et en évitant de pousser trop fortement la chaleur, pour ne pas faire bouillir le liquide, elle nous a donné un résidu grisâtre, qui, bien séché à la température d'une étuve (30 degr. Réaumur), s'est trouvé, encore chaud, peser 69 grammes.

Ce résidu était sous forme de petites masses agglomérées; exposé à l'air pendant douze heures, il n'a pas sensiblement augmenté de poids.

Traitement du résidu par l'éther sulfurique.

Portés par analogie à chercher si, comme dans la source sulfureuse de Labassère, la gélatine n'existait pas dans les eaux que nous examinions, et ayant, par les produits de l'évaporation, la certitude que cette substance n'y existe point, voulant encore déterminer si les substances grasses ou résineuses se trouvaient dans les eaux de Bagnères, nous nous servîmes d'éther sulfurique pur, ce véhicule étant susceptible de dissoudre les matières résineuses, sans agir d'une manière marquée sur les sels ni sur les matières végétales extractives. Les 69 grammes de résidu sec obtenu par l'évaporation de l'eau de la Reine ayant été réduits en poudre très-fine, en pulvérisant de petites portions à-la-fois, ont été introduits dans un matras de verre, et mis en contact avec 200 grammes d'éther sulfurique très-pur : nous laissâmes agir pendant vingt-quatre heures; au bout de ce temps, nous élevâmes la température pour porter l'éther à l'ébullition. Nous séparâmes le liquide du résidu, qui fut lavé à plusieurs reprises avec de nouvel éther bouillant. Par l'évaporation à l'air libre, la solution éthérée provenant des divers lavages a laissé pour résidu, autour des parois de la capsule, une substance rougeâtre en gouttelettes, qui se répandaient sur toute la surface de la capsule sous forme de stries; son goût était légèrement âcre, d'une amertume désagréable, d'une odeur balsamique semblable à celle de la glu; cette odeur n'était pas persistante. Cette substance, desséchée, ressemblait à du vernis de gomme gutte préparé à l'alcool ; elle avait perdu une grande partie de son odeur ; elle était insoluble dans l'eau, soluble dans l'alcool à 40 degrés et dans l'éther à froid. Le poids de la capsule où se trouvait cette substance, pesée vide d'abord, puis après l'évaporation, s'est trouvé augmenter du poids de 15 centigrammes.

Traitement par l'alcool.

Le résidu a été ensuite traité à chaud avec 200 grammes d'alcool à 38 degrés. Le mélange fut agité de temps en temps et laissé ensuite trois jours en macération. Au bout de ce temps le liquide fut décanté, le résidu fut traité par de nouvel alcool, que l'on porta à l'ébullition en plaçant le matras sur un bain de sable. Après le refroidissement, on a filtré et lavé plusieurs fois les parties insolubles avec du nouvel alcool ; les liqueurs alcooliques réunies ont été évaporées à siccité, et ont donné pour résidu un sel d'un blanc brunâtre, qui attirait sensiblement l'humidité de l'air. Desséché de nouveau, il s'est trouvé du poids de 4 grammes. Ce sel, redissous de nouveau dans l'alcool et évaporé à une très-douce chaleur dans une petite capsule de verre, s'est formé en une petite masse saline composée d'un mélange de petits cristaux aiguillés et cubiques. Les premiers ont été dissous dans l'alcool froid, et, évaporés et desséchés de nouveau, ils se sont trouvés du poids de 75 centigrammes ; ils étaient parfaitement reconnaissables à leur forme cubique, et parce qu'ils précipitaient par le nitrate d'argent. Ils avaient une saveur particulière bien connue. Les seconds ont laissé dégager du gaz hydrochlorique par l'action de l'acide sulfurique. Dissous dans de l'eau distillée, ils ont donné un précipité par le carbonate d'ammoniaque et de soude. Ce précipité a été reconnu pour de la magnésie. La saveur amère et piquante de ces cristaux n'avait d'avance laissé aucun doute sur leur nature.

L'alcool a donc séparé :

Hydrochlorate de magnésie. . . . . . 3$^{gr.}$ 25$^{c.}$

— de soude. 75

Examen du résidu par l'eau froide.

Après avoir fait agir l'alcool sur le résidu qui avait été réduit à 65 grammes, on l'a mis en digestion avec 350 grammes d'eau distillée froide ; on a laissé ce mélange en macération pendant quatre jours, en ayant soin de l'agiter de temps en temps.

Le produit de cette macération a été filtré, le résidu insoluble lavé avec de l'eau distillée.

Les eaux réunies avaient une couleur ambrée. La matière non dissoute, parfaitement desséchée avec soin et au même degré de température, ne pesait plus que 53 grammes. La solution a été exposée et évaporée à une douce chaleur jusqu'à réduction d'environ 35 grammes de liquide. Après vingt-quatre heures de repos, il s'est déposé une quantité de petits cristaux n'affectant pas de forme régulière : ces cristaux, séparés et lavés à l'eau distillée, étaient insipides et inaltérables à l'air. Redissous dans une suffisante quantité d'eau distillée et mis en contact avec l'oxalate d'ammoniaque et l'hydrochlorate de baryte, ils n'ont laissé aucun doute sur leur nature, et nous les avons reconnus pour du sulfate de chaux. Ces cristaux pesaient 1 gram. La solution, exposée de nouveau à l'action d'une douce chaleur, a été évaporée jusqu'à pellicule ; elle a donné une cristallisation, partie sous forme de petits prismes, partie sous forme de cristaux cubiques. Ces cristaux ont été dissous par l'alcool froid à 38 degrés ; la solution évaporée et desséchée de nouveau, les cristaux se sont trouvés du poids de 80 centigr. ; ils étaient parfaitement reconnaissables par leur forme, leur saveur, et par la propriété qu'ils avaient de précipiter la solution de nitrate d'argent.

Les autres cristaux, pesant 9 grammes 70 centigrammes, étaient solubles dans l'eau ; leur solution était précipitée par l'hydrochlorate de baryte ; le précipité était insoluble dans l'acide nitrique pur : une solution de carbonate de soude, ajoutée en petite quantité, y produisit un précipité très-abondant ; ce précipité, examiné, a été reconnu pour de la magnésie. Ces faits ne laissent aucun doute sur la présence du sulfate de magnésie : néanmoins, ces cristaux salins, exposés à l'air pendant quelques jours, laissent apercevoir une légère efflorescence à leur surface, ce qui prouve que le sulfate de magnésie est mêlé d'une très-petite quantité de sulfate de soude.

Le peu de liqueur restante était devenue épaisse, avait pris une couleur blanchâtre ; évaporée à siccité, elle a donné environ 16 centigrammes de matière extractive végétale.

L'eau froide a séparé :

Sulfate de magnésie et de soude . . . . 9^{gr} 90^{c}
Hydrochlorate de soude. 0 80
Sulfate de chaux. . . . . 1 »

Traitement du résidu par l'acide hydrochlorique.

Le résidu des opérations précédentes, réduit à 53 grammes, mis en contact dans une capsule de verre avec de l'acide hydrochlorique très-pur et affaibli, employé à plusieurs reprises, a produit une vive effervescence; l'acide, échauffé jusqu'à ébullition, a laissé dégager des vapeurs blanchâtres. Cet acide ayant cessé d'agir, on a décanté le liquide; le résidu lavé avec de l'eau distillée froide, et le lavage réuni à la liqueur acide, le résidu, pesé et séché, s'est trouvé du poids de 42 grammes. La liqueur contenant les hydrochlorates formés étant un peu acide, on y a versé de l'ammoniaque liquide, qui en a précipité l'oxide de fer : celui-ci, recueilli, lavé et séché, nous a donné par son poids celui du carbonate de fer. Nous avons fait passer la chaux et la magnésie à l'état de sous-carbonates insolubles; recueillis et lavés, nous les avons transformés en sulfate par l'addition bien ménagée de quelques gouttes d'acide sulfurique très-pur : la liqueur allongée d'eau distillée, filtrée et évaporée, nous avons obtenu du sulfate de magnésie, qui, pesé, nous a donné par son poids la quantité de sa base, et par conséquent celui du sous-carbonate de magnésie (1 gramme 10 centigr.). La matière non soluble restée sur le filtre, qui est du sulfate de chaux, nous a donné de la même manière celui du sous-carbonate de chaux (6 grammes 65 centigrammes).

Oxide de fer à l'état de sous-carbonate. $2^{gr,}$ $n^{c.}$

Sous-carbonate de magnésie. 1 10

— de chaux. 6 65

Les 42 grammes restans, et que nous regarderons comme du sulfate de chaux mêlé de substances étrangères, ont été chauffés dans un creuset d'argent avec un excès de sous-carbonate de potasse pur. Le produit, dissous dans l'eau, a été traité ensuite par l'acide hydrochlorique : celui-ci a dissous les sels solubles et le carbonate de chaux provenant de la décomposition du sulfate par la potasse, en abandonnant une substance pulvérulente, blanchâtre, insoluble, qui possédait tous les caractères de la silice; son poids était de 90 centigrammes. Nous versâmes ensuite du sous-carbonate de soude dans la liqueur contenant l'hydrochlorate de chaux formé, et nous traitâmes le précipité par l'acide sulfurique. Le sulfate de chaux fut réformé de nouveau; séché et pesé, il s'est trouvé du poids de 41 grammes.

Sulfate de chaux. . . . . 41^{gr} $00^{c.}$

Silice. 0 90

Résultats de l'Analyse.

Gaz acide carbonique, 950 millimètres cubes.

On voit, d'après le détail des opérations précédentes, que les 69 grammes du résidu de 25 kilogr. d'eau de la Reine contiennent les substances suivantes :

Hydrochlorate de magnésie à l'état sec. . . . . , ...	$3^{gr.}$	$25^{c.}$
— de soude.	1	55
Sulfate de chaux.	42	0
Sulfate de magnésie et de soude. . .	9	90
Sous-carbonate de chaux.	6	65
— de magnésie.	1	10
— de fer.	2	»
Substance grasse résineuse.	»	15
— extractive végétale.	»	16
Silice.	»	90
Perte.	1	34
	69	00

Le même mode d'analyse ayant été suivi pour les autres sources, nous nous contenterons d'en faire connaître le résultat, excepté celle d'*Angoulême*, que nous donnerons dans tous ses détails, précédée d'une Notice sur sa découverte.

SOURCE DU DAUPHIN.

L'abondance de cette source est évaluée à 5 mètres 560 millimètres cubes par heure.

Degrés de chaleur, 39.

25 kilogrammes d'eau évaporée ont donné un résidu, à l'état sec, de 70 grammes.

Résultats de l'analyse.

Acide carbonique, 1,000 millimètres cubes.

Hydrochlorate de magnésie.	2$^{gr.}$	60^c
— de soude.	1	»
Sulfate de soude.	10	»
Sulfate de chaux.	47	50
Sous-carbonate de chaux.	3	55
— de magnésie.	»	49
— de fer.	2	85
Substance grasse ou résineuse. . . .	»	22
— extractive végétale.	»	20
Silice.	1	10
Perte.	»	49
	70	00

SOURCE DE FONTAINE NOUVELLE.

L'abondance de cette source est évaluée à 45 centimètres cubes par heure.

Degrés de chaleur, 33.

25 kilogrammes d'eau évaporée ont donné un résidu, à l'état sec, de 66 grammes.

Couleur du résidu, blanc; augmentation de poids par son exposition à l'air, 2 grammes.

Résultats de l'Analyse.

Gaz acide carbonique, 950 millimètres cubes.
Hydrochlorate de magnésie. . . . . . 3$^{gr.}$ 95$^{c.}$
— de soude. 1 50
Sulfate de magnésie. 6 75
— de chaux. 45 45
Sous-carbonate de magnésie. . . . 1 45
— de chaux. 4 55
Substance grasse. . . . . » 18
Substance extractive végétale. . . . » 10
Silice. 1 10
Perte. . . . . » 97

66 00

SOURCE DE ROC DE LANNES.

Cette source fournit 1 mètre 270 millimètres cubes par heure.

Degrés de chaleur, 36.

26 kilogrammes d'eau évaporée ont fourni un résidu, à l'état sec, de 69 grammes.

Couleur du résidu, blanchâtre ; augmentation de poids par son exposition à l'air, 5 grammes.

Résultats de l'analyse.

Gaz acide carbonique, quantité inappréciable.

Hydrochlorate de soude	1$^{\text{gr.}}$	75$^{\text{c.}}$
— de magnésie.	5	55
Sulfate de chaux.	48	55
— de magnésie	6	95
Sous-carbonate de chaux.	3	40
— de magnésie.	»	43
— de fer	»	35
Substance grasse, résineuse.	»	16
— extractive végétale.	»	18
Silice	»	78
Perte	»	90
	69	00

SOURCE DU FOULON.

L'abondance de cette source est évaluée à 1 mètre 18 centimètres cubes par heure.

Degrés de chaleur, 28.

25 kilogrammes d'eau évaporée ont donné un résidu, à l'état sec, de 26 grammes.

Couleur du résidu, blanchâtre ; augmentation de poids par son exposition à l'air, 3 grammes.

Résultats de l'analyse.

Gaz acide carbonique, quantité inappréciable.

Hydrochlorate de magnésie.	3$^{gr.}$	55$^{c.}$
— de soude.	8	15
Sulfate de magnésie.	3	17
— de chaux.	3	95
Sous-carbonate de magnésie. . . .	1	80
— de chaux	3	10
Substance grasse.	»	3o
— extractive végétale.	»	12
Silice.	1	»
Perte.	»	86
	26	oo

Nota. Cette eau paraît en outre contenir de légers atômes de gélatine, mais en si petite quantité, qu'il n'a pas été possible de l'évaluer.

SOURCE DE SAINT ROCH.

Cette source est peu abondante; mais lorsqu'on fera les travaux nécessaires pour la conduire à l'endroit où elle doit être utilisée, il est probable qu'on trouvera les moyens d'en augmenter le volume sans nuire à ses vertus.

Elle fournit actuellement 600 millim. cubes par heure.

Degrés de chaleur, 33.

25 kilogrammes d'eau évaporée ont produit un résidu, à l'état sec, de 69 gr. 73 centig.

Couleur du résidu, blanc; augmentation de poids par son exposition à l'air, 6 grammes.

Résultats de l'analyse.

Gaz acide carbonique, quantité inappréciable.

Hydrochlorate de soude.	2$^{gr.}$	72$^{c.}$
— de magnésie.	5	60
Sulfate de chaux.	49	80
— de magnésie.	6	42
Sous-carbonate de magnésie. . . .	1	35
— de fer.	1	95
Substance grasse, résineuse.	»	14
— extractive végétale.	»	14
Silice	1	»
Perte.	»	61
	69	73

SOURCE DES YEUX.

Cette source, découverte l'année dernière en escarpant le rocher sur lequel ou construit le grand établissement thermal, donne 1 mètre 50 millimètres cubes par heure.

Degrés de chaleur, 28.

25 kilogrammes d'eau évaporée ont donné un résidu, à l'état sec, de 78 grammes.

Couleur du résidu, blanc; augmentation de poids par son exposition à l'air, 8 grammes.

Résultats de l'analyse.

Gaz acide carbonique 945 millimètres cubes.		
Hydrochlorate de magnésie à l'état sec	4^{gr}	90^{e}
— de soude.	1	50
Sulfate de chaux.	46	90
— de soude mêlé avec le sulfate de magnésie.	12	25
Sous-carbonate de chaux.	7	80
— de magnésie.	»	30
— de fer.	1	10
Substance grasse, résineuse.	»	24
— extractive végétale.	»	30
Silice.	1	8
Perte	1	30
	78	00

BAINS

DE SALUT.

Cet établissement est situé à une distance d'environ 600 mètres de la ville, à l'extrémité d'une belle promenade, au pied de la montagne du Garros, formée de pierre calcaire et schisteuse. On y trouve des pyrites, mais moins pures que dans la montagne voisine. Ce bel et vaste établissement, susceptible d'amélioration, renferme une buvette et dix baignoires en marbre, dont quelques-unes d'une grande dimension et placées dans autant de cabinets, précédés d'un vestibule : il est alimenté par trois sources, dont deux varient en température et en volume.

SOURCE PRINCIPALE

(Qui fournit à la buvette et à plusieurs bains).

Elle fournissait, au mois d'avril 1821, 20 mètres 724 millimètres cubes par heure; degrés de chaleur, 25 1/4 ; et le 10 octobre de la même année, 5 mètres 436 millimètres par heure; degrés de chaleur, 26 3/4.

SOURCE DITE DE L'INTÉRIEUR.

Elle donnait à la même époque (mois d'avril) 2 mètres 100 millimètres par heure ; degrés de chaleur, 25 1/4. Cette source ne varie point ni dans son volume ni dans sa température.

25 kilogrammes d'eau de la source principale, évaporée, ont donné un résidu, à l'état sec, de 45 grammes.

Couleur du résidu, rouille.

Augmentation de poids par son exposition à l'air, 6 grammes.

Résultats de l'analyse.

Gaz acide carbonique, 950 millimètres cubes.
Acide hydro-sulfurique, quantité inappréciable.

Hydrochlorate de soude	10$^{gr.}$	76^c
— de magnésie	3	63
Sulfate de chaux	24	»
Sous-carbonate de chaux	3	45
— de magnésie	»	25
— de potasse	»	»
— de fer	1	»

Substance grasse, résineuse. . . . . . »^{gr.} 20^{c.}

— extractive végétale. . . . . » 25

Matière végéto-animale (quantité
  inappréciable).

Silice. . . . . » 85

Perte. . . . . » 61

                                          45 00

L'eau des première et deuxième sources, pendant une partie de l'été, laisse déposer dans les canaux conducteurs une substance blanchâtre, floconneuse, et sous forme glaireuse, comme dans les sources sulfureuses des Hautes Pyrénées.

SOURCE DITE DE L'EXTÉRIEUR.

Volume. Elle fournissait, au mois d'avril 1821, 7 mètres 170 millimètres cubes par heure ; degrés de chaleur, 26 ; et au mois d'octobre même année, 2 mètres 120 millimètres ; degrés, 27 1/2.

25 kilogrammes d'eau évaporée ont donné un résidu, à l'état sec, de 45 grammes 96 centigr.

Couleur du résidu, blanchâtre.

Augmentation de poids par son exposition à l'air, 7 grammes.

Résultats de l'analyse.

Gaz acide carbonique , quantité inappréciable.

Hydrochlorate de soude.	7^g	70^c
— de magnésie.	1	80
Sulfate de chaux.	20	»
— de soude.	7	70
Sous-carbonate de chaux.	6	10
— de magnésie	»	45
— de fer.	»	55
Substance grasse, résineuse	»	22
— extractive végétale.	»	45
Silice.	»	70
Perte.	»	29
	45	96

BAINS

DE LAPEYRIE.

Cet établissement, situé sur l'avenue de Salut, contient trois baignoires en marbre , placées dans autant de cabinets , et alimentées par deux sources.

La première, 22 degrés et demi de chaleur.

La seconde , 22 degrés.

La jauge de ces deux sources n'a pas été faite,

attendu que les baignoires ne se vidaient pas en entier. Des réparations sont indispensables si l'on veut continuer à utiliser ces bains.

25 kilogrammes d'eau de la première source, évaporée, ont donné un résidu, à l'état sec, de 40 grammes 50 centigrammes.

Couleur du résidu, blanc.

Augmentation de poids par son exposition à l'air, 3 grammes 53 centigrammes.

Résultats de l'analyse.

Gaz acide carbonique 945 millimètres cubes.

Hydrochlorate de soude.	2$^{gr.}$	58$^{c.}$
— de magnésie.	3	30
Sulfate de chaux.	19	70
— de magnésie.	5	90
Sous-carbonate de chaux.	6	20
— de magnésie.	1	70
Substance grasse, résineuse.	»	10
— extractive végétale.	»	18
Silice.	»	45
Perte.	»	39
	40	50

BAINS

DU GRAND PRÉ.

Cet établissement, alimenté par une seule source, est situé à l'extrémité de la ville sur la promenade de Salut ; il contient une buvette et quatre baignoires en marbre, placées dans autant de cabinets.

Cette source fournissait, au mois d'avril 1821, 2 mètres 25 millimètres par heure ; degrés de chaleur, 27 3/4 ; et au mois d'octobre de la même année, 2 mètres 25 millimètres ; degrés, 28.

25 kilogrammes d'eau de la première source, évaporée, ont donné un résidu, à l'état sec, de 69 grammes 60 centigrammes.

Couleur du résidu, grisâtre.

Augmentation de poids par son exposition à l'air, 4 grammes.

Résultats de l'analyse.

Gaz acide carbonique, quantité inappréciable.

Hydrochlorate de soude . . . . 2$^{gr.}$ 10$^{c.}$

— de magnésie. 5   10

Sulfate de chaux.	39	10
— de magnésie.	9	50
Sous-carbonate de chaux.	9	90
— de magnésie.	1	30
— de fer.	»	70
Substance grasse, résineuse.	»	12
— extractive végétale.	»	16
Silice.	1	»
Perte.	»	62
	69	60

BAINS

DE SANTÉ.

Cet établissement, situé contre le beau jardin de M. le comte du Moret, renferme une buvette et six baignoires en marbre, dont quatre d'une belle dimension, placées dans autant de cabinets, et alimentées par trois sources.

La première fournissait, au mois d'avril 1821, 6 mètres 750 millimètres cubes par heure; degrés de chaleur, 25 1/2; et le 10 octobre de la même année, 4 mètres 800 millimètres; degrés, 26.

La seconde source, dite du Grand Prieur, qui alimente la buvette, fournissait, au mois d'avril, même époque, 135 millimètres cubes par heure; degrés de chaleur, 24; et au mois d'octobre, 85 millimètres; degrés, 24 1/2.

La troisième source fournissait, au mois d'avril, même époque, 2 mètres 24 millimètres cubes par heure; degrés de chaleur, 18; et au mois d'octobre, 1 mètre 800 millimètres par heure; degrés de chaleur, 19.

25 kilogrammes d'eau de la première source, évaporée, ont donné un résidu, à l'état sec, de 64 grammes 58 centigrammes.

Couleur du résidu, grisâtre.

Augmentation de poids par son exposition à l'air, 3 grammes 25 centigrammes.

Résultats de l'analyse.

Gaz acide carbonique, quantité inappréciable.

Hydrochlorate de soude.	1$^{gr.}$	88$^{c.}$
— de magnésie.	5	36
Sulfate de chaux.	37	60
— de magnésie.	9	90
Sous-carbonate de chaux.	6	50
— de magnésie.	1	48
Substance grasse. résineuse.	»	18
— extractive végétale.	»	20

Silice. . . . .   » 75
Perte. . . . .   » 73
                                         —————
                                          64 58

NOTA. Depuis 1824 il est survenu une diminution dans le volume et la chaleur des sources qui alimentent cet établissement ; mais il est probable que par des travaux bien entendus on les remettra au point où elles étaient quand nous en avons fait l'analyse.

BAINS

DE CARRÈRE LANNES.

Cet établissement, situé à l'avenue de Salut, contient une buvette et quatre baignoires en marbre, placées dans autant de cabinets, alimentées par trois sources.

La première, qui alimente la buvette, fournissait, au mois d'avril 1821, 1 mètre 418 millimètres cubes par heure ; degrés de chaleur, 29 ; et le 10 octobre, même année, 1 mètre 402 millimètres ; degrés de chaleur, 29 3/4.

La seconde fournissait, au mois d'avril, même époque, 208 millimètres cubes par heure ; degrés de chaleur, 26 1/2 ; et au mois d'octobre, 200 millimètres ; degrés de chaleur, 26 3/4.

La troisième source, dite du Jardin, fournis-

sait, au mois d'avril, même époque, 205 millimètres ; degrés de chaleur, 18 ; et au mois
d'octobre 188 millimètres ; degrés de chaleur,
18 1/2.

25 kilogrammes d'eau de la première source,
évaporée, ont donné un résidu, à l'état sec, de
65 grammes 20 centigrammes.

Couleur du résidu, blanc.

Augmentation de poids par son exposition à
l'air, 4 grammes.

Résultats de l'analyse.

Gazacide carbonique, quantité inappréciable.

Hydrochlorate de soude.	1ᵍʳ·	68ᶜ·
— de magnésie. . . . , ...	5	56
Sulfate de chaux.	39	40
— de magnésie. . . . . ·	8	10
Sous-carbonate de chaux.	6	50
Sous-carbonate de magnésie. . . .	1	44
Substance grasse, résineuse. . , . .	»	10
— extractive végétale.	»	20
Silice.	1	40
Perte.	»	82
		65 20

BAINS

DE VERSAILLES.

Cet établissement, situé près du chemin de Salut, contient quatre baignoires en marbre, placées dans autant de cabinets, et alimentées par deux sources.

La première fournissait, au mois d'avril 1821, 918 millimètres cubes par heure; degrés de chaleur, 29; et au mois d'octobre même année, 909 millimètres; degrés de chaleur, 29 1/4.

La seconde fournissait, au mois d'avril même époque, 100 millimètres cubes par heure; degrés de chaleur, 19; et au mois d'octobre, 32 millimètres; degrés de chaleur, 23.

M. Vignerte, nouveau propriétaire de cet établissement, ayant fait exécuter des travaux pendant le printemps de l'année 1824, a augmenté le volume de ces sources, au point que la première donne aujourd'hui 1 mètre 552 millimètres; degrés de chaleur, 28 1/2; la seconde, 1 mètre 824 millim.; degrés de chaleur, 25.

25 kilogrammes d'eau de la première source, évaporée, ont donné un résidu, à l'état sec, de 71 grammes 79 centigrammes.

Couleur du résidu, blanchâtre.

Augmentation de poids par son exposition à l'air, 2 grammes 60 centigrammes.

Résultats de l'analyse.

Gaz acide carbonique, quantité inappréciable.

Hydrochlorate de soude..	1$^{gr.}$	85$^{c.}$
— de magnésie.	5	70
Sulfate de chaux.	39	90
— de magnésie.	8	20
Sous-carbonate de chaux.	12	70
— de magnésie.	1	60
— de fer.	»	70
Substance grasse, résineuse.	»	10
— extractive végétale.	»	12
Silice.	»	12
Perte.	»	80
	71	79

BAINS

DU PETIT-PRIEUR.

Cet établissement, situé sous le perron de l'hôpital civil, renferme deux baignoires en marbre, placées dans deux cabinets, et alimentées par deux sources.

La première fournissait, au mois d'avril 1821, 868 millimètres cubes par heure ; degrés de chaleur, 29 ; et au mois d'octobre, même année, 840 millimètres ; degrés de chaleur, 29 1/4.

La seconde fournissait, au mois d'avril, même époque, 202 millimètres cubes par heure ; degrés de chaleur, 20 ; et au mois d'octobre ; même année, 140 millimètres ; degrés de chaleur, 21.

25 kilogrammes d'eau de la première source, évaporée, ont donné un résidu, à l'état sec, de 72 grammes 41 centigrammes.

Couleur du résidu, rouille.

Augmentation de poids par son exposition à l'air, 2 grammes.

Résultats de l'analyse.

Gaz acide carbonique, quantité inappréciable.

Hydrochlorate de soude.	2$^{gr.}$	12^{c}
— de magnésie.	7	30
Sulfate de chaux.	42	80
— de magnésie.	7	90
Sous-carbonate de chaux.	8	60
— de magnésie.	1	24

Substance grasse, résineuse.	»	12
— extractive végétale.	»	16
Silice.	1	30
Perte.	»	87
	72	41

BAINS

DE BELLEVUE.

Cet établissement a pris son nom de la position sur laquelle il est situé. (Autrefois il était connu sous le nom d'*Hospice des Capucins.*) On y jouit, en effet, d'une perspective admirable qui s'étend vers le nord et le levant à des distances fort éloignées. Dix baignoires en marbre et trois douches y sont placées dans des cabinets séparés. Bellevue n'a point de source particulière ; celle de la Reine lui fournit 10 mètres 30 millimètres cubes d'eau par heure. Cet établissement serait susceptible de grandes améliorations.

BAINS

DU PETIT BARÈGES.

Cet établissement a été abandonné pendant longues années, ce n'est que depuis quatre ans que le propriétaire l'a rétabli ; mais la source est si peu abondante, qu'elle ne peut alimenter qu'une baignoire.

D'après le résultat de l'analyse, faite par le réactif, elle contient les mêmes principes que la source n° 1 du Petit-Prieur. Degrés de chaleur, 27 1/2.

BAINS

DE CAZAUX.

Cet établissement, situé au pied du mont Olivet, renferme cinq baignoires en marbre, placées dans autant de cabinets, ainsi que des douches, alimentées par deux sources.

La première fournissait, au mois d'avril 1821, 2 mètres 66o millimètres cubes par heure ; degrés de chaleur, 41 ; et au mois d'octobre, même année, résultat égal.

La seconde fournissait, au mois d'avril, même époque, 1 mètre 18o millimètres ; degrés de chaleur, 29 ; et au mois d'octobre, 1 mètre 14o millimètres ; degrés de chaleur, 29 1/4.

25 kilogrammes d'eau de la première source, évaporée, ont donné un résidu, à l'état sec, de 73 grammes 95 centigrammes.

Couleur du résidu, grisâtre.

Augmentation de poids par son exposition à l'air, 5 grammes.

Résultats de l'analyse.

Gaz acide carbonique, quantité inappréciable.

Hydrochlorate de soude	2$^{gr.}$	80$^{e.}$
— de magnésie	6	25
Sulfate de chaux	42	90
— de magnésie	11	95
Sous-carbonate de chaux	4	»
— de magnésie	1	25
— de fer	2	45
Substance grasse, résineuse	»	15
— extractive végétale	»	30
Silice	»	80
Perte	1	10
	73	95

BAINS

DE THÉAS.

Cet établissement, situé au pied du mont Olivet, attenant au beau jardin anglais dont nous avons parlé dans la description de Bagnères, appartient à M. le chevalier de Jaulas. Il contient trois baignoires en marbre, placées dans autant de cabinets, ainsi que deux douches, alimentées par trois sources.

La première, qui sourd à très-peu de distance de celle du Dauphin, fournissait, au mois d'avril 1821, 2 mètres 220 millimètres cubes par heure; degrés de chaleur, 41. Elle n'éprouve point de variation ni dans son volume ni dans le degré de chaleur. N'ayant pu obtenir que les deux autres sources, beaucoup plus tempérées, fussent mises à découvert, nous n'en parlerons point, malgré que leurs vertus médicinales soient constatées, attendu que nous nous sommes imposé l'obligation de ne faire mention que de celles que nous avons vérifiées à leur sortie des entrailles de la terre.

25 kilogrammes d'eau de la première source, évaporée, ont donné un résidu, à l'état sec, de 72 grammes 87 centigrammes.

Couleur du résidu, grisâtre.

Augmentation de poids par son exposition à l'air, 5 grammes 50 centigrammes.

Résultats de l'analyse.

Gaz acide carbonique, 940 millimètres cubes.
Hydrochlorate de soude. . . . . . . $2^{gr.}$ $85^{c.}$
— de magnésie. 4 90

Sulfate de chaux. 46   30
— de soude. 9   40
Sous-carbonate de chaux. 3   90
— de magnésie. . . . . »   55
— de fer. 2   20
Substance grasse ou résineuse. . . . »   25
— extractive végétale. . . . . »   22
Silice. 1   20
Perte. 1   16

                                  72   87

BAINS

DE MORA.

Cet établissement, situé dans la ville, renferme deux baignoires en marbre, placées dans deux cabinets, alimentées par deux sources.

La première fournissait, au mois d'avril 1821, 2 mètr. 178 mill. cubes par heure; degré de chaleur, 40; et au mois d'octobre, même résultat.

La seconde fournissait, au mois d'avril, même époque, 200 millimètres cubes par heure; degrés de chaleur, 24; et au mois d'octobre, même résultat.

25 kilogrammes d'eau de la première source, évaporée, ont donné un résidu, à l'état sec, de 72 grammes 44 centigrammes.

Couleur du résidu, blanchâtre.

Augmentation de poids par son exposition à l'air, 3 grammes.

Résultats de l'analyse.

Gaz acide carbonique, 950 millimètres cubes.

Hydrochlorate de soude.	2$^{gr.}$	6$^{c.}$
— de magnésie.	5	44
Sulfate de chaux.	39	8
— de magnésie.	7	10
Sous-carbonate de chaux.	14	50
— de magnésie.	»	90
— de fer.	»	70
Substance grasse, résineuse.	»	14
— extractive végétale.	»	18
Silice.	1	50
Perte.	1	4
	72	44

BAINS

DE LASSERRE.

Cet établissement, situé dans l'intérieur de la ville, renferme deux buvettes et quatre baignoires en marbre placées dans autant de cabinets, et alimentées par trois sources

La première, qui alimente la grande buvette, donnait, au mois d'avril 1821, 1 mètre 660 millimètres cubes par heure; degrés de chaleur, 31; et au mois d'octobre, même année, 1 mètre 600 millimètres; degrés de chaleur, 31 1/2.

La seconde, qui alimente la petite buvette, n'était pas connue lorsque nous avons fait notre travail analytique. Ce n'est que depuis 1825 qu'elle est utilisée avec avantage en boissons et en bains. Cette eau présente les mêmes caractères et les mêmes principes que la source sulfureuse de Pinac, dont il sera fait mention ci-après.

La troisième source, dite d'Entrée, donnait, au mois d'avril même époque, 1 mètre 633 millimètres cubes par heure; degrés de chaleur, 39; et au mois d'octobre, 1 mètre 600 millimètres; mêmes degrés de chaleur,

25 kilogrammes d'eau de la première source, évaporée, ont donné un résidu, à l'état sec, de 71 grammes.

Couleur du résidu, blanchâtre.

Augmentation de poids par son exposition à l'air, 4 grammes.

Résultats de l'analyse.

Gaz acide carbonique, quantité inappréciable.

Hydrochlorate de soude.	1$^{gr.}$	15$^{c.}$
— de magnésie.	4	3o
Sulfate de chaux.	45	8o
— de magnésie.	10	20
Sous-carbonate de chaux.	5	75
— de magnésie.	1	55
— de fer.	»	45
Substance grasse, résineuse.	»	10
— extractive végétale.	»	18
Silice.	1	»
Perte. . . . . , ...	»	5a
		71 00

BAINS

DE PINAC.

Cet établissement, situé dans l'intérieur de la ville, renferme deux buvettes et six baignoires en marbre, placées dans autant de cabinets. Il est alimenté par six sources.

La première donnait, au mois d'avril 1821,

140 millimètres cubes par heure ; degrés de chaleur, 27.

La seconde donnait, au mois d'avril, même époque, 545 millimètres ; degrés de chaleur, 29 1/2.

La troisième donnait, par heure, 148 millimètres ; degrés de chaleur, 25.

La quatrième, dite Sulfureuse, donnait 120 millimètres ; degrés de chaleur, 15. Elle alimente une buvette.

La cinquième, dite Ferrugineuse, donnait 1 mètre 901 millimètres ; degrés de chaleur, 34. Elle alimente une buvette.

La sixième, dite du Jardin, donnait 1 mètre 137 millimètres ; degrés de chaleur, 26.

Les degrés de chaleur, ainsi que le volume d'eau, ne subissent presque aucune variation dans les saisons de l'année.

25 kilogrammes d'eau de la source dite Ferrugineuse ont donné un résidu, à l'état sec, de 70 grammes.

Couleur du résidu, paillettes brillantes.

Augmentation de poids par son exposition à l'air, 4 grammes.

Résultats de l'analyse.

Gaz acide carbonique, 950 millimètres cubes.

Hydrochlorate de soude.	4^{gr}	75^{c}
— de magnésie.	6	22
Sulfate de chaux.	34	90
— de magnésie.	7	18
Sous-carbonate de chaux.	10	90
— de magnésie.	1	90
— de fer	1	50
Substance grasse, résineuse	»	20
— extractive végétale.	»	24
Matière végéto-animale, quantité inappréciable.		
Silice.	1	08
Perte.	1	13
	70	00

SOURCE SULFUREUSE DE PINAC.

Cette source fournit à une buvette. Dans la
région où elle sourd, on trouve une couche
très-épaisse d'une excellente tourbe, couleur de
tan, qui, par sa contexture et ses élémens, paraît évidemment provenir du débris et de la décomposition de végétaux ; cette couche est ser-

rée, ferme, et la substance qui la compose assez légère, et presque dépourvue d'humidité, quoiqu'elle soit sous terre à la profondeur d'environ quatre pieds, et qu'elle couvre, pour ainsi dire, le lit de sable et de gravier dans lequel coulent les eaux thermales.

Cette eau laisse déposer dans les canaux conducteurs de la source une substance blanchâtre, floconneuse, et sous forme glaireuse. Elle exhale une odeur hépatique ou de gaz hydrogène sulfuré bien prononcée. Une pièce d'argent, plongée dans l'eau, ne tarde pas à y prendre une couleur jaune tirant sur le brun.

Degrés de chaleur, 15.

25 kilogrammes d'eau évaporée ont donné un résidu à l'état sec de 48 grammes 64 centigrammes.

Couleur du résidu, paillettes brillantes.

Augmentation de poids par son exposition à l'air, 4 grammes 75 centigrammes.

Résultats de l'analyse.

Gaz acide carbonique, quantité inappréciable.

Acide hydro-sulfurique, *idem.*

Hydrochlorate de soude . . . . 3$^{\text{gr.}}$ 40$^{\text{c.}}$

— de magnésie. 4   30

Sulfate de chaux.	19	90
— de magnésie.	5	70
Sous-carbonate de chaux.	11	20
— de magnésie.	1	70
Substance grasse, résineuse.	»	24
— extractive végétale.	»	19
Matière végéto-animale, quantité inappréciable.		
Silice.	»	90
Perte.	1	11
	48	64

BAINS

DE LA GUTIÈRE.

Ce magnifique établissement, situé dans la ville, renferme dix baignoires en marbre, des douches de toute espèce (1), placées dans autant de cabinets, ainsi qu'un appareil fumigatoire. Il est alimenté par trois sources.

La première fournissait, au mois d'avril 1821, 3 mètres 154 millimètres cubes par heure; degrés de chaleur, 31; et au 10 octobre, même année, 3 mètres; degrés de chaleur, 31 1/2.

---

(1) Nous nous faisons un vrai plaisir de rendre justice aux vues philanthropiques du propriétaire de cet établissement, qui, sur notre demande, s'est empressé à faire confectionner un appareil complet de douches, inusité jusqu'à ce jour dans les établissemens thermaux des Pyrénées.

La seconde fournissait, au mois d'avril, même époque, 468 millimètres cubes par heure; degrés de chaleur, 30; et au mois d'octobre 432 millimètres; degrés de chaleur, 30 1/2.

La source du Petit-Bain fournit, pour les douches de la Gutière, 3 mètres 780 millimètres cubes par heure; degrés de chaleur, 37.

25 kilogrammes d'eau de la première source, évaporée, ont donné un résidu, à l'état sec, de 65 grammes 6 centigrammes.

Couleur du résidu, blanc.

Augmentation de poids par son exposition à l'air, 4 grammes.

Résultats de l'analyse.

Gaz acide carbonique, 950 millimètres cubes.

Hydrochlorate de soude	1ᵉ	56ᶜ
— de magnésie	8	50
Sulfate de chaux	46	90
— de magnésie	»	90
Sous carbonate de chaux	4	»
— de magnésie	»	90
— de fer (quantité inappréciable).		
Substance grasse, résineuse	»	12
— extractive végétale	»	18
Silice	1	20
Perte	»	80
	65	**06**

La Gutière a trois réservoirs bien couverts : deux conduits en plomb, terminés chacun par un robinet en cuivre, distribuent l'eau dans chaque baignoire ainsi qu'aux cabinets de douches, en sorte que l'on peut à volonté diminuer ou augmenter la chaleur du bain. Le premier conduit reçoit l'eau thermale à sa sortie de la pompe, et le second part du réservoir ou réfrigérant..

Il se forme dans le grand réservoir de cet établissement, à la surface de l'eau, une légère pellicule saline composée de carbonate et sulfate de chaux et d'un peu d'argile.

Dans les établissemens où il y a des réservoirs, comme à Bellevue, Théas, Cazaux et Pinac, on a recours aux mêmes moyens pour la distribution des eaux qu'à la Gutière.

SOURCE DU PETIT BAIN.

Cette source est utilisée en grande partie dans l'établissement thermal de la Gutière. Elle fournit 3 mètres 720 millimètres cubes par heure; degrés de chaleur, 37.

25 kilogrammes d'eau évaporée ont produit un résidu, à l'état sec, de 72 grammes.

Couleur du résidu, grisâtre.

Augmentation de poids par son exposition à l'air   grammes

Résultats de l'analyse.

Gaz acide carbonique, 955 millimètres cubes.

Hydrochlorate de soude.	1$^{gr.}$	92$^{c.}$
— de magnésie	6	90
Sulfate de chaux.	42	70
— de magnésie.	8	60
Sous-carbonate de chaux.	6	90
— de magnésie.	1	30
— de fer.	1	70
Substance grasse, résineuse	»	16
— extractive végétale.	»	18
Silice.	»	70
Perte.	»	94
	72	00

FONTAINE

DE SALIES.

Cette source est la plus abondante de Bagnères ; elle n'est utilisée dans aucun établissement thermal : on s'en sert en gargarisme avec quelque avantage contre la paralysie de la langue. M. Dupont, artiste vétérinaire très-recommandable, de l'arrondissement de Bagnères, l'emploie avec succès pour déterger les plaies des animaux et en accélérer la cicatrisation. Dans quelques espèces de paralysie, il en a retiré de bons effets ; degré de chaleur, 41.

25 kilogrammes d'eau de cette source , évaporée, préalablement filtrée, ont produit un résidu , à l'état sec , de 73 grammes 33 centigrammes.

Couleur du résidu , grisâtre.

Augmentation du poids par son exposition à l'air, 2 grammes.

Résultats de l'analyse.

Gaz acide carbonique, 990 millimètres.

Hydrochlorate de soude.	2$^{gr.}$	15$^{c.}$
— de magnésie.	5	90
Sulfate de chaux.	45	53
— de magnésie.	9	o5
Sous-carbonate de chaux.	7	3o
— de magnésie.	1	25
Substance grasse, résineuse.	»	10
— extractive végétale.	»	8o
Silice	»	8o
Perte.	»	45
	73	33

FONTAINE FERRUGINEUSE

D'ANGOULÊME.

La decouverte de cette fontaine date de l'an 1802; nous la devons à MM. Lameyran, docteur en médecine, et Doux, pharmacien. Elle est située au sud-ouest de la ville, dans un ravin descendant d'une montagne communale, à une hauteur d'environ 150 mètres au-dessus du niveau de Bagnères. Le terrain qui renferme la source ne paraît être que de la terre argileuse; cependant on trouve dans la montagne plusieurs veines de mines de fer.

En 1805, M. Bérot, docteur en médecine, fit part de cette découverte au Conseil municipal, qui ne tint aucun compte d'un objet aussi utile; en 1816, M. Delpit, aujourd'hui médecin en chef de l'hôpital militaire de Barèges, visitant les établissemens thermaux des Pyrénées, vint à Bagnères; il prit des renseignemens sur les sources minérales de cette ville. M. le docteur Bérot auquel il s'adressa d'abord, l'assura qu'il connaissait une fontaine ferrugineuse négligée jusqu'à cette époque.

M. Doubrère, pharmacien à Bagnères, et moi, fûmes prévenus des observations qui avaient été faites à M. Delpit par mon confrère Bérot. Après nous être l'un et l'autre assurés de la nature de l'eau de cette source, j'en fis un rapport à M. le comte de Castelpert, alors sous-préfet de l'arrondissement. Nous ne tardâmes pas à voir cette précieuse source utilisée dans un bâtiment construit en forme de temple antique, et sur lequel on lit l'inscription suivante.

Huic favet illustris nostrorum filia regum.

ANALYSE.

Propriétés physiques.

L'eau de cette source n'a point d'odeur; elle est claire, limpide, transparente, douce au toucher; son goût est éminemment métallique, mais cette impression désagréable est bientôt remplacée par une saveur légèrement styptique et fraîche.

La température est à 11 degrés, cellé de l'atmosphère étant à 16.

Cette eau, exposée à l'air libre, se trouble dans l'espace de quatre à cinq heures, et laisse déposer un précipité brunâtre assez abondant : elle ne jouit plus alors des mêmes propriétés, et elle n'est plus sensible au réactif. Aussi, cette eau n'est-elle pas susceptible de transport à une distance éloignée.

Examen par les Réactifs.

Les expériences ont été faites à la source même.

1°. Le sirop de violettes est sensiblement verdi, et au bout de quelques jours la couleur est entièrement détruite.

2°. Le suc de noirprun la verdit.

3°. La teinture de tournesol est rougie instantanément. Au bout de quelques heures elle ne jouit plus de cette propriété.

4°. Le nitrate d'argent, l'acide oxalique, l'oxalate d'ammoniaque, l'acide nitrique, sulfurique, muriatique, sulfureux, n'y produisent aucun changement.

5°. L'ammoniaque liquide, la potasse caustique, l'eau de chaux, des légers précipités, colorés rouille.

6°. Deux gouttes d'alcool gallique y ont produit instantanément une couleur violacée.

7°. Le prussiate de chaux y développe sur-le-champ une couleur bleu céleste. Elle prend beaucoup plus d'intensité par son exposition à l'air libre, ou par l'addition de deux gouttes d'acide sulfurique, muriatique.

8°. Le muriate de baryte n'y produit d'abord aucun effet, mais il se forme, quelques jours après, un léger précipité coloré qui n'est pas occasioné par la présence de l'acide sulfurique, puisqu'il est redissous en totalité par l'acide nitrique.

9°. L'acétate de plomb et le nitrate de mercure ont donné de légers précipités blancs.

10°. Le savon y est parfaitement dissous.

L'eau est restée en contact avec les réactifs pendant quinze jours.

D'après l'effet des Réactifs employés.

1°. La couleur verte du sirop de violettes et du suc de noirprun décèle la présence d'une petite quantité d'alcali.

2°. La couleur rouge du tournesol, la présence d'un acide.

3°. Les précipités légers colorés, l'eau de chaux, l'ammoniaque, la potasse caustique, dénotent la présence du gaz acide carbonique.

4°. L'alcool gallique et le prussiate de chaux, la présence du fer.

Cette eau, soumise à l'évaporation, laisse dégager beaucoup de bulles et dépose un précipité coloré. L'eau reste, pendant toute son évaporation, parfaitement transparente, et ne présente aucun autre phénomène remarquable.

Le résidu donné par quinze kilogrammes d'eau a été envoyé à M. Vauquelin avec prière d'en faire connaître toutes les parties. Voici la réponse que ce savant a daigné nous adresser :

Paris, le 22 mars 1817.

Monsieur,

J'ai analysé le résidu de l'eau minérale ferrugineuse de Bagnères de Bigorre que vous m'avez envoyé, et j'y ai trouvé :

1°. De l'oxide de fer.

2°. Du carbonate de potasse.

3°. Une matière végétale brune, unie et rendue en partie soluble dans l'eau par le carbonate de potasse.

4°. Une petite quantité de carbonate de chaux.

5°. Du muriate de potasse.

6°. Un peu de silice.

C'est le fer qui domine dans le résidu ; il devait être tenu en dissolution dans l'eau minérale par l'acide carbonique qui s'est dissipé pendant l'évaporation.

L'alcali doit être aussi uni à l'acide carbonique.

La substance végétale doit être dissoute à la faveur du carbonate de potasse.

Cette eau minérale appartient essentiellement à la classe des eaux ferrugineuses ; les muriate et carbonate de potasse qu'elle renferme peuvent encore ajouter à ses qualités médicinales.

J'ai l'honneur, etc.

Signé VAUQUELIN.

L'eau de cette fontaine n'était bue, par le passé, qu'à la source, où, très-peu de temps après, je me suis assuré, par des expériences renouvelées en 1823 et 1824, qu'elle peut être conservée avec toutes ses vertus pendant sept à huit heures, pourvu qu'on ait la précaution de la mettre dans des bouteilles de verre noir, bien bouchées, et de les placer dans un lieu frais et obscur.

FONTAINE FERRUGINEUSE

DES DEMOISELLES CARRÈRE.

Cette fontaine est située entre le Redat et le Mont Olivet. La source contient les mêmes principes que la fontaine d'Angoulême, et l'expérience a prouvé qu'elle possède les mêmes propriétés.

SOURCE SULFUREUSE
DE LABASSÈRE.

Cette source est située près de la rive gauche de Loussonet, isolée de toute habitation et à deux lieues de distance de Bagnères. On a construit une barraque couverte en chaume à l'endroit où elle sourd. Il y a peu d'années que les eaux du torrent qui descend des montagnes voisines arrivaient jusques au mur de la cabane, et fournissait parfois des infiltrations qui se mêlaient à l'eau minérale. L'autorité supérieure, sur ma demande, ordonna les travaux nécessaires pour isoler la source de toute eau étrangère. Aussi, depuis lors, il n'y a plus eu de mélange, et le prix de la ferme a quadruplé. Cette eau très-salutaire ne perd point dans le transport autant que les eaux sulfureuses chaudes, en sorte qu'elle peut être utilisée avec avantage à des distances très-éloignées. Degré de chaleur, 11.

25 kilogrammes d'eau évaporée ont donné, à l'état sec, un résidu de 9 grammes 10 centigr.

Couleur du résidu, blanc.

Augmentation de poids par son exposition à l'air, 5 grammes.

Résultats de l'analyse.

Gaz acide carbonique, quantité inappréciable.

Acide hydrosulfurique, 1/16 du volume.

Hydrochlorate de soude.	5$^{gr.}$	15^c
Hydrosulfate de soude.	1	05
Sous-carbonate de soude.	1	10
Matière végéto-animale. . , ...	1	15
Silice.	»	45
Perte.	»	20
	9	10

Cette eau dépose dans le conduit de la source
une substance blanchâtre, floconneuse, et sous
forme glaireuse, comme celle de Barèges et Cau-
terêts.

Il existe, dans la commune de Gazots, à une
lieu et au couchant de la fontaine de Labassère, une source de la même nature et de la
même température que celle-ci; c'est la fontaine
d'Aranou, qui, par son abondance et sa situation, mérite de fixer l'attention. Elle surgit
d'un rocher situé sur le penchant d'une montagne dont l'inclinaison recevrait tous les bâti-
mens nécessaires à un établissement thermal

15*

de quelque importance ; elle pourrait alimenter plus de vingt baignoires.

Depuis un temps immémorial, cette source est en réputation parmi les habitans du pays, qui y vont chercher de l'eau pour la boisson et pour laver leurs plaies et celles de leurs bestiaux.

Le propriétaire de la source d'Aranou y a commencé depuis peu un petit établissement de deux baignoires ; mais l'abord en est difficile à cheval, et impossible en voiture. Cependant il suffirait pour le rendre commode de rectifier ou d'élargir un chemin vicinal sur un espace d'environ deux lieues ; tant que cette opération préalable ne sera pas exécutée, il n'est pas à présumer que des malades autres que des voisins aillent s'y baigner.

Les Eaux d'Aranou ou de Gazots ont été analysées en 1819 par la Faculté de Médecine de Paris, par suite des ordres de S. Exc. le Ministre de l'Intérieur. M. le docteur Barruel opéra sous les yeux de MM. Chaussier et Vauquelin.

Sur le rapport de la Faculté, S. Exc. le Ministre de l'Intérieur a donné l'autorisation nécessaire à l'exploitation de cette source.

RÉFLEXIONS GÉNÉRALES.

Les sources thermales de la plaine sourdent en général à travers un banc de sable ou de gravier. Les propriétaires des établissemens, pour faire remonter l'eau à une hauteur déterminée, percent verticalement la terre jusqu'à ce qu'ils trouvent le point central d'où part la source : ils y placent un tube ou canon de pompe, autour duquel ils pressent avec force de la terre argileuse. L'eau, trouvant alors de la résistance sur les parties latérales ou extérieures, gagne l'intérieur du tube, et, parvenue à son extrémité supérieure, elle est reçue dans des conduits en plomb ou en terre cuite, qui la distribuent dans les lieux qui lui sont destinés. Les sources supérieures sourdent à travers des roches granitiques, calcaires et de tuf, parmi des veines de terre argileuse et de sable de mine que ces roches renferment. Les tuyaux conducteurs de l'eau sont placés directement sur le sol, et le plus près possible du point où elle rejaillit.

Il existe à Cadéac, canton d'Arreau, arrondissement de Bagnères, des sources froides éminemment sulfureuses. M. le docteur Vignola, médecin à Lombez, a recueilli des observations qui constatent leurs bons effets, principalement contre les maladies cutanées.

On trouve encore, dans l'arrondissement de Bagnères, l'établissement thermal de Cap-Vern ; mon honorable collègue, M. Lacrampe Loustau, inspecteur de cet établissement, s'empressera de publier les résultats que sa longue pratique lui a fournis.

Le sulfate de chaux que l'on trouve ordinairement dans les eaux minérales salines en une quantité qui paraît grande, proportionnellement aux autres substances salines qui entrent dans leur composition, a fait croire à bien des personnes que ce sel terreux devait rendre ces eaux malsaines et de mauvaise qualité, comme le sont les eaux de pluie qui recèlent beaucoup de sélénite. « Les inductions que l'on a tirées » de cette prétendue ressemblance, dit le professeur Figuier, ne sont pas justes, et sont en » opposition avec l'expérience de tous les temps. » Il est, à la vérité, des eaux de puits qui sont » crues et indigestes, parce qu'elles contiennent » beaucoup de sélénite; mais il faut observer que » ces eaux ne sont pas courantes, qu'elles sont » peu aérées, qu'elles sont froides, et que les » sels terreux insolubles y sont presque seuls. » Il en est autrement des eaux minérales salines » thermales ; celles-ci contiennent presque tou-

» jours une grande quantité d'air atmosphé-
» rique en dissolution ; le sulfate et le carbonate
» terreux y sont mêlés avec d'autres sels solubles,
» et, en vertu de l'action réciproque que les sels
» exercent, ils y sont dans un état différent que
» lorsqu'ils y existent isolément. La longue, cons-
» tante et uniforme chaleur qui règne dans les
» entrailles de la terre, où ces eaux circulent,
» peut favoriser, maintenir, augmenter même
» la tendance que les corps salins ont à s'unir en-
» tre eux, et leur communiquer par conséquent
» des vertus plus énergiques. La nature produit
» des effets qu'il n'est pas permis à l'homme de
» connaître ni d'imiter ; elle a à sa disposition
» et le temps et les lieux, et quelque grands
» que soient les moyens de la chimie , ils sont
» bien loin d'égaler ceux que l'auteur de toutes
» choses met en usage. Les procédés synthéti-
» ques ne sont jamais aussi exacts et parfaits
» que ceux formés dans le vaste laboratoire de
» la nature. Combien d'exemples ne pour-
» rais - je pas citer pour démontrer cette
» importante vérité! etc. » *Analyse des Eaux,*
Dussat.

QUATRIÈME PARTIE.

SECTION PREMIÈRE.

Considérations sur les propriétés médicinales des Eaux de Bagnères. Leur mode d'action prises en boisson. Examen général des propriétés de l'Eau simple. Celles de sa température élevée à divers degrés de calorique. Propriétés générales des Eaux salines et ferrugineuses. Celles des Eaux sulfureuses. Celles des bains , des douches , des lotions. Réflexions.

CHAPITRE PREMIER.

Considérations sur les propriétés médicinales des Eaux de Bagnères.

L'analyse des eaux thermales de Bagnères n'offrant à nos moyens de décomposition que des résultats presque analogues, un assez grand nombre d'identités d'élémens ou principes dans celles qui sont salines comme dans celles qui sont ferrugineuses, on pourrait dès-lors se croire fondé à faire indifféremment usage de l'une ou de l'autre des sources, dans les indications respectives auxquelles chaque espèce convient généralement. Croire pouvoir les remplacer l'une par l'autre est une erreur que l'expérience acquise durant un grand nombre d'années réprouve invinciblement. Cette même expérience, beaucoup plus instructive que les analyses les plus exactes, expérience qui, seule, guida toujours nos ancêtres et ne les trompa pas, prouve que la nature avait départi à chacune de ces sources une différence bien remarquable dans leurs propriétés, quelle que soit d'ailleurs la sorte d'identité des minéralisateurs qu'elles renferment.

L'eau de Foulon, par exemple, qui ne contient que quelques atômes de gélatine, produit des effets bien différens que ceux des sources qui l'avoisinent; je pourrais en dire autant de celles de Salut, de la source sulfureuse de Pinac, de celle de Lassère, etc. « Moins d'un mil-
» lième de substance ajoutée ou soustraite dans
» une composition y produit des changemens de
» propriété notable, a dit Guyton Morveau;
» faut-il donc s'étonner si des sources d'eaux
» thermales, identiques, au dire de l'analyse,
» diffèrent en vertus médicinales? »

Dans l'administration des eaux minérales.

comme, en général, dans l'usage des remèdes, nous nous croyons donc fondés à ne pas toujours croire avoir la nature pour guide, en nous en tenant simplement à l'analyse chimique qui nous est offerte par nos grossiers instrumens. Prétendre soumettre avec une sorte d'opiniâtreté minutieuse chaque substance, tout composé, à l'activité souvent obscure et presque toujours bornée de quelques réactifs plus ou moins énergiques, c'est, sans doute, se croire aussi habile que la nature. Imaginer avoir en ses mains les moyens infaillibles d'extraire et de reconnaître les élémens actifs des corps, c'est être le censeur trop sévère d'un remède dont l'expérience a diversement constaté les vertus.

Le pas le plus nécessaire et le plus difficile dans les sciences est celui qui nous mène à reconnaître la faiblesse des moyens des recherches humaines. Isis nous présente à chaque détour son visage voilé, et nous montre du doigt cette sentence humiliante : *Nul mortel n'a levé mon voile.*

La nature est opiniâtre et lente dans ses opérations. S'agit-il d'éloigner, de rapprocher, d'unir, de diviser, d'amollir, de condenser, de durcir, de dissoudre, d'assimiler, elle s'avance à son but par des degrés insensibles. L'art, au contraire, se hâte, se fatigue, se relâche. La

nature emploie des siècles, qui ne sont rien pour
elle, à préparer grossièrement les métaux ; l'art
se propose de les perfectionner en un jour. La
nature emploie des siècles à former les pierres
précieuses ; l'art croit les refaire en un moment.

·Loin de prétendre ici porter atteinte aux lumières précieuses que la chimie a répandues dans
la thérapeutique, tout en rendant hommage aux
services signalés que cette science a rendus à
l'art de guérir, nous sommes toujours obligés
de convenir que si elle nous a mis à même de
nous rendre quelque raison des effets de beaucoup de remèdes, et principalement de ceux
des Eaux minérales, il est toutefois des élémens
gazeux, fugaces, si légers, tellement insaisissa-
bles, renfermés dans les Eaux minérales, si inconnus, que leur présence n'est attestée que
par leurs effets, aussi constans qu'ils sont parfois salutaires. M. Costa, professeur de chimie
à Turin, découvrit récemment dans les eaux
sulfureuses d'Asti une certaine portion d'iode,
substance ignorée jusqu'à lui dans les eaux minérales. Combien n'existe-t-il pas d'autres élémens que l'on pourra découvrir dans la suite !

Il faut en convenir, il est un milieu raison-
nable entre les prétentions outrées de quelques
savans qui pensent pouvoir parvenir à rendre rai-

son des vertus de tous les médicamens, comme de celles des eaux minérales par l'analyse de leurs élémens, et l'excès opposé, aussi ridicule peut-être, qui porte à croire que les saines notions de la chimie éclairée sont entièrement étrangères aux connaissances utiles dans le traitement des maladies.

L'observation exacte des phénomènes des maladies, celle de leur guérison, a prouvé, dans tous les temps, aux observateurs scrupuleux et sincères, l'erreur et le danger du premier de ces deux extrêmes. L'obscurité dont la nature voile parfois à nos sens l'action des eaux minérales, comme celle de beaucoup d'autres remèdes, subsiste toujours malgré les efforts de tous ceux qu'une confiance trop grande dans leurs propres lumières a portés à présenter mille explications opposées, qui n'ont laissé dans les annales de l'art d'autres traces que celles de l'impuissance du génie de leurs auteurs et de l'impénétrabilité des mystères, ou mieux des secrets de la nature. *Arcana naturæ mysteriis plena.*

L'expérience de tous les jours ne confirme que trop les dangers de l'autre espèce d'abus. N'est-ce pas, en effet, à l'ignorance honteuse des premiers rudimens de la saine chimie qu'est due une foule de formules dans lesquelles plusieurs substances sont réunies sans pouvoir se combiner, alors qu'on croit qu'elles s'unissent intimement ? N'est-ce pas encore à cette même ignorance que l'on doit ces ordonnances monstrueuses qui, parfois, rassemblent même dans les eaux minérales des substances étonnées, qu'on me passe cette expression, de se trouver ensemble, et que la nature souffrante s'indigne aussi d'avoir à combattre ? Pour éviter de si graves dangers, que d'avantages ne nous présentent pas les eaux minérales, dont la simple préparation nous est offerte par le plus habile des ouvriers !

CHAPITRE II.

Mode d'action des eaux minérales prises en boisson.

Par quel art magique portées de l'estomac dans les intestins, les eaux minérales roulent-elles encore ailleurs leurs vertus bienfaisantes ? Quelle intelligence secrète règle en son cours l'action de chaque minéralisateur par d'imperceptibles ressorts ?

L'homme sentant le besoin de reposer son imagination vagabonde ou égarée sur des objets abstraits ou incompréhensibles, l'homme, qui a su si bien donner des noms à des objets sans corps et sans existence, a su également donner l'être, des attributs et même de la puissance, à la nature, qu'il divinisa sans la connaître. Il a appelé principe ou élément vital, qui est une émanation de cette dernière, l'agent tout puissant qui nous anime. *Natura morborum medicatrix* (a). C'est donc la nature, le principe de vie, *l'impetum faciens, dictum Hippocrati*, qui est le génie créateur de l'admirable mécanisme qui fait circuler les eaux minérales dans l'homme. *Vis naturæ lustrantis omnes partes et expurgantis,* BAILLOU. Au milieu des fluides nombreux dont nos corps sont composés, l'élément, le fluide vital, est leur unique moteur. Sur lui-même agités, après les avoir animalisés, il les charie, il les affine, il les presse, il les pondère, il les balance, il les assimile, il les incorpore, il les change, il les transporte partout où leur présence ou leur action peut être nécessaire. C'est lui, c'est son ondoyante matière qui attire tous les torrens, toutes les oscillations vasculaires. Seul il organise tous les ressorts, seul il maintient quelques instans l'harmonie, et après avoir composé, perfectionné, réparé nos corps, la nature les décompose pour produire de nouvelles vies.

Ainsi, par la nature se forment les crises que produisent les eaux minérales. Ainsi, par l'action du principe vital, qui les utilise, rentrent dans leurs bornes prescrites les fonctions égarées d'un ou de plusieurs organes. L'évaporation des élémens nuisibles, les déjections, précèdent toujours l'harmonie qui se rétablit. La santé s'avance ensuite d'un pas plus ou moins rapide, plus constant ou plus solide. La gaîté, le contentement, l'espoir d'un nouveau bonheur remplacent l'ennui, le chagrin, la tristesse, la mélancolie. Alors renaissent, avec le sommeil, le courage, la force et le génie. Avec la saison des vains songes qui font le charme de l'existence, l'âme s'ouvre toute entière et de nouveau aux affections douces et agréables.

Si la philosophie naturelle a pour objet la recherche des causes des phénomènes de la nature, seulement en tant qu'elles peuvent être reconnues par l'expérience, la philosophie médicale ne peut être fondée que sur le même principe.

Toutefois l'expérience ne peut nous faire connaître en quoi consiste essentiellement l'action ou la manière d'agir d'une de ces causes, comme, par exemple, celle des phénomènes physiologiques qui ont lieu après l'emploi à l'intérieur ou à l'extérieur des eaux minérales chez l'homme. Cette même expérience ne nous manifeste que l'ordre et la règle que suivent dans leur succession les phénomènes qui leur sont dus.

Sans pouvoir comprendre la nécessité d'action que nous attribuons à la force productrice de chaque espèce d'eau minérale, nous sommes généralement portés à croire que l'usage de l'une d'elles a telle propriété déterminée dans l'économie animale, lorsque nous voyons qu'à ce même usage succède constamment tel phénomène physiologique. Aux yeux des hommes qui savent comparer les effets avec les causes, la constante uniformité des résultats démontre clairement les vertus salutaires des eaux minérales.

Telle eau minérale de Bagnères influe sur l'économie, de même que la nourriture, de la manière la plus extensive. Les impulsions salutaires qu'elle donne à l'estomac, au centre phrénique, sont telles, que, comme centres principaux des sympathies, elles se propagent au loin par l'effet de la synergie admirable de toutes les parties. *Consensus unus, conspiratio una*, HIPP. La nature médicatrice devient alors pour les corps vivans ce que la philosophie est pour les sciences et pour la félicité morale de l'homme.

L'assimilation et l'élimination, conditions essentielles à l'existence de l'homme, sont les grandes fins auxquelles se rapportent toutes les facultés et toutes les fonctions des êtres vivans les plus compliqués. Or, l'action des eaux minérales est soumise aux diverses modifications qu'exercent sur elles les fonctions assimilatrices et expulsives; et puisqu'il est vrai de dire, sous certains rapports, que, semblables aux eaux d'un fleuve, les matériaux qui nous composent passent dans un flux continuel, et que, rigoureusement parlant, nous ne sommes pas aujourd'hui ce que nous étions hier, les eaux minérales favorisent, plus avantageusement que tout autre remède, les modifications vitales, les combinaisons, les oscillations qui tendent à notre conservation ou à notre longévité, ou à ramener l'harmonie générale.

En considérant sous le point de vue le plus étendu les impulsions que l'organisme des fonctions donne aux élémens soumis à son influence, on peut dire qu'elles consistent dans deux séries de mouvement, dont une opère une attraction des matières étrangères dans la substance de l'individu et change leur nature pour la rendre analogue à celle du corps attirant, tandis que l'autre effectue une expulsion des parties nuisibles ou de celles qui ayant fini leur révolution, leur utilité limitée dans l'économie, ont perdu les qualités qui les rendaient nécessaires à l'harmonie, à l'intégrité de l'existence. Tout semble prouver que les élémens renfermés dans certaines eaux minérales facilitent beaucoup l'action vitale dans ce travail. Mais ce secret de la nature est toujours impénétrable (*b*). L'homme pourra-t-il jamais expliquer cet instinct si prompt qui sert les animaux ?

Le mode de vitalité de l'individu qui boit les eaux minérales préside toujours à leur action. Son degré pouvant varier à l'infini, leur action est donc toujours relative. Il serait dès-lors impossible de se rendre compte du travail physiologique qui s'opère et d'en appliquer sur-tout les règles à chaque cas. Observons toutefois que la pureté, l'intégrité du principe vivifiant est d'autant mieux élaboré dans nos organes, il est d'autant plus actif et conservateur de l'existence, que ces mêmes organes sont dans un état plus conforme à leur virilité.

Au surplus, telle est encore la profonde obscurité de la manière d'agir des forces vitales dans l'économie animale, que nous ne pouvons en juger que par les effets sensibles, unique moyen que l'auteur de la nature nous a donné pour apprécier les choses physiques.

Pour concevoir autant que possible l'action des eaux minérales, action qui est toujours complexe comme celle de tout autre remède, le médeciu doit considérer non-seulement leur composition , mais encore les circonstances nombreuses et accessoires d'où dépend le plus souvent leur efficacité. Il doit avoir égard au mode d'administration , à l'impression qu'elles produisent sur les divers organes , principalement sur l'estomac, par leur qualité et par leur température.

La composition de l'eau minérale dont on doit faire usage nous paraît être le premier objet à considérer. Ayant déjà donné l'analyse de chacune des sources de Bagnères, nous ne tarderons pas à en déduire les propriétés générales.

Plus heureux, sans doute , que nos ancêtres, qui ne connaissaientbienles effets que par la seule observation clinique , nous avons au moins l'avantage d'en connaître l'analyse la plus grossière. Quoique ce moyen ajoute beaucoup à nos connaissances, quoiqu'il en assure mieux l'emploi. attestant les propriétés , l'efficacité mieux connue des substances qu'elles renferment . néanmoins , quelque concluantes que paraissent être les considérations fondées sur les différences des qualités extérieures et sensibles , sur quelques propriétés chimiques, ces mêmes considérations se modifient singulièremnet si on les compare aux résultats positifs de l'observation et de l'expérience. C'est sans doute cette puissante réflexion, fondée sur des lois inconnues de la nature, qui faisait dire à Juncker, célèbre disciple de Sthaal, que l'usage de la chimie est presque nul en médecine : *chimiæ usus in medicinâ ferè nullus.* Tant il est vrai, dit Bordeu, que ce savant médecin ne s'était point laissé violer par la chimie en ce qui concerne son art. Il est donc généralement reconnu que les eaux minérales, principalement la classe des eaux salines, possèdent parfois des propriétés admirables dont l'élément ne peut être exactement connu des chimistes ni des médecins. Ces propriétés sont parfois si surprenantes, qu'on croirait que les eaux thermales renferment une grande abondance d'élément vital. Thalès était si ravi des effets de l'aimant et du succin, qu'il leur donna une âme (c). D'où il suit que c'est, en général, dans la diversité des effets que l'on doit sur-tout étudier la diversité de leur composition. Quels désordres! quels graves inconvéniens n'entraînerait pas l'oubli de cette dernière grande vérité dans les établissemens thermaux! A quels revers ne s'exposeraient pas les médecins de Bagnères, si, dans le traitement des maladies nerveuses ou abdominales, ils n'avaient égard, par exemple, qu'à la différence du degré de chaleur des eaux minérales! si, dans la curation de quelques exanthèmes chroniques, ils ne rendaient pas un hommage particulier à quelques sources, et notamment à celles de Salut et du Foulon, qui, sous la direction de praticiens aussi éclairés que bons observateurs, acquièrent tous les jours de nouveaux droits à la célébrité.

Les considérations qui précèdent doivent encore s'appliquer à l'emploi des sources de Bagnères, qui ont des vertus analogues, et qui paraissent contenir les mêmes principes constitutifs. Presque toutes diffèrent, non-seulement par leur degré de chaleur, mais encore par celui de leur force et de leur activité. Sous ces divers rapports, nous devons avoir un égard tout particulier, non-seulement à la nature, au degré, à la période des maladies, mais encore à l'âge, au sexe, au tempérament et à l'idyosyncrasie des malades. Ces diverses circonstances ne doivent jamais être perdues de vue, parce qu'elles exigent, de la part des médecins, des variations et des modifications plus ou moins fréquentes dans le choix des moyens que l'on emploie pour combattre chaque affection.

La dénomination d'une classe d'eau minérale doit être prise du principe minéralisateur qui prédomine dans sa composition. On ne peut pas se dissimuler que leur décomposition, en fixant nos idées sur les qualités respectives des substances qui se manifestent dans chaque source , facilite l'ordre dans leur emploi. Elle fournit un moyen précieux pour étudier plus facilement leur action.

Or, d'après l'analyse des eaux minérales de Bagnères, on a cru devoir en établir deux classes. Cette même analyse s'accorde sur ce point si essentiel, c'est qu'il existe dans leur composition . deux substances principales auxquelles elles doivent leurs propriétés les plus générales : ce sont des sels et du fer; d'où il suit que c'est de ces bases caractéristiques que dérivent leurs propriétés les plus communes. Le plus grand nombre des sources thermales dont Bagnères-Bigorre est enrichi, possédant essentiellement les élémens que nous venons de signaler, on a dès-lors mis dans une sorte d'oubli les sources de la Bassère, celles de Pinac et de Salut, dont la première est plus spécialement sulfureuse que les deux autres. Il ne pourrait pas nous être permis de la passer sous silence.

Puisqu'il est de fait que Bagnères possède un grand nombre de sources thermales qui varient sous le rapport et la quantité des élémens qu'elles renferment, nous pouvons toujours en conclure que cette nombreuse diversité de sources et cette variété de composition dans la plu-

part d'entre elles satisfont à un plus grand nombre d'indications et de chaque genre de maladie pour lesquels on les emploie.

Mais avant de nous occuper de l'examen des
propriétés générales qui sont attribuées à chaque classe d'Eau thermale, il nous a paru convenable de présenter quelques considérations
qui offriront sans doute quelque utilité, considérations qui sont applicables à toutes les sources d'eaux minérales et indépendantes de leurs
minéralisateurs.

CHAPITRE III.

*Examen général des propriétés de l'eau simple,
celles de leur température élevée à un degré
varié de calorique.*

On ne peut raisonnablement énumérer les
vertus des eaux thermales sans tenir compte,
d'abord, de celle de l'eau simple, puis élevée
à la température des eaux thermales ; car si
nous avons à louer ces dernières, nous répéte-
rons, avec Bordeu, que nous avons aussi à
modérer les éloges que la renommée en publie.

Comme chacun le sait, l'eau est le plus

grand dissolvant de la nature; elle est la boisson la plus naturelle de l'homme, ou du moins elle lui paraît conseillée par l'exemple des animaux, par la profusion avec laquelle elle est répandue sur toute la terre, et par notre propre organisation qui l'exige absolument; véhicule de nos humeurs, elle les rend d'autant plus homogènes ou propres à leur destination, qu'elle est plus pure ou chargée d'élémens qui les vivifient par des changemens conservateurs. Elle divise le sang; elle lui fournit un véhicule; lorsqu'il est plus épais qu'il ne doit être, ou qu'il pèche par quelque défaut qui le rend plus susceptible de donner naissance à des obstructions, l'eau, et sur-tout l'eau minérale, le dépouille des superfluités qui le vicient. Elles le rendent plus vital en le déchargeant des principes étrangers ou propres à former des dérangemens dans les divers systèmes; elle entretient la flexibilité de nos organes. Seule elle empêche et retarde la rigidité qui amène la vieillesse et la mort sénile. Après l'air, elle est le second aliment de la vie. On sait que Thalès admit cette substance comme l'unique principe de l'univers. *Thalès dicit, ex aquâ constare omnia. Cic. acad. quæst., lib.* 4. L'esprit des Phéniciens et des Juifs, qui était porté sur les eaux et qui les couvrait, n'était autre chose que Vénus ou l'Amour des Grecs qui les fécondait. Comme l'air, l'eau est une grande portion de la matière universelle qui anime les êtres. Répandue dans toute la nature, il est beaucoup de corps qui en renferment une plus ou moins grande quantité. Les animaux en contiennent une plus grande dose que les végétaux.

S'il faut en croire aux histoires des fameuses jeûneuses de Tulbury et d'Eve-Fleigen, Hollandaises, qui ont passé des années à ne boire que de l'eau, comme nous n'avons aucune raison suffisante d'affirmer que l'estomac humain soit absolument incapable de décomposer ce fluide et d'en tirer quelques parties nutritives, ce n'est pas trop, je crois, s'avancer, que de les considérer comme un composé renfermant des principes propres à la nutrition animale, comme il sert éminemment à celle des végétaux.

Quoique l'eau paraisse aussi, parfois, entrer dans le système sans changer de nature, et qu'elle agisse comme un dissolvant général, cette action ne nous paraîtrait pas détruire son principe nutritif. Ainsi voit-on chaque jour, dans les temps humides, une quantité plus ou moins grande d'eau répandue dans l'atmosphère être absorbée, s'animaliser à la faveur des poumons et par la peau.

Considérée comme remède, beaucoup l'ont regardée comme un médicament unique dans le plus grand nombre des maladies : tels furent Hoffmann, qui lui a consacré un article fort étendu ; Geoffroi, et une foule d'autres savans. Sans vouloir indiquer ici le grand nombre de maladies aiguës ou chroniques dans lesquelles on peut l'employer utilement, nous dirons, comme vérité démontrée, que l'eau commune est le remède le plus assuré contre la plupart des dérangemens de l'économie animale. Elle est d'un prix inestimable. Prise en certaine quantité, elle porte son action salutaire sur tout le système digestif, et augmente parfois utilement la sécrétion des urines.

Est-elle prise dans son état le plus ordinaire, froide, elle tempère la chaleur animale ; elle occasione la constriction des solides, et dèslors elle donne du ton aux viscères et aux muscles. Suivant son degré de chaleur, introduite dans l'estomac, elle cause des effets différens sur les solides et sur l'action des organes. Or, les eaux minérales sont considérées par tous les chimistes et par les naturalistes comme des eaux communes qui tiennent en dissolution une quantité donnée de minéraux qu'elles détachent et charrient pendant leur circulation ou pendant leur évaporation dans les entrailles de la terre.

Ce n'est donc que par accident qu'elles acquiè-rent telles ou telles propriétés.

Sous ce point de vue, on ne peut certaine-ment pas refuser aux eaux minérales thermales, d'abord les vertus de l'eau commune, mais encore celles que possèdent les minéraux qu'elles renferment.

Des propriétés intrinsèques si nombreuses sont encore augmentées, dans certaines cir-constances, par la présence du calorique qu'elles renferment. Agent universel, la nature l'emploie pour accomplir ses secrets éternels en les modifiant à l'infini. Il est l'élément spécial qui active les propriétés médicales des substan-ces qui entrent dans la composition des eaux thermales. Plus elles sont chaudes, de manière à pouvoir être supportées, plus elles rendent la fibre flexible. Dans cet état, elles parcourent plus rapidement les vaisseaux; c'est sur-tout alors qu'elles augmentent la transpiration insensible.

Quelle que soit la nature du calorique que renferment les eaux minérales, il est toutefois constant que sa présence communique à l'eau des vertus qu'elle n'aurait pas sans lui (d). Personne n'ignore qu'il se développe au-dedans de nous par les opérations qui commencent et qui en-tretiennent la vie. Le calorique que nous respi-rons, celui qui nous environne, a une influence

puissante sur notre existence et sur notre conservation. Transmis par les boissons à l'intérieur, et appliqué à l'extérieur en bains, en
douches, en lotions, en étuves, il opère sur
l'économie vivante une foule de combinaisons
chimiques et de décompositions salutaires. Il a
la force de changer l'état du corps et de déterminer, entre les élémens qui le composent, des
actions mutuelles et des combinaisons nouvelles
et salutaires. Quand il est habilement appliqué,
il devient, entre les mains du médecin, un
moyen efficace pour la guérison des maladies,
comme pour l'entretien de la santé. D'où il suit
que les effets de la chaleur des eaux thermales
sur les corps vivans sont relatifs, d'une part, à
la physiologie de l'homme sain, et de l'autre,
à celle de l'homme malade. L'hygiène et la thérapeutique en retirent chaque jour les plus
grands avantages. Considéré sous ce double
rapport, le calorique des eaux minérales agit
soit en modifiant les combinaisons qui existent
entre nos organes et les températures environnantes, soit en excitant au-dedans de nous des
actions dont le propre est de développer au sein
de nos organes une augmentation de sécrétion,
et même de calorique. Dans l'étude physique
des effets des eaux thermales, sous le rapport
du calorique, leur emploi à l'intérieur comme

à l'extérieur doit être modifié selon les différences d'âge, de sexe, de sensibilité individuelle et de maladies.

Puisqu'il existe une combinaison fort intime des élémens constituans des eaux minérales, il doit, sans doute, être bien permis de préjuger, en général, de leurs propriétés médicinales par celui des élémens que l'on trouve en plus grande abondance dans chacune des sources ; mais ceux qui le sont en moins, mais leur combinaison, mais une foule de circonstances d'affinité, que l'on ne peut apprécier que sur le malade, forcent le plus ordinairement à en appeler à l'autorité des faits.

CHAPITRE IV.

Des Propriétés générales des eaux salines.

Pour nous conformer à la méthode généralement adoptée, nous dirons donc que les eaux minérales salines de Bagnères possèdent les propriétés générales qui appartiennent à la classe nombreuse des eaux de cette nature répandues sur notre globe, et dont la France paraît être plus richement partagée que toute autre contrée

Leur action principale se porte sur le système digestif. C'est une loi générale, que les stimulans, appliqués sur les surfaces sécrétantes, les excitent à décharger plus copieusement leurs fluides particuliers, qui très-souvent deviennent imparfaits. Leur action, dans ce cas, est de débarrasser les parties qu'ils parcourent, en entraînant mécaniquement les irritans, dont ils ne peuvent pas annuler le pouvoir stimulant.

Indépendamment de l'action générale des sels neutres sur l'estomac et les intestins, action presque analogue dans leur usage médical, on sait qu'ils se dissolvent aisément dans nos humeurs et qu'ils passent dans les secondes voies.

Toutes les substances destinées à faire partie des fluides des êtres organisés sont d'abord modifiées par l'action des solides. Ainsi, l'eau minérale parvenue dans l'estomac, puis dans les intestins, y subit des changemens relatifs à sa composition. Élaborée par les vaisseaux absorbans, elle abandonne à chacun d'eux ce qui leur convient pour l'animalisation, et puisqu'elle renferme des élémens nécessaires à l'organisation, tels que la chaux, la soude, la magnésie, le soufre, le fer, etc., il est tout naturel de penser que leur utilité est d'autant plus grande que l'action vitale trouve dans leur composition un

plus grand nombre d'élémens propres à rétablir l'harmonie des fonctions vitales et pour
maintenir leur conservation. Ces mêmes élémens paraissent se rattacher à un plus grand
développement de puissance vitale, puisqu'ils
abondent exclusivement dans les animaux à
sang chaud. Nous sommes dès-lors portés à considérer les eaux minérales qui les renferment
comme des composés fortement avantageux
pour le rétablissement de la balance organique.

S'il est vrai que l'eau seule entre parfois dans
le système sans changer de nature, afin d'y agir
comme dissolvant général, tout concourt à faire
penser que lorsqu'elle renferme des élémens qui
entrent dans notre organisation, son passage à
travers les organes en devient non-seulement
plus facile, mais aussi plus utile.

La première action des eaux minérales salines
se portant d'abord sur le système digestif (e), celles
de Bagnères-Bigorre sont considérées comme
légèrement purgatives, et c'est parce qu'elles
brisent en quelque sorte les humeurs épaisses,
gluantes et stagnantes, qu'elles les font circuler,
que nos devanciers leur ont donné, non sans quelque fondement constaté, le nom de fondantes
et d'apéritives. Les unes corroborent l'organe gastrique en augmentant son action. Elles suscitent,
par-là même, des déjections alvines, tandis que

d'autres sources provoquent ces dernières en relâchant l'estomac et les intestins (*f*). Une partie des eaux de Bagnères, principalement celles des sources de la Lasserre et de la Reine, suscitent sur la surface interne des intestins une irritation légère et momentanée. Ce phénomène n'occupe pas à-la-fois toute l'étendue de la surface de la muqueuse des intestins (*g*). Ses effets en parcourent successivement et utilement toutes les zônes, toutes les nombreuses circonvolutions. Il produit sur les points où il existe une exaltation de propriété vitale, un épanouissement des vaisseaux capillaires en faveur de la santé. Une légère augmentation séreuse a lieu ; une plus forte sécrétion de mucosité s'opère, et la séparation instantanée d'une plus ou moins grande quantité de bile. Dès-lors des évacuations alvines plus ou moins répétées, plus ou moins abondantes, débarrassent les premières voies des matières qui les surchargeaient.

Le buveur d'eau minérale saline ne tarde pas à s'apercevoir qu'une augmentation de chaleur générale se répand dans tout son être.

L'élément vital dont les eaux minérales paraissent abonder se développe avec une sorte de complaisance dans les divers systèmes, comme s'il prenait possession d'un domaine qui lui était spécialement dévolu. Une nouvelle

énergie réparatrice, conservatrice, paraît se disposer à régner dans tous les organes. Semblable
à un conquérant victorieux et légitime qui s'a-
vance à pas de géant pour occuper paisible-
ment ses états qui lui avaient été ravis par
des factions, à mesure que le *vis vitæ* s'avance,
s'accroît par l'usage des eaux minérales, les
principes destructeurs s'agitent d'abord d'une
manière plus ou moins tumultueuse, ils paraissent parfois hésiter pour le choix du lieu
de leur fuite ; des crises salutaires se préparent
et s'opèrent. Le calme harmonique consolide
bientôt le rétablissement de la santé.

Ce travail admirable se révèle de mille manières,
tantôt par une perturbation critique générale,
tantôt par des crises partielles que suscitent
des déjections alvines ; dans d'autres circonstances, ce sont des urines plus abondantes ou
chargées des débris des principes délétères ;
parfois ce sont des dépôts qui se manifestent.
Il est des individus chez lesquels des éruptions
de diverses natures font explosion. Chez d'autres, les émonctoires naturels ou artificiels se
rouvrent ; les hémorroïdes supprimées reparaissent de nouveau. Les règles arrêtées avant
le temps se rétablissent chez des femmes languissantes, tandis que chez d'autres non moins
malades, qui souffraient de leur diminution,

ou les voit reparaître avec plus d'abondance. Ici, des membres séparés du domaine de la vie, reprennent force etvigueur. Là, on jouit de voir se rétablir une mère de famille, une fille intéressante, menacées d'obstructions anciennes.

Puisque c'est avec les merveilleux effets des eaux minérales que la nature reprend dans chaque organe l'activité nécessaire à l'intégrité de la vie, c'est donc à Bagnères-Bigorre que les médecins français doivent, plus que jamais, envoyer les trop nombreux malades que les traitemens ordinaires ne peuvent ni soulager, ni guérir ; c'est à Bagnères qu'ils doivent envoyer les malheureux qui languissent depuis des mois, des années, par l'effet des désorganisations d'un ou de plusieurs viscères ; c'est à Bagnères-Bigorre qu'ils doivent se hâter d'adresser cette nombreuse classe de jurisconsultes, de gens de lettres si précieux à la société, qui n'éprouvent d'altération dans leur santé que par suite des veilles qu'ils ont consacrées à l'état et au bonheur de l'humanité. C'est encore là que doivent venir les hypocondriaques, les personnes tourmentées par l'idée du suicide ; les femmes hystériques ; celles qui sont affaiblies par des couches plus ou moins fréquentes, par des écoulemens immodérés, par des désordres de plus d'une espèce ; les guerriers couverts d'honorables blessures, qui les font continuellement souffrir, y trouveront toujours du soulagement et quelquefois leur guérison.

Dans combien de détails trop minutieux ne serions-nous pas encore forcés d'entrer, si nous prouvions que les eaux minérales de Bagnères tantôt favorisent, parfois modèrent telle sécrétion ou excrétion. Il en est qui augmentent notoirement le ton des solides, comme il en est d'autres qui le diminuent. S'il nous était possible de croire à l'existence des spécifiques (h), nous avons la preuve habituelle que, dans tel ou tel vice, elles agissent essentiellement comme curatives.

Pendant que la tunique musculaire des intestins multiplie ses contractions et les accélère, le pouls est alors, en général, petit et inégal ; bientôt il devient plus vif et plus fréquent ; la chaleur animale se développe de toutes parts. La peau, durant cette sorte de crise, paraît sèche et plus chaude. Cette médication purgative des eaux minérales salines, comme cela arrive souvent après l'effet des autres purgatifs, n'est point suivie de lassitude.

Pendant l'action des eaux minérales salines sur le tube intestinal, on ne tarde pas à s'apercevoir des changemens organiques importan

sur des points éloignés du canal alimentaire.
Ces divers phénomènes ne peuvent dépendre,
sans doute, que des correspondances sympathiques que la surface intestinale irritée établit
avec les divers appareils organiques éloignés, ou
bien cette action est due aux molécules minérales absorbées et portées dans la masse des
humeurs. Ces divers effets salutaires entraînent
donc non-seulement les mucosités, les glaires, les parties bilieuses abondantes dans les
premières voies; mais en pénétrant dans les
couloirs biliaires, dans les sinus rénaux, ils
charrient avec les selles, avec les urines, les
matières superflues qui s'opposent à l'harmonie des fonctions du foie ou à celle des reins.
Ce que nous ne saurions trop observer, si leur
action principale se fait sentir sur le système digestif, leur effet secondaire et bien prononcé
se répand , se propage ensuite puissamment
dans le système hépatique et dans les voies urinaires (1).

Pour qu'un stimulant, pour que celui des
eaux minérales produise son effet sur un tissu,
non-seulement il faut qu'ils soient mis en contact l'un avec l'autre, mais encore convient-il
qu'ils le soient pendant un temps déterminé.
La période nécessaire pour produire l'excitation varie suivant la nature des tissus. On tire

un très-grand avantage de cette loi de l'économie animale dans l'administration des eaux minérales , soit par rapport à leur composition ,
soit en raison de la quantité qu'on en fait prendre.

La rapidité de l'action qui suit l'usage des
eaux minérales varie avec l'intensité de leurs
élémens et l'énergie vivante des tissus auxquels
elles sont appliquées. Durant leur usage en
boisson , l'action est , en général , lente , et demande, pour se renouveler, que les stimulans
leur parviennent , les parcourent durant un
espace de temps déterminé (*k*).

D'autre part, quand les eaux minérales ont
produit leur impression , l'action qui en est la
conséquence continue pendant un certain
temps après que la cause a cessé d'agir. « Nos
» eaux de Bagnères, dit Bordeu, ouvrage cité ,
» p. 427, agissent en déterminant diverses
» excrétions , vrai moyen de terminaison des
» maladies ; car toute maladie est l'ouvrage des
» excrétions dérangées, et elle doit se juger par
» une excrétion plus abondante, à moins que
» le malade ne périsse. »

En effet, les remèdes, le régime, quels qu'ils
soient , n'agissent sur le corps vivant qu'en ramenant l'ordre naturel de ses mouvemens, en
ranimant les sentimens de la vie , en remettant
la nature égarée sur la bonne voie, en opérant

sur les causes des maladies, comme cette dernière agit en santé dans toutes les fonctions de chaque organe ; or, ces fonctions, liées et enchaînées réciproquement, demandent, chacune pour leur marche naturelle, le concours de toutes les autres. Il n'est, dans le corps vivant, aucun effet particulier qui ne soit dû à l'influence de toutes les parties mobiles et sensibles.

L'effet que les eaux minérales produisent sur l'estomac et les intestins varie encore suivant la quantité que l'on en prend. Si la dose est trop petite, les effets sont nuls à l'égard des fonctions ; si la dose est trop grande, elle peut accroître, suspendre et donner une direction contraire à l'action de l'organe auquel on les applique.

Quand l'estomac et les intestins ont épuisé leur sensibilité par l'usage fréquent d'une eau minérale, elle peut être encore réveillée, excitée par l'application d'une autre eau minérale dont la composition diffère.

D'ailleurs, la cessation de ce remède, le repos et les autres moyens hygiéniques suffisent pour faire rentrer les fonctions dans leur type ordinaire. C'est dans ce sens que Ménage a dit : *que le changement de travail est un repos.*

Lorsque l'emploi d'une eau minérale stimulante, mais dont les effets sont assez puissans, est réitéré régulièrement à des intervalles qui permettent à la sensibilité de se remettre des effets de la dose dernièrement appliquée, son action sur le système devient plus énergique au lieu de s'affaiblir. C'est ainsi que l'administration périodique des boissons minérales ajoute à leur efficacité, en conspirant avec les actions, naturellement aussi périodiques, dérangées par la maladie, et que le médecin doit chercher à rétablir.

Si l'on continue pendant un long espace de temps l'usage intérieur des eaux minérales, leur effet diminue graduellement jusqu'à ce qu'il devienne tout-à-fait nul, ou bien il augmente l'action journalière de manière à nuire à la conservation de l'individu. Comme l'usage habituel ou continu des eaux minérales oblitèrerait la sensibilité des tissus à leur égard, de même leur application trop réitérée tendrait à diminuer l'action, l'intensité des effets qu'elles produisent d'abord, ou durant un temps déterminé.

L'influence de l'habitude sur les impressions produites par les substances ou élémens sur l'économie animale est ici des plus évidentes.

Le grand art de l'usage des eaux minérales est de savoir éviter l'inertie ou les autres dérangemens qui résulteraient de cette même influence, en les économisant de manière à n'en

user chaque année que durant la saison propice.

Le plus grand avantage de la fortune est,
peut-être, la facilité qu'elle donne pour renouveler les sensations, pour réveiller l'intérêt en
changeant souvent d'occupation, de compagnie,
de résidence, et de pouvoir aller chaque année
à des eaux minérales prescrites, soit pour réconforter la vie intérieure, soit pour réparer
les erreurs de régime survenues dans l'intervalle
d'une saison à l'autre.

Ces diverses observations, fondées sur les lois
qui régissent l'économie vivante, attestent toutes
que le médecin seul peut régler l'usage des eaux
minérales. En ne le prenant pas pour guide, on
s'expose à des erreurs graves qui peuvent compro-
mettre la santé la plus robuste. Les forces vitales
se montrent sous une si grande variété de modifications dans les tissus organisés, que le médecin est obligé, dans l'usage des eaux, d'établir
des distinctions utiles, d'après les nombreuses
différences qui se présentent.

L'action qui résulte de la présence d'une eau
minérale dans l'estomac, puis dans les intestins,
n'étant ni chimique, ni mécanique, on suppose qu'indépendamment du travail de la digestion qui s'opère, chaque tissu sent ou dis-
tingue les différentes substances qui lui sont

présentées, et les élabore selon ses besoins ou sa nécessité.

Les différens élémens qui conspirent à la production des phénomènes physiologiques visibles et palpables sont donc extrêmement variés et susceptibles de combinaisons infinies. Leurs modes d'action diffèrent parfois de ceux qui pourraient être inférés d'après la nature des constitutions. Il est donc impossible de poser des limites à la puissance motrice de la nature, tant qu'il nous restera à connaître quelques-unes des combinaisons par lesquelles cette puissance peut se manifester (*l*).

Comme les surfaces qui fournissent le passage le plus facile aux impressions des maladies sont aussi les plus susceptibles de stimulations médicales, elles le sont aussi de l'action des eaux minérales. C'est aux membranes muqueuses et à la peau que les remèdes sont principalement appliqués ; et puisque l'estomac et les intestins sont en effet si universellement liés avec le reste de l'économie par leur énergie sympathique, puisqu'il est peu de maladies qui ne soient influencées par des altérations dans les fonctions de ces organes, il en est aussi peu qui ne puissent être soulagées par de bonnes ou de meilleures digestions, et dès-lors par les changemens salutaires qui surviennent dans l'estomac et les intestins.

C'est ainsi que les eaux minérales, qui activent les fonctions de ces derniers, en leur donnant un accroissement, abattent parfois l'irritation fébrile, dissipent les sérosités existantes çà et là, d'abord en entraînant les sécrétions naturelles qui se trouvent attirées par la maladie, et qui sont par elles-mêmes une source de désordres ; ensuite, en diminuant la masse des fluides, qui sont parfois surabondans ; enfin, en établissant les organes abdominaux dans une action exaltée, ce qui les rend centre de fluxions.

Nous verrons dans la suite que les applications d'eaux thermales à la peau sont, dans une foule de circonstances, singulièrement efficaces pour régler les fonctions intérieures. D'après les considérations physiologiques qui précèdent, il est facile de concevoir que les eaux minérales salines de Bagnères-Bigorre peuvent être employées avec avantage, d'abord dans les langueurs d'estomac, toutes les fois qu'il y a perte d'appétit occasionée par la présence des matières saburrales, muqueuses ou glaireuses qui séjournent depuis long-temps dans les premières voies. Leur utilité n'est pas moins constatée dans la plupart des engorgemens, des empâtemens, des obstructions des viscères abdominaux, dans beaucoup de jaunisses, dans les engorgemens du foie, dans ceux de la rate, dans ceux du mésentère, et sur-tout dans les empâtemens glaireux des voies urinaires. Comme c'est par ce dernier émonctoire que sont chariés les sels surabondans de toute l'économie animale, l'action des eaux thermales salines sur le système urinaire devient plus immédiate. Leur efficacité n'est pas moins constatée dans beaucoup de maladies venteuses qui reconnaissent pour cause des glaires consistantes. Les dévoiemens dus à cette dernière cause sont aussi combattus avec avantage par les eaux minérales salines. Les personnes tourmentées par des hémorrhoïdes dues à un état de constipation habituelle obtiennent ordinairement leur guérison, par leur efficacité dans ces sortes de cas.

La dénomination des propriétés stimulantes, purgatives, fondantes, atténuantes, dissolvantes, désobstruantes, adoptée par nos ancêtres pour caractériser leurs propriétés, dénomination que quelques modernes traitent d'épithètes surannées et d'insipide jargon, prouve suffisamment les diverses indications qu'ils leur faisaient remplir.

Elles guérissent certaines fièvres intermittentes qui dépendent d'embarras des viscères. On conçoit qu'elles doivent être d'un secours efficace dans les cas de paralysie la plus grave, dans celle qui survient à la suite d'apoplexie. Les eaux salines de Bagnères ne sont pas moins avantageuses dans quelques affections lentes de la peau, comme dans les humeurs herpétiques attribuées soit à l'influence de quelques affections du foie, ou à quelque dérangement des fonctions.

On peut en varier, augmenter ou diminuer les effets en y joignant diverses substances médicamenteuses.

Les contre-indications des eaux thermales salines ne sont pas moins constatées par une longue expérience. Elles seraient nuisibles dans les maladies aiguës, sur-tout dans celles qui ont un caractère inflammatoire; dans les affections putrides, dans celles qui sont accompagnées de dissolution, comme l'est le scorbut à certain degré, et dans les scrophules. Elles ne conviennent pas dans certaines affections nerveuses qui ont pour cause un excès d'irritabilité. Mais les tempéramens faibles, délicats, mous, ceux qui ont le tissu cellulaire engorgé ou dans un état d'atonie, sans autre complication, en éprouvent un effet merveilleux.

Les eaux thermales salines sont presque les

seules que l'on emploie à Bagnères en bains.
Qui ignore tous leurs charmes! Ce n'est point
pour faire goûter les nombreux avantages des
bains, ni pour entrer dans le détail de leur utilité
que nous signalons ceux des eaux de Bagnères,
mais bien pour déclarer qu'il ne faudrait rien
moins qu'un traité entier pour décrire ou pour
faire ressortir leur efficacité dans les diverses
maladies dans lesquelles on les emploie. Si,
dans plusieurs contrées de l'Europe, ils sont considérés comme un acte de propreté, de santé,
ou même de coquetterie, on sait aussi que,
sous les lois de l'imposteur Mahomet, ils sont un
point de religion. Les ablutions, les purifica-
tions, dans les rêveries de cet habile charlatan,
sont recommandées comme l'action la plus
agréable au grand Alla. Les bains agissent d'une
manière particulière sur l'estomac et sur les
intestins. Les effets d'une eau douce et chaude
appliquée sur toute la surface du corps sont de
laver, d'amollir les parties serrées, de les déten-
dre, d'atténuer les fluides, d'augmenter la transpiration insensible et de résoudre les obstructions. Le bain d'eau douce froide lave également les parties, mais non pas avec tant de
succès que le fait l'eau chaude, car au lieu que
celle-ci amollit, la froide donne plus de ressort,
diminue la chaleur et l'effervescence du sang
en le condensant.

Mais une eau imbue d'un sel neutre, de fer ou de soufre, produira d'abord, il est vrai, les effets de l'eau douce; mais à cause des élémens minéraux qu'elle renferme, ils deviennent nécessairement plus étendus. Elle détergera et guérira plus efficacement les efflorescences de la peau. Elle donnera du ressort aux solides, et à cause de son soufre ou de ses sels elle pénétrera plus avant dans les pores (*m*), purifiera et tempérera l'acrimonie scorbutique qui se serait placée sur la superficie des corps.

Les eaux minérales salines administrées en bains comme en douches soulagent et guérissent assez souvent les paralysies, les tremblemens, les rhumatismes, *a causâ frigidâ*, mais non ceux, comme le dit Boerrhaave, qui proviennent de chaleur. Elles arrêtent assez bien les anciens écoulemens urinaires, certaines pertes émanées de la matrice.

Les douches se donnent en versant l'eau thermale d'une certaine élévation sur une partie quelconque du corps, en la frottant en même temps, pour que l'eau et le principe actif pénètrent la peau. On se sert aussi avec succès des douches pour déterger les plaies, les vieux ulcères, et pour injecter dans les fistules, parce qu'elles sont très-détersives. On les injecte encore avec succès dans l'anus dans beaucoup de cas d'atonie de cet organe. Quant

aux étuves et aux lotions, les circonstances ,
dont le détail serait trop minutieux, en indiquent l'emploi. Les douches se font avec les eaux
thermales appropriées.

CHAPITRE V.

Propriétés des eaux ferrugineuses.

Bagnères possède aussi des eaux ferrugineuses.
On sait quelles sont leurs grandes propriétés
générales. Elles fortifient les organes qu'elles
parcourent, elles donnent du ressort aux solides, elles en resserrent les fibres. Dans les cas
d'atonie des viscères, dans ceux d'obstructions
qui sont l'effet de la langueur, de la faiblesse
des organes , elles rétablissent l'harmonie des
fonctions. Ainsi, les eaux minérales ferrugineuses sont utiles quand par le seul, effet d'a-
tonie la digestion languit ou se fait difficilement, ce qui arrive assez souvent dans le premier âge de la vie, où la faiblesse est essentielle,
où la fibre est lâche ou molle , où il y a surabondance de sérosité. Elles ne le sont pas moins
chez les personnes qui éprouvent un état de
langueur générale. Elles conviennent aussi à
certains tempéramens mous et phlegmatiques,
à quelques affections nerveuses, et sur-tout dans
toutes celles que Boerrhaave a encore fait dériver

de la faiblesse et d'une surabondance de gluten *a debilitate et glutinositate.*

Elles réussissent assez souvent dans certaines affections venteuses qui dépendent de la faiblesse, de l'atonie du canal intestinal ; lorsqu'il n'a pas assez d'élasticité pour s'opposer à l'action des gaz qui se développent pendant la digestion, ce qui est assez commun. Elles favorisent le flux hémorrhoïdal toutes les fois qu'il est occasioné par le relâchement du dernier des intestins.

Elles seraient nuisibles dans le même genre d'affection, lorsqu'elle dépend d'une pléthore sanguine ou d'excès d'irritabilité dans la fibre, ce qui a parfois lieu chez les hystériques et les hypocondriaques. Elles pourraient aussi être dangereuses lorsque les maladies venteuses sont produites par un état de pléthore vers le tube intestinal, par la sécheresse des premières voies, et par une sorte d'acrimonie humorale.

Les eaux minérales ferrugineuses sont encore employées avec succès dans les faiblesses qui sont la suite d'hémorrhagies non très-considérables, mais continues, où les organes sont affaiblis et disposés à la surabondance de sérosité. Elles conviennent également très-bien dans les écoulemens séreux, comme les fleurs blanches continues et abondantes, dans le diabétès

ancien, dans les pertes trop fréquentes de se
mence, suites de la masturbation et des plaisirs vénériens.

Quand les hémorrhagies reconnaissent pour
cause un sang appauvri, mal constitué, et qui
donne ordinairement lieu aux écoulemens sanguins ou séreux, par l'énergie qui lui manque
ainsi qu'à ses vaisseaux, alors les eaux ferrugineuses sont avantageuses.

On les regarde encore comme excellentes pour
arrêter les diarrhées anciennes, dans celles qui
sont occasionées par la faiblesse, quand les membranes intestinales sont trop relâchées, lorsque
la sérosité abonde trop dans les intestins. C'est
alors qu'elles opèrent avec fruit et rendent au
canal digestif son premier ressort.

Elles seraient dangereuses lorsque les diarrhées reconnaissent pour cause une affection bilieuse ou putride, ce que l'on observe principalement en été et en automne. Toutes les fois qu'il y
a une grande sensibilité ou une irritation des intestins entretenue par une dégénérescence des
sucs gastriques, ou par quelque suppuration,
elles seraient alors fort nuisibles.

Elles peuvent encore être utiles dans quelques cas d'engorgement des viscères du bas-
ventre, qui dépendent de leur atonie augmentée.

Qui ignore l'efficacité des eaux ferrugineuses pour rappeler le flux périodique chez les femmes ? Quand il s'arrête avant le temps marqué par la nature, ou quand il est irrégulier, il survient alors un grand nombre de maladies dont la guérison dépend de son retour. Ces sortes de cas offrent, en général, beaucoup de difficultés, et toujours en raison de l'époque plus ou moins éloignée de l'invasion des dérangemens. Souvent les règles manquent parce qu'il n'y a pas dans le sang des principes constituans assez riches, comme dans les pâles couleurs, où la sérosité abonde.

Or, pour rétablir le bon état du sang et la force des organes, les eaux ferrugineuses sont employées avec succès. Elles réussissent également quand les règles manquent par la viscosité des humeurs et par la faiblesse générale, lorsque la matrice n'a pas le ressort, l'énergie nécessaire pour rappeler cette excrétion. C'est alors que les eaux ferrugineuses rétablissent la sensibilité convenable et ramènent le cours d'une fonction si essentielle à la santé des femmes.

Si nous venons de louer l'efficacité des eaux ferrugineuses, nous nous faisons un devoir non moins rigoureux de modérer les éloges que la renommée en publie pour la guérison de la plupart des maladies des femmes.

Ainsi, nous avouerons qu'elles ne conviendraient pas lorsque les règles manquent par pléthore, ce qui arrive quelquefois, et ce qui se manifeste par un resserrement et par un poids qui gêne la liberté des organes, et sur-tout ceux de la matrice. Elles ne seraient pas moins nuisibles lorsque les menstrues cessent, parce que la sensibilité ordinaire a quitté l'utérus pour se porter vers un autre organe ; ce qui a lieu lors des suppurations internes, comme dans la phthisie pulmonaire ou hépathique, etc. Elles ne seraient pas moins funestes, si on les employait dans le cas de suppression de règles par trop d'irritabilité, de sécheresse ou de spasme de la matrice. Elles ne conviennent pas aux femmes enceintes, sur-tout à celles qui sont pléthoriques, car, dans ces sortes de cas, elles éprouvent des douleurs de matrice et des pesanteurs de reins, dues à des congestions sanguines.

Elles sont utiles dans les affections des glandes, dans certains engorgemens écrouelleux ou laiteux, dans quelques hydropisies primitives ou dépendantes de la mauvaise constitution du sang, comme dans la plupart des leuco-phlegmasies. En les unissant alors à d'autres remèdes, elles peuvent être fort avantageuses

D'après ce qui précède, il est aisé de juger que les eaux ferrugineuses froides possèdent trois grandes propriétés générales, que les anciens caractérisaient par les noms de toniques, styptiques ou astringentes et apéritives. Elles conviennent donc dans un grand nombre de maladies qui reconnaissent pour cause la faiblesse des organes intérieurs, ou dans celle de divers systèmes, lorsque le sang est mal constitué, ce qui donne lieu aux écoulemens sanguins et séreux, par le manque d'énergie qu'il n'a pas ; le fer est alors fort utile.

L'action des eaux ferrugineuses, de la manière dont elles opèrent, est évidemment vitale. Il est impossible de déterminer si elles agissent sur les plus petits vaisseaux capillaires ou seulement sur le parenchyme de la membrane muqueuse, et sympathiquement par cet organe sur les autres tissus.

Des effets différens de ceux des stimulans diffusibles sont produits par les substances connues sous le nom de toniques, qui excitent, il est vrai, une action moins apparente, mais aussi plus constante dans le système. De toutes ces substances, l'écorce de kina est, sans contredit, la plus puissante.

Toutefois le nom de tonique donné à ces sortes de remèdes est fondé sur des idées évidemment fausses, car il n'y a rien, dans la constitution organisée, qui soit analogue au ton ou à la tension élastique. Leur action nous paraît être d'augmenter l'énergie vitale ; dans ce sens que l'élément qui constitue la vie acquiert plus d'intensité, plus de force, pour remplir les diverses fonctions attachées à des organes qui en manquent. Chez les personnes rendues à la santé par l'usage des toniques de quelque nature qu'ils soient, il ne se passe rien qui ressemble à une condensation réelle des solides.

CHAPITRE VI.

Propriétés des Eaux sulfureuses de Bagnères-Adour.

Comme il existe encore à Bagnères deux sources sulfureuses dont l'odeur est bien prononcée, et que la nature a encore enrichi ses environs d'une troisième principale, connue sous le nom de La Bassère, dont les élémens constituans sont beaucoup plus abondans que ceux qui composent les premières, les vertus de celle-ci étant d'ailleurs bien constatées, nous ne pouvons nous dispenser d'en donner une idée générale.

Prises à l'intérieur, leur effet le plus marquant est de rendre les fonctions plus actives, principalement celles de la circulation et de la digestion. Elles produisent une expansion ou reflux d'humeurs plus considérable à la peau. Elles augmentent l'absorption et la transpiration plus particulièrement qu'aucune autre eau minérale. Sous ce rapport principal, elles conviennent dans les affections internes qui sont dues à la répercussion de quelques vices psoriques : ainsi, dans les phthisies psoriques, dans les douleurs, dans les rhumatismes du même genre, elles sont employées avec avantage. Il y a des fièvres intermittentes entretenues par un vice semblable qui résistent à tout autre remède, et qui ne cèdent qu'aux eaux sulfureuses.

Quoiqu'en général, d'après le docteur Pommier, elles soient nuisibles dans les suppurations d'organes intérieurs, leur usage est néanmoins indiqué dans les phthisies pulmonaires qui existent sans suppuration, dans lesquelles les crachats sont abondans, gras, visqueux, avec embarras des poumons, comme dans les phthisies écrouelleuses, lorsque la lymphe est augmentée.

L'eau minérale sulfureuse de La Bassère, dit encore le praticien distingué que nous venons de citer, possède les mêmes principes que la source d'Ortech aux Eaux Bonnes (n). Il pense aussi qu'étant coupées avec du lait, elles peuvent convenir dans quelques affections de poitrine, dans les catarrhes chroniques et dans l'asthme humide.

Nos trois sources sulfureuses, de même que les salines et les ferrugineuses, étant chargées de leurs principes à des degrés variés, sont encore, sous ce rapport, dans le cas de remplir un plus grand nombre d'indications curatives. On est, dès-lors, moins obligé d'en augmenter ou diminuer les doses.

CHAPITRE VII.

Réflexions.

Après le tableau si varié des maladies que nous venons de parcourir, auxquelles les eaux de Bagnères-Bigorre remédient, on ne sera point étonné que des médecins célèbres ayent préconisé leurs propriétés comme propres à la guérison du plus grand nombre des affections humaines.

Hoffmann, en traitant des maladies chroniques, s'exprime ainsi : « Tout le monde con» vient, et l'expérience prouve très-clairement » que les eaux minérales, tant chaudes que

» froides, font des merveilles dans la cure des
» maladies chroniques. »

Bordeu, dans l'ouvrage que nous avons toujours cité avec tant de plaisir, en reconnaissant que les eaux de Bagnères-Bigorre furent les plus anciennement connues par les Romains, et celles dont l'usage leur fut le plus commode et le plus utile, proclame leur efficacité dans le plus grand nombre des dérangemens de santé. Pleinement convaincu de leurs propriétés si variées, il cite une foule d'heureuses guérisons opérées, et dans sa fameuse thèse qui a pour titre, *Aquitaniæ minerales aquæ*, 1754, et dans ses *Recherches sur les maladies chroniques.*

Lieutaud, célèbre médecin de Louis XVI, après les avoir citées avec avantage dans sa *Matière médicale*, après leur avoir reconnu les propriétés les plus étendues, les conseille avec une sorte de prédilection.

M. le baron Portal, premier médecin du roi régnant, dans son excellent ouvrage sur les *Maladies du Foie*, conseille, dans la plupart des cas, l'usage des eaux minérales.

Quelle satisfaction n'éprouvons-nous pas en citant encore le témoignage du savant professeur Alibert, premier médecin ordinaire du roi Charles X! Ce praticien éclairé, qui a fait une

étude toute spéciale des propriétés des eaux minérales répandues sur notre patrie, en parlant de celles de Bagnères - Bigorre s'exprime ainsi : « La simple énumération des sources de
» cet établissement suffit pour en démontrer la
» richesse, et nul doute qu'elles ne doivent oc-
» cuper l'un des rangs les plus élevés parmi les
» eaux thermales en France. Le discrédit qu'on
» a voulu jeter sur elles ne saurait être appuyé
» sur aucune observation solide. On est revenu
» aujourd'hui de toutes ces protestations injus-
» tes, depuis que des médecins éclairés ont ap-
» précié leurs effets avec toute l'attention qu'ils
» méritent. Les eaux minérales de Bagnères-
» Adour agissent, comme toutes les eaux ther-
» males salines, en excitant dans l'économie
» animale des mouvemens qui deviennent salu-
» tairement perturbateurs, en imprimant une
» marche aiguë à des affections qui se perpétuent
» au détriment des individus qui en sont atteints.
» Je les conseille sur-tout aux hypocondriaques,
» aux personnes qui seraient travaillées par une
» mélancolie suicide. C'est là que doivent se gué-
» rir toutes ces maladies ventrales, toutes ces
» irrégularités dans les fonctions des entrailles,
» qui attaquent si souvent les gens de lettres, les
» jurisconsultes et tous les hommes livrés à des

» professions sédentaires. C'est là qu'il faut en-
» voyer les femmes affaiblies par des couches réi-
» térées et par les soins laborieux du ménage,
» celles qui sont épuisées par des flux immodé-
» rés, même par des peines morales. Les guer-
» riers peuvent pareillement s'y rendre pour y
» réparer d'anciennes blessures. Je ne saurais
» assez le répéter à mes élèves, il y a dans ces
» eaux, comme dans beaucoup d'autres, des
» propriétés mystérieuses, des qualités occultes,
» qui, comme le savait Bordeu, échappent à nos
» moyens vulgaires d'investigation. C'est le cas
» de répéter ici ce que disait un ancien, des eaux
» minérales : *Arcana Dei miraculis plena.* »

Le docteur Boin, inspecteur-général des eaux
minérales du royaume, membre de la chambre
des députés, s'exprime avec non moins d'énergie en faveur de ces eaux: « La ville de Bagnères
» a connu de bonne heure la mine de richesses
» que la nature avait placée près d'elle, et a su
» l'exploiter. Par ce concours heureux de toutes
» les volontés particulières à servir un intérêt
» commun, Bagnères est parvenue à se consti-
» tuer la métropole des cités minérales, non-
» seulement des Pyrénées, mais de la France
» entière. »

De pareils aveux, de pareils témoignages

rendus par des savans du premier ordre à la nature, aux propriétés des eaux minérales de Bagnères-Adour, établissent d'une manière si authentique leur juste renommée, qu'il ne peut ni ne doit plus être désormais question que de constater, par des observations suivies, quelles sont les diverses maladies auxquelles elles remédient, et à fixer, sous ce rapport, ou préciser l'opinion des médecins.

DEUXIÈME SECTION.

Mode d'administration des eaux thermales de Bagnères-Adour. Durée du traitement. Influence des moyens hygiéniques. Influence du climat. — Des lieux. — De l'air. — Des saisons. — Des vents. — Des eaux communes. — Des alimens et des boissons ordinaires. — Des promenades. — Des Voyages. — Des affections morales. — Réflexions générales sur ces diverses influences.

—

CHAPITRE PREMIER.

Mode d'administration des eaux thermales de Bagnères-Adour.

Quoique les eaux de Bagnères soient , en général , peu gazeuses, nous conseillons le plus ordinairement de les prendre à leurs sources plutôt que dans les appartemens. C'est sur-tout le matin à jeun que leur effet est le plus sensible. Libre alors de toute action , il est plus facile à l'estomac d'agir dans toute son énergie sur les substances qu'il reçoit. Il n'est point indifférent de les prendre avant ou après le bain.

La dose usitée est relative à la nature de la maladie que l'on a à combattre , et à la classe d'eaux dont on fait usage. Il est aussi une foule de circonstances qui guident le médecin sous ce rapport.

Si nous croyons inutile d'observer maintenant que la promenade devient nécessaire, surtout durant l'usage des eaux minérales salines prises en boisson, et que l'exercice que l'on prend alors ne contribue pas peu à en faciliter , et même en augmenter l'action, nous pensons qu'il est avantageux de faire remarquer que la grande diversité de minéralisation dont elles sont douées à Bagnères offre en outre le précieux avantage du choix dans la grande variété de sensibilité , de susceptibilité de l'estomac et du canal alimentaire.

Quoiqu'en général on prenne les eaux salines pures, on les rend par fois plus actives par l'addition de quelque autre purgatif. Les indications que l'on a à remplir servent de guide à cet égard.

Indépendamment des infusions et des décoctions simples avec lesquelles on modifie , dans certains cas, l'action des eaux minérales, il nous arrive aussi d'ajouter, aux sulfureuses, quelque autre substance.

La nature bienfaisante des eaux thermales ferrugineuses est telle, que nous les prescrivons, dans quelques circonstances, avec la boisson des repas.

Leur usage intérieur est d'autant plus efficace qu'il est aidé par celui des bains et par celui de l'ensemble des moyens hygiéniques dont nous tracerons bientôt les avantages.

En général, avant de faire usage des eaux minérales de tout genre, il est des précautions à prendre, un régime à suivre, avant, pendant et après leur emploi. Tout ici est du domaine du médecin, qui dirige les malades d'après son expérience. On ne peut établir aucune règle à suivre, et nous considérons comme un vieux préjugé ces méthodes qui font commencer tout traitement par des saignées ou des purgatifs. L'ignorance enfanta, sous ce rapport, des systèmes si bizarres, que nous n'avons qu'à nous féliciter d'exister dans un siècle où une thérapeutique plus éclairée nous sert de guide plus assuré. Quelques heures doivent être accordées à la nature médicatrice pour utiliser convenablement l'usage intérieur des eaux minérales.

Quoique la durée de ce travail soit toujours relative aux forces digestives , il est cependant une règle qui appartient à tous les cas , c'est qu'il faut toujours passer quelques heures avant de déjeûner. Encore faut-il que ce repas , comme tous les autres , soit toujours frugal , afin que l'équilibre des forces se maintienne ; pour que l'action des secondes voies , secondée par l'influence salutaire des eaux sur les organes éloignés , ne soit point troublée , pour qu'elle s'effectue en entier au profit de la santé. Le temps où il convient le mieux d'administrer un remède ne contribue pas peu à son succès (o).

CHAPITRE II.

Durée du traitement.

On concevra aisément que cette durée est toujours relative d'abord à la nature de la maladie , et ensuite à l'âge , au tempérament et au sexe.

Sous le rapport de la saison dans laquelle on prend les eaux minérales de Bagnères-Bigorre , on sait qu'elle dure environ quatre mois.

S'il est assez rare de la voir se prolonger pour

quelques malades, il est assez commun aussi de la voir se borner à un ou deux mois pour un grand nombre d'affections. La nature des maladies, l'idiosyncrasie, l'âge des malades, l'effet des eaux, et une foule d'autres causes d'une influence générale, modifient cette durée.

Nous ne pouvons nous empêcher de convenir ici, avec Bordeu, *Recherches sur les maladies,* ch. I, pag. 341, que les préjugés superstitieux de nos ancêtres touchant le choix de certaines saisons de l'année furent enfantés par l'ignorance ; nous avouerons avec la même franchise que l'été est néanmoins l'époque de l'année la plus favorable pour l'usage des eaux minérales de toute nature. On sait que c'est aussi le temps où les maladies se guérissent plus facilement. Toutefois, il est constant qu'elles peuvent être prises à Bagnères dans toutes les saisons, et que, depuis que la thérapeutique est plus éclairée, il y a un assez grand nombre de malades qui, déterminés par des succès antérieurs, prolongent leur séjour durant l'automne et l'hiver pour y continuer l'usage des eaux minérales, dont les propriétés sont les mêmes dans toutes les saisons. On peut se convaincre, sur les lieux, que les habitans de Bagnères et des campagnes voisines se font un plaisir de les utiliser pendant tout le cours

de l'année dans la plus grande partie des maladies aiguës ou chroniques qui les affligent.

Les eaux minérales de Bagnères ne s'expor-
tent guères, excepté celles des sources de la
Bassère (*p*). Cette eau est essentiellement sulfureuse; elle peut donc être transportée à des
distances fort éloignées sans souffrir la moindre
altération. On la coupe quelquefois avec du
lait, avec du petit-lait, avec la tisane d'orge
ou toute autre boisson analogue.

Toutes les fois que la température est douce,
elle est toujours plus propice pour l'usage des
eaux thermales; or elle l'est, en général, dans
nos contrées méridionales, durant le printemps
et l'été, saisons beaucoup plus caractérisées
qu'ailleurs. Les divers traitemens marchent alors
avec bien plus de succès. Quand le temps est
pluvieux, il est assez ordinaire de suspendre
ou de modifier d'une foule de manières l'usage,
soit des boissons, soit des bains, soit des douches. La sérénité du temps, la chaleur extérieure, facilitant toute guérison, c'est alors
sur-tout qu'il convient de prolonger tout traitement. La nature des maladies et une foule
d'autres circonstances guident le médecin dans
l'emploi des eaux.

A mesure que la fin du traitement s'avance

ou que la guérison se prononce, on diminue toujours la dose des boissons d'eaux minérales.

Dans leur administration, il est des bornes que l'on ne peut dépasser sans exposer les malades à des dérangemens plus ou moins grands, plus ou moins variés. L'accroissement de vitalité, augmentée par l'usage des eaux dans les divers systèmes qu'elles atteignent, ne pourrait se perpétuer sans produire une excitation vitale qui entraînerait de nouveaux accidens, de nouveaux désordres plus ou moins graves. Ainsi, des douleurs intestinales, des coliques, des tranchées, des déjections alvines, etc., succéderaient à l'usage trop prolongé des eaux salines.

S'agirait-il de celui des eaux ferrugineuses ou sulfureuses? s'il était également trop prolongé, en continuant à donner trop de ton, trop d'énergie à tel ou tel système, il amènerait, il susciterait dans les fonctions des organes des désordres de toute espèce. L'éréthisme, le ténesme, la faiblesse, seraient peut-être les moins graves. L'action augmentée de la circulation donne naissance à la fièvre. Celle de la peau, soit par la boisson, soit par les bains, pourrait aussi faire naître des phénomènes pathologiques plus ou moins multipliés.

Il est donc hors de doute que si les malades, après avoir été guéris ou soulagés, s'obstinaient à vouloir dépasser les bornes prescrites par l'expérience dans l'administration des eaux minérales de toute nature, ils s'exposeraient à contracter de nouvelles maladies. Il en est, au surplus, de ce remède comme de tout autre, comme il en est des meilleures choses, qui ont le pire destin. L'abus de celles qui sont même le plus utiles à notre existence est, dans tous les cas, dangereux. Si l'attrait même du plaisir est dans la nature, sa durée devient toujours funeste (*q*).

Une observation non moins intéressante est qu'en général, l'effet des eaux minérales, quoique plus sensible pendant leur usage, continue presque toujours, après sa cessation, par une amélioration constante et permanente de la santé.

La perturbation salutaire qui a lieu durant le traitement est, sous tous les rapports, relative aux diverses circonstances dans lesquelles se trouvent les malades. Si, dans des cas, assez rares, il est vrai, cette médication n'est pas sensible sur les lieux, nous apprenons assez souvent qu'elle se manifeste lorsque les buveurs d'eaux minérales sont rendus à leurs habitudes ordinaires.

C'est ainsi que les personnes qui avaient des

digestions difficiles, des embarras hépatiques, des dérangemens rénaux, continuent à voir les fonctions attachées aux divers organes qui les remplissent s'améliorer. Combien de malades ont dû leur entière guérison à des crises salutaires, provoquées par le travail intestinal primitif produit pendant l'usage des eaux minérales salines! travail lent, dont les résultats n'ont eu lieu qu'à des époques plus ou moins éloignées. Combien d'autres qui, à la suite de dépôts, d'éruptions de toute nature, survenus dans l'éloignement, n'ont reconquis leur santé qu'à la suite de l'emploi des eaux minérales!

Nous ne pouvons non plus laisser ignorer que leur effet est, parfois, suspendu durant quelque temps. La perturbation critique qu'elles produisent ne se développe donc, dans certaines circonstances, que quelque temps après leur usage. Il est même des symptômes qui présagent cet heureux avenir. Ainsi, nous avons eu, parfois, la douce satisfaction d'apprendre que tel malade, parti de Bagnères sans avoir éprouvé un très-grand soulagement apparent, acquérait de jour en jour de l'amélioration dans sa santé, et la récupérait enfin contre toute espérance.

Aussi, pour ne pas contrarier les efforts de la nature médicatrice, ou mieux, pour la favoriser dans ses mêmes efforts, dans son travail, convient-il de suivre, durant quelque temps, un régime sanitaire, et de ne faire usage d'aucun autre remède actif.

Si l'altération des organes, si celle des forces constitue les genres et les espèces de maladies, dont toutes les différences consistent essentiellement dans les degrés, la nature et le siége de l'altération, leur excitement, porté à un certain degré et soutenu pendant quelque temps par l'usage des eaux minérales, produira les coctions, les crises, les solutions des maladies, et constituera les forces médicatrices de la nature (r).

Les remèdes n'ayant que des propriétés relatives, c'est autant de leur choix que de la méthode rationnelle ou éclairée de leur administration, que l'on doit espérer leur utilité.

C'est peu encore que d'avoir fait un bon choix des remèdes qui conviennent à la guérison des malades, il importe aussi de savoir les continuer aussi long-temps que persiste l'indication à suivre, ou qui en a commandé ou nécessité l'emploi. La saine et judicieuse expérience doit être alors le seul guide à consulter. C'est en elle seule, et non dans des théories toujours fautives ou chimériques, qu'on doit trouver la véritable méthode à suivre. En effet, pourquoi changer de médicament quand la cause du mal est la même, et sur-tout lorsque le remède a été utile et continue à l'être ? *Nihil æquè sanitatem ægrotantium impedit quàm remediorum crebra mutatio.* Hoffmann.

Si la persévérance dans l'administration des eaux minérales qui réussissent est sur-tout avantageuse pour le traitement des maladies chroniques, elle ne l'est pas moins pour empêcher leur retour. Il faut souvent plusieurs années pour en retirer le fruit désiré. Qui ne connaît les bons effets de la continuité de l'usage des ferrugineux dans les maladies qui attaquent plus ou moins profondément le système lymphatique ?

CHAPITRE III.

Influence des moyens hygiéniques sur le traitement.

Indépendamment de l'action des élémens qui constituent les eaux minérales, il est encore des influences nécessaires qui agissent plus ou moins puissamment sur leurs effets. Quoiqu'il ne soit pas facile de décrire, jusqu'à un certain point, l'action des causes qui peuvent contribuer à rendre les eaux minérales salutaires, il est néanmoins possible de les apprécier d'après l'expérience. Il en est dont l'action agit nécessairement sur tous les buveurs, tandis que d'autres appartiennent à chaque individu.

Le climat, l'air, la saison, les lieux, les vents, les eaux communes, les alimens, entrent dans le domaine de tous.

Les influences relatives à chaque individu appartiennent au régime, à l'âge, au sexe, à la nature de la maladie, aux voyages et aux affections de l'âme.

CHAPITRE IV.

Influences du climat.

Abstraction faite de la civilisation et de toutes les causes morales qui déguisent les effets du climat, je le prends ici dans une simple acception médicale, c'est-à-dire en y comprenant l'ensemble de toutes les circonstances locales, physiques, et même la nourriture. Il est lui-même cet ensemble; et tous les traits caractéristiques par lesquels la nature a distingué les différens pays, entrent dans l'idée que nous devons nous former du climat. Ainsi, nous ne le resserrons pas dans les circonstances particulières des latitudes, du froid et du chaud. — Or, s'il est constant que les objets physiques ne sont pas les mêmes dans chaque climat, la sensibilité doit subir des modifications en présence et par l'action continuelle de ces objets différens.

D'une foule d'observations qui furent faites, dès les premiers siècles connus, par le plus grand génie qui ait peut-être paru sur la terre, on dut nécessairement conclure que l'impression des causes physiques ou du climat sur le corps humain était une influence réelle. A cause de la lésion intime qui existe entre le corps et le principe qui l'anime, le premier ne peut éprouver long-temps cette influence sans la communiquer à l'âme. L'homme ne peut jouir ni souffrir quelque temps sans que ces facultés physiques, morales et même intellectuelles, ne contractent une manière d'être qui constitue une idiosynerasie spéciale.

Des phénomènes sans nombre, observés dans l'état de santé comme dans celui de maladie, constatent aujourd'hui, à ne plus en douter, cette étroite union, cette sympathie et cette synergie du principe de la vie avec la machine qu'il anime, avec les élémens qui l'environnent.

La différence qu'on observe dans le physique et dans le moral des hommes tient, entre autres causes, à leur position respective, par rapport à la manière plus ou moins directe dont ils reçoivent les rayons du soleil, et à la distance plus ou moins considérable où ils se trouvent des pôles.

Pour peu que l'on ait étudié nos observations météorologiques sur la ville de Bagnères, on est obligé de conclure que le climat dans lequel cette ville est située ne le cède en rien, en France, pour la salubrité et l'agrément, à celui de tout autre pays, soit pour la longévité, soit pour le rétablissement de la santé (s). L'importance du climat sur la santé, la nécessité de cette influence a été tellement sentie dans ces temps modernes, qu'il est un grand nombre de médecins éclairés qui se sont fait un devoir d'offrir au public la topographie de la contrée qu'ils habitent, pour en faire ressortir les avantages ou les inconvéniens. Aussi est-on aujourd'hui bien plus instruit qu'on ne l'était autrefois sur la connaissance de la nature et de la succession des saisons, sur celle des vents, tant généraux que locaux, qui dominent dans chaque contrée ; sur l'exposition d'une ville par rapport à ces vents, et au lever et au coucher du soleil ; sur la qualité de son terrein et de ses eaux, et sur le genre de vie ou du régime ordinaire de ses habitans. Le midi de la France est si connu par tout homme qui a quelque instruction, pour être le plus favorable à la guérison des maladies, qu'il deviendrait superflu de chercher à développer davantage cette grande vérité pratique, démontrée dans l'immortel ouvrage d'Hippocrate, *De aere, locis et aquis*.

On apprend avec une sorte d'admiration et de vérité de sentiment, que ce grand homme avait déjà compris que le sol sur lequel nous vivons exerce aussi sur notre corps une influence notable par son plus ou moins d'élévation au-dessus du niveau de la mer, et par celle qui vient des différentes qualités qu'il communique aux substances végétales et animales dont l'homme fait sa nourriture ordinaire : d'où il suit que les différentes matières qui entrent dans la composition de ce sol, le plus ou le moins de consistance qui résulte de leur union, le plus ou le moins d'égalité de surface qui lui fait absorber ou réfléchir les rayons du soleil, la nature enfin des différentes exhalaisons qu'il renvoie à l'atmosphère, contribuent puissamment à modifier la température d'un pays.

En donnant la topographie médicale de Bagnères, nous établirons que la contrée qui l'environne réunit tous les avantages convenables à la santé ; nous n'aurons pas à y développer que l'être simplement organisé, comme celui qui est vivant, existent et se décomposeront par la combinaison continuelle des élémens qui les pressent de toutes parts ; que ce qui est cause dans un instant déterminé devient effet l'instant suivant ; mais bien que plus le climat est riche en élémens vitaux, plus aussi, comme à Bagnères, la vie y domine. Tout est lié dans la nature. Le concours des élémens compose et maintient un instant les êtres organisés. Ce qui a vie aujourd'hui sera demain décomposé pour obéir à d'autres lois de mouvement et de vie qui sont répandus dans l'univers. Tout obéit aux principes qui animent la nature entière. Plongé dans un océan d'agens qui le pressent de tous côtés, l'homme, dans sa courte durée, subit sans cesse des changemens dans le mode de son existence. Être passif et éphémère, il a besoin, pour se maintenir en santé, ou pour la réparer, lorsqu'elle est altérée, de s'environner au-dehors et au-dedans d'une foule d'élémens nouveaux, qui, par leur réunion combinée, soutiennent sa frêle existence (t). De ces observations générales nous conclurons que les eaux minérales doivent encore être administrées d'après des indications prises de la nature du climat. Il donne une face nouvelle aux affections morbifiques, qui déjà ont subi des modifications par l'effet du voyage, etc. Hippocrate avait énoncé que la constitution physique de l'homme porte l'empreinte des causes qui agissent sur elle. Cette influence, si bien démontrée par un célèbre médecin moderne, Roussel, dans son traité qui a pour titre , *Système physique et moral de la femme,* in-12, 1777, a été encore confirmée depuis par Cabanis dans son immortel ouvrage *sur le rapport du physique et du moral de l'homme.*

CHAPITRE V.

Influence des lieux.

Guidé par une sagacité extraordinaire, le père de la médecine, qui joignait à des connaissances physiques, médicales, morales et politiques, la patience de faire des recherches très-pénibles et multipliées, pour distinguer dans l'homme ce qui est l'ouvrage de la nature d'avec ce qui est l'effet des causes qui l'environnent, avait aussi aperçu l'influence des localités sur la vie ou la santé. Ce philosophe profond a observé que, puisqu'il est prouvé que l'on transpire davantage dans les pays des montagnes que dans la plaine, il est donc des maladies acquises dans la plaine, et sur-tout dans les grandes villes, qui se guérissent toutes les fois qu'on est transporté autour des lieux élevés. Or, Bagnères-Bigorre et tout ce qui l'entoure jouit encore de ce précieux avantage.

Nous finirons cet article important, auquel nous aurions pu donner un beaucoup plus grand développement si nous n'avions pas été convaincu que nos lecteurs pourront suppléer par leurs connaissances à ce que nous omettons; nous finirons, dis-je, par observer que tous les médecins des eaux thermales sayent que le lieu thermal doit être préservé de tous les excès de la température, et parfaitement garanti des vents du nord; ce qui existe dans les établissemens de Bagnères-Adour et ce qui multiplie les agrémens des localités.

CHAPITRE VI.

Influence de l'air.

Si les naturalistes, si les médecins de tous les siècles, fondés sur l'expérience, se sont tous accordés à convenir que le climat le plus favorable à la santé, à la longévité, était sur-tout celui où l'air était le plus pur, le plus lucide, le plus exempt des émanations malfaisantes. *aër sit purus, sit clarus, sit lucidus, nec obus fœ-*

tore cloacæ, Hɪᴘᴘ., celui qui environne Bagnères est, sans contredit, un de ceux qui, en France, réunit le plus les avantages de la salubrité. La peau absorbant, comme les poumons, une portion de l'air atmosphérique, l'importance de sa pureté, comme son efficacité, se trouvent dèslors démontrées. Or, à Bagnères, on respire en abondance cet air vivifiant qui ranime les fonctions de toute nature. Dans le temps des grandes chaleurs, celle du jour se trouve tempérée par les émanations qui s'élèvent des nombreux ruisseaux qui circulent de toutes parts autour de Bagnères. A l'avantage d'entretenir convenablement l'action de la peau, se joint encore celui de la rétablir, lorsqu'elle est dérangée. Le bien-être inexprimable que tout être vivant éprouve lorsqu'il se trouve environné d'un air salubre est une des plus douces jouissances que l'homme de la nature puisse ressentir. C'est au moment où ce premier élément de la vie, à la faveur du sang qu'il vivifie, va au loin porter les principes qui augmentent la vie, que l'on sent de toutes parts les fonctions des divers organes s'accroître et s'affermir. C'est dans cet instant de délices que procure au malade convalescent l'aspect d'un beau ciel azuré, celui d'un jour pur, qu'il sent se développer avec une sorte de volupté les forces qui président de toutes parts aux réparations vitales.

Si Hippocrate fut le premier qui prescrivit le changement d'air dans un grand nombre de maladies, ce sage conseil, dont les bons effets ont été si bien appréciés depuis lui par les plus célèbres médecins de tous les siècles, est, plus que jamais, suivi par les plus grands praticiens modernes, qui s'empressent de prescrire les voyages, le changement d'air et le passage du nord au midi. Toutes les fois que je m'occupe des nombreux bienfaits que tous les êtres reçoivent de l'air pur, je crois voir en lui un océan immense qui renferme cette nature vivante, qui, sous cent noms divers, s'insinue partout, anime tous les êtres, et qui, sans borne et sans mesure, en un cercle de bien partage toute existence. C'est elle de qui la féconde haleine, sous le nom de zéphirs, rappelle avec le printemps celui de tout être animé. C'est elle enfin qui ressuscite les fleurs, et dans nos bois ramène le ramage et l'amour de cent oiseaux divers et l'augmentation de vie de tout ce qui respire.

CHAPITRE VII.

Influence des saisons.

Tous les anciens, depuis Hippocrate, ont constaté avec ce grand homme que l'état du corps éprouve des variations très-grandes d'après les différentes saisons de l'année, et que l'homme du printemps ne ressemble pas plus à celui de l'automne, que l'homme d'été à celui de l'hiver. Ces observations si vraies, si puissantes, si vivement senties par tous les hommes qui réfléchissent, sont devenues tellement à la portée de tous, que les habitans des villes et des campagnes s'empressent à qui mieux mieux de jouir des faveurs de la belle saison. C'est surtout celui qui est affligé par de longues souffrances, par une affection chronique, qui s'attend à en ressentir plus efficacement les effets. Son influence est si bien connue, qu'elle ne peut qu'ajouter à l'usage des eaux minérales. Que si c'est principalement dans le cours des saisons où la température est agréable que l'on s'empresse de venir les prendre, ces mêmes saisons ne peuvent donc qu'aider à leur usage.

CHAPITRE VIII.

Influence des Vents.

Y a-t-il un seul homme, s'il n'est pas entiè-rement stupide, qui ne se sente autrement dis-posé dans un temps serein que dans un temps pluvieux, pendant le vent du nord que pendant celui du midi? Ne sait-on pas que certains vents, en paralysant pour ainsi dire le corps, commu-niquent leur action à l'esprit, et qu'ils le jettent dans une inertie qui lui ôte jusqu'à la force de penser ; et si les causes sont constantes, ne peuvent-elles pas à la longue influer sur notre tempérament , modifier nos passions, déter-miner notre caractère moral ?

L'influence des vents sur le corps humain est aussi puissante que celle du climat et des sai-sons (*u*). Cette observation donna encore nais-sance à cet aphorisme :

« Les constitutions boréales resserrent les
» corps , leur donnent plus de vigueur et d'a-
» gilité, éclaircissent le teint, rendent l'ouïe plus
» fine, dessèchent les ventres, picotent les
» yeux, et aggravent les douleurs de poitrine
» chez les personnes qui ont cette partie affec-
» tée. Les constitutions australes, au contraire,

» relâchent et ramollissent le corps, rendent
» l'ouïe dure, occasionent des pesanteurs de
» tête et des vertiges, appesantissent les yeux
» comme tout le corps, et lâchent les ventres.
» HIPP. »

Dans nos observations météorologiques, nous avons remarqué que le climat, que les saisons, étaient en grande partie déterminés par la différente manière dont les vents soufflent dans chaque division de l'année. Mais le climat, mais l'air atmosphérique, mais les saisons, mais les vents, peuvent être plus ou moins favorables à la prolongation de la vie, au dérangement de la santé, ou à son rétablissement. Or, les vents du nord-ouest et du sud dominant le plus communément dans la saison des eaux de Bagnères, il suit que ceux qui en font usage doivent en ressentir les heureux effets ; ce qui ne contribue pas peu encore à leur efficacité.

CHAPITRE IX.

Influence des Eaux communes.

L'importance que l'oracle de Cos a donnée à la nature des eaux communes, dont l'usage a aussi une grande influence sur la santé des hommes,

nous fait un devoir de faire observer ici que celles que l'on boit à Bagnères-Bigorre portent le caractère de celles qui sont les meilleures, d'après la sentence d'Hippocrate : « Les meil-
• leures eaux sont celles qui coulent des lieux
» élevés et des collines de terre. » Hipp. *De aere locis et aquis*. Aphor. 36. *Corray*.

Or, la plupart des eaux communes que l'on boit à Bagnères, pour ne pas dire toutes, ont l'origine signalée par le législateur de la médecine. Cette observation si précieuse trouve spécialement son application lorsqu'il s'agit du rétablissement de la santé, où il faut un si grand concours de causes pour l'opérer. Sous ce rapport, les buveurs d'eau n'ont encore rien à désirer à Bagnères-Bigorre.

CHAPITRE X.

Influence des alimens et des boissons ordinaires.

Si partout pays l'influence des alimens sur la nature d'un traitement peut être la même, on conviendra, sans peine, que leur qualité, dans ces circonstances, est encore de la plus haute importance. Personne n'ignore que les viandes de boucherie, que le veau et le mouton sur-tout

sont excellens dans les contrées méridionales.
Le poisson d'eau douce que l'on sert sur les
tables de Bagnères, tels que la truite, ne le cède
en rien aux poissons les plus recherchés ou les
plus délicats. Nous ne parlerons pas du gibier
nourri sur les montagnes, qui, ayant toujours
été considéré comme le plus exquis de tous, ne
pourrait être qu'un mets précieux, si les médecins n'étaient pas forcés de l'interdire, en général, aux malades.

Ce serait faire injure aux connaissances
usuelles des personnes qui fréquentent nos
eaux, que de vouloir leur apprendre que le
jardinage, les légumes sur-tout, et les fruits, acquièrent dans le midi de la France une matu-
rité, une saveur que la nature ne leur donne
pas dans les contrées septentrionales. Sous ce
rapport, comme sous celui des vins délicieux
et de toute qualité, Bagnères-Bigorre est également bien pourvu. Les vins du midi de la France
sont sans contredit les plus sains qu'il soit possible d'avoir. On peut facilement prescrire aux
malades, aux convalescens, ceux qui peuvent
leur convenir. Dans un traité d'eaux minérales
qui n'intéresse que les personnes qui désirent
se maintenir en bonne santé ou la réparer, il
ne peut pas être permis de mentionner les esprits distillés, qui, comme le dit Haller avec

tant de justesse , devraient être considérés comme des poisons plutôt que comme des breuvages.

Le thé et le café, boissons stimulantes qui empêchent le sommeil chez les personnes qui n'en font pas un usage habituel , ne peuvent pas convenir aux buveurs d'eaux minérales. Chacun sait que ces dernières passent d'autant plus facilement dans les voies digestives, qu'elles se trouvent dans un état plus favorable à la digestion (*v*). Or , plus les alimens sont succulens et de bonne qualité, moins il en faut pour la nutrition , mieux ils se digèrent, plus ils concourent au rétablissement de la santé. Un heureux climat , une saison favorable, un air salubre, un choix convenable de boissons, un exercice modéré, des distractions sagement ménagées suffisent le plus ordinairement, sans le secours d'aucun remède , pour obtenir la guérison de la plupart des maladies chroniques. Mais que ne doit pas obtenir l'influence de tous ces moyens hygiéniques, lorsqu'ils sont secondés par celle des eaux minérales réparatrices ! Sans doute que les alimens dont nous faisons usage, sont, en général, également sains, pourvu qu'ils soient digérés et qu'on ne les prenne pas avec excès. Néanmoins, il y a une différence matérielle entre eux dans leur relation avec l'estomac affaibli ou malade. Les facultés digestives, dans l'état de santé, admettent une grande latitude. Plus le caractère d'une maladie est grave ou aigu , plus la nourriture doit être simple et prise en petite quantité.

En général, les substances solides, par la résistance qu'elles opposent aux facultés vitales , excitent de grandes angoisses , tandis que les mêmes matériaux , étendus dans l'eau et très-délayés, peuvent être employés avantageusement. L'attention la plus scrupuleuse sur la qualité et sur la quantité des alimens, dans les buveurs d'eau minérale, est un devoir bien essentiel pour le médecin. Le manque de prudence, sur ce point, a trop souvent nui aux buveurs d'eau. La nature du régime est toujours fixée par celle de la maladie. Ce qui est commun à tout traitement est la tempérance. L'abstinence des mets recherchés et de haut goût, ceux qui sont les plus simples, le moins assaisonnés, conviennent à tous. C'est ici qu'il est nécessaire d'interdire les ragoûts , les épices, souvent les crudités, et plus souvent encore la trop grande variété des mets. Nous déplorerions le sort du malade qui, en venant aux eaux minérales, de quelque espèce qu'elles soient, ne serait pas convaincu que , sans la continence la plus absolue, il ne peut espérer aucun adou-. cissement à sa maladie. En proie à mille désirs immodérés, incertains sur ce qu'il faut faire et rechercher, noussommes à chaque instant, et sur-tout dans les aberrations de nos organes, les tristes victimes de notre intempérance et de nos erreurs.

Observons néanmoins que les appétits de l'homme malade sont quelquefois des guides infaillibles qui nous éclairent sur le choix des substances propres à nous nourrir, quand nous savons leur être fidèles. Ils peuvent fournir des indications curatives, et, sous ce rapport, ils deviennent pour un médecin observateur un sujet inépuisable d'étude et de méditation.

Hippocrate avait remarqué que si l'homme avait moins de penchant à abuser de ses facul-tés, les moyens naturels suffiraient pour sa conservation et le dispenseraient de recourir à une médecine artificielle. Dans le cas où il serait nécessaire de prendre quelque conseil, chacun le recevrait des lumières de sa raison ou d'une expérience facile. Mais la dépravation des mœurs, mais les erreurs, les préjugés répandus dans la société d'une manière si humiliante, en altérant les sentimens de l'homme, ont aussi perverti l'ordre des mouvemens naturels, et compliqué les maladies.

CHAPITRE XI.

Influence des Promenades.

L'expérience ayant démontré que ceux qui ont vécu le plus long-temps avaient toujours fait beaucoup d'exercice en plein air, on peut dès-lors considérer comme une condition indispensable à la durée, à la restauration de la santé, de prendre, chaque jour, quelques heures d'exercice en plein air, soit avant le diner, soit trois ou quatre heures après être sorti de table.

Or, si la promenade, l'équitation, la danse et tous les divers exercices sont très-utiles pour l'homme bien portant, la gymnastique, l'exercice deviennent encore plus nécessaires pour ceux qui font usage des eaux. Leur importance se fait encore bien mieux sentir pour ceux qui sont malades ou convalescens ; car pour que la promenade, pour que l'exercice soient fort salutaires, il faut que l'un et l'autre excitent simultanément le corps et l'esprit. Quel lieu peut mieux favoriser ce double but que Bagnères-Bigorre, pour répondre à l'espérance qui doit accompagner la promenade?

D'abord. on peut facilement se promener en compagnie, toujours dans une contrée agréable et variée par son site ; chaque jour son but peut devenir plus pittoresque, plus piquant, plus agréable. Quels sites plus beaux, plus intéressans pourrait-on parcourir que ceux qui se rencontrent à chaque pas en gravissant les Pyrénées ? L'œil, aussi ravi qu'étonné, trouve, sans cesse, un nouvel aliment à sa curiosité. De quel plus sublime spectacle peut être environné le buveur d'eau, lorsque transporté sur la cime des hautes montagnes, il contemple au loin la terre épuisée, demandant, comme lui, au soleil ses présens ? Au milieu du vaste fluide que la main du Dieu créateur versa dans l'abîme de l'univers, le buveur d'eau se sentant plus que jamais vitalisé par les torrens de matières éthérées qui l'inondent de toutes parts, ne sait plus ce qu'il doit le plus admirer, ou de la beauté du ciel azuré qui couronne sa tête, ou de la grande variété des vues qu'il parcourt, ou du spectacle enchanté des plaines et des moissons qu'il découvre ! Est-il surpris par le déclin du jour, bientôt guidé par le flambeau d'une clarté pure. il revient chaque jour de sa promenade solitaire, d'un pas plus assuré. vers le sentier où la nature lui prodigue de nouveaux trésors. Soutenu par les bras de l'espérance, il jette sur lui-même un regard étonné ; il sent à chaque heure se dissiper, comme une ombre passagère, les vains et sinistres fantômes qui l'obsédaient ; avec eux s'évanouissent les chagrins, les soucis et les craintes. Son âme s'agrandit à mesure que sa santé se répare, et elle s'élance chaque jour d'un vol plus hardi vers un avenir qu'il croit devoir être immortel.

Certes des sensations si multipliées, si nouvelles, si nobles, si ravissantes, ne peuvent que contribuer à l'efficacité de l'usage des eaux minérales.

Ce n'est pas que l'exercice soit toujours nécessaire lorsqu'on les prend, il est des maladies qui ne le permettent pas, comme il est aussi des estomacs qui ne peuvent les digérer que par le repos : comme le prouve l'exemple de madame Du Défand, qui écrivait au président Hainault : « Je crois que la fatigue m'est mor- » telle ; tant qu'il fera vilain je prendrai les » eaux dans mon lit : elles passent une fois » plus vite, et je suis bien plus forte, par con- » séquent plus en état de digérer. »

Quoique nous puissions attester qu'on peut, en général, digérer parfaitement celles de Bagnères en gardant le repos ; cependant, comme nous l'avons observé, l'exercice favorise beaucoup leur action.

CHAPITRE XII.

Influence du Voyage.

Les voyages, qui sont d'ailleurs une des plus douces jouissances de la vie, contribuent beaucoup, pour leur part, à agrandir les effets salutaires des eaux minérales. Le mouvement continuel qu'ils procurent, la variété des objets qu'ils font passer sous les yeux, la gaîté à laquelle ils disposent l'âme, l'air pur et toujours nouveau qu'ils mettent à même de respirer, toutes ces causes réunies produisent un effet presque magique sur l'homme, et contribuent infiniment à le restaurer et à le rajeunir. A la vérité, ils augmentent peut-être un peu la consommation ; mais cet inconvénient est bien compensé par ce que la restauration gagne, soit au physique, soit au moral, l'esprit étant sans cesse distrait par une succession rapide d'impressions agréables, qui ont pour résultat l'oubli presque entier de soi-même. On conçoit facilement que, parmi les personnes qui doivent faire usage du voyage, celles qui ont des obstructions, ou toute autre affection qui peut-être traitée efficacement par l'emploi des eaux minérales, occupent le premier rang. Celles qui sont mélancoliques, hypocondriaques, celles enfin qui, par suite de la privation du plus grand bonheur, qui est le bonheur domestique, sont affligées de maladies plus ou moins graves, retireront de l'usage des eaux minérales un avantage d'autant plus réel, qu'ils l'auront fait précéder par des voyages, dont elles auront su tirer la plus grande utilité.

Comme il ne doit pas entrer dans nos vues de décrire ici les moyens de les utiliser, nous nous contenterons de dire que ceux qui sont entrepris pour cause de santé ne doivent jamais dégénérer en courses fatigantes. La nature des maladies, le tempérament, l'âge, le sexe, indiqueront le juste milieu qu'on doit suivre à cet égard. Il faut sur - tout éviter de voyager la nuit, ce qui serait très - préjudiciable, parce qu'alors on se prive d'un repos nécessaire, on supprime, on dérange la transpiration cutanée et on s'expose à respirer un mauvais air.

CHAPITRE XIII.

Influences morales sur les buveurs d'eaux.

Par influences morales, nous n'entendons parler ici ni des usages, ni des coutumes, ni des institutions, etc. , mais bien de ces sensations variées et agréables qui augmentent le sentiment de notre existence, qui contribuent de mille manières à prolonger la vie, d'une part, en ranimant et exaltant la force vitale, sur laquelle leur action porte immédiatement; de l'autre, en augmentant l'activité de toute notre organisation, et par conséquent l'énergie des principaux organes de la restauration, de la digestion, de la circulation et de la sécrétion (x). Ainsi, toutes les stimulations douces qui agissent sur nous par les sens, peuvent être exercées d'une manière aussi utile que nouvelle à Bagnères.

Éloigné du tourbillon du monde, on y jouit du calme, de la paisible sérénité de l'âme, qui sont les fondemens de la santé et de sa restauration. Mais, me dira-t-on, ces avantages ne s'acquièrent pas; ils dépendent des circonstances. Oui, sans doute; néanmoins, comme nous portons en nous les sources du bonheur, et que l'on ne vient à Bagnères que pour les y trouver avec le rétablissement de la santé, on peut les y puiser à longs traits.

L'importance des effets que les sensations produisent, en général, sur l'action des organes, est constatée par des observations si sûres et si connues, qu'il ne peut nullement être nécessaire de chercher à appuyer, ici, cette vérité par de nouvelles preuves, puisque chacun sait que les affections de l'âme sont comptées au nombre des six choses ou des causes sans lesquelles la vie ne saurait subsister. Mais comment pouvoir expliquer, comment pouvoir constater le mécanisme par lequel cette cause agit continuellement dans l'état de veille pour le maintien, pour la conservation et pour la restauration de la vie? Comment cette même cause, en étant renouvelée, chaque jour, par les impressions nouvelles qui nous viennent des objets extérieurs, agit-elle en faveur de la restauration? Sans prétendre entrer ici, à cet égard, dans aucun raisonnement, dans aucune preuve, qu'il nous serait peut-être facile de produire, nous nous contenterons de dire que les communications, la connexion des organes extérieurs avec ceux qui déterminent l'action de la vie intérieure, peuvent seuls rendre raison de cette synergie. Montagne a dit : *que l'étroite cousture de l'esprit et du corps s'entre-communiquent leur fortune* (1). En faisant ici dépendre le physique de l'homme du moral, comme nous pouvons faire dépendre ce dernier du premier, nous établissons un cercle qui est dans la nature même de l'homme. Il est la suite nécessaire de cette intime liaison qui existe entre le corps et l'esprit; de même que celui-ci communique à l'esprit ces affections et sa manière d'être, ce dernier ne peut, non plus, exister, pendant quelque temps, dans une situation quelconque, sans que le corps n'en ressente les bons ou les mauvais effets. Aussi, de tout temps, les médecins ont conseillé les fortes distractions, l'éloignement des habitudes ordinaires, les promenades lointaines, les voyages, l'exercice du corps, la gaîté, le changement d'air et de nourriture, les bains. Tous ces moyens hygiéniques, dont l'influence est si reconnue pour l'entretien et le rétablissement de la santé, on les trouve à Bagnères, où l'on peut se les y procurer. On les y cherche même avec cet empressement qu'inspire cette céleste espérance, consolatrice des

----

(1 Essais, liv. I, chap. xx.

maux physiques de la vie, qui nous flatte de leur prochaine disparition.

CHAPITRE XIV.

Réflexions générales sur ces diverses influences.

Les deux grandes modifications de l'existence humaine se touchent et se confondent par une foule de points correspondans. L'une et l'autre se rapportent à une base commune. On sait que les opérations désignées sous le nom de *morales*, résultent directement, comme celles que l'on appelle *physiques*, de l'action soit de certains organes particuliers, soit de l'ensemble du système vivant. On sait aussi que tous les phénomènes moraux prennent leur source dans l'état primitif d'abord, puis accidentel, de l'organisation, à l'instar des autres fonctions vitales et des divers mouvemens dont elles se composent, ou qui sont leur résultat le plus prochain.

Or, les divers moyens que la médecine emploie ou met en œuvre pour conserver ou pour rétablir la santé, sont tous ceux qui ont une action directe sur les deux modifications de notre être, physiques et morales. Ce sont ceux que nous venons de parcourir. Ces moyens se réunissent à-la-fois en faveur du traitement des maladies chroniques par les eaux minérales. Tout, dans leur sage et judicieux emploi, parfois dans leur application prolongée, concourt à faire naître ces révolutions, ces crises possibles et si nécessaires dans les maladies chroniques. Le voyage, le changement de climat, de lieux, d'air, le changement de sensations habituelles, les connaissances nouvelles que l'on fait, les petites passions qui naissent chaque jour, l'honnête liberté dont on jouit, l'éloignement des objets qui affligent, toutes ces impressions changent, bouleversent, détruisent les habitudes d'incommodités et de maladies auxquelles sont sur-tout sujets les habitans des villes. On ne peut le nier, ils sont tous plus ou moins affectés de quelque passion qui tient en échec les mouvemens de l'économie ou les oscillations vitales. Les détraquemens habituels de la partie sensible énervent les fonctions, entretiennent et aggravent les maladies longues et lentes; elles les multiplient et les rendent rebelles, en ôtant le courage, l'espoir, la patience, cette heureuse indifférence, cette précieuse insensibilité qui font naître le bon sens, la paix de l'âme et la bonne santé.

Si les voyages sur terre et sur mer, à la campagne, si les danses, les courses, l'équitation et les autres secours de la gymnastique partagent avec les eaux minérales les avantages dont il vient d'être question, nous ne saurions trop inviter les citadins à fuir leurs maisons durant la belle saison, pour se livrer, selon leur goût, à ces divers exercices; mais encore, s'ils sont atteints de maladies de langueur, nous sommes forcé de convenir que les eaux minérales , prises à leur source, offrent la réunion de tous les moyens hygiéniques propres à rétablir l'harmonie des fonctions, lorsque la chose est encore possible.

Si, durant des siècles, le fanatisme, la superstition et l'ignorance ont donné une impulsion contraire aux voyages utiles et à l'usage des eaux minérales (y), si les abus qui, du temps même de Marguerite de Valois, s'étaient glissés dans leur emploi, ont trop long-temps concouru à détourner l'attention du médecin et des malades de ce même emploi, comme un des plus parfaits secours contre les infirmités humaines, tout, heureusement, a changé de face dans notre siècle : jamais les voyages entrepris pour la santé, jamais l'usage des eaux minérales , jamais celui des bains ne furent mieux appréciés et mieux utilisés pour le maintien de la santé ou pour son rétablissement. Les souverains, les princes, les grands de toutes qualités, les riches, les négocians, les rentiers, les hommes de toutes les classes se rendent aujourd'hui de toutes parts et de toutes les contrées de l'Europe aux eaux minérales. Chacun, selon ses facultés, s'empresse, dans la saison la plus propice, de se rendre dans les lieux, la plupart solitaires, d'où sourdent ces fontaines médicatrices et réparatrices, prodiguées par la nature pour l'entretien et la conservation de nos jours, si éphémères.

La raison publique, qui démêle enfin les choses utiles pour sa conservation, pour son bonheur, seconde de toutes parts le goût des bains publics, celui des eaux minérales. Ce même goût créateur et imitateur se répand dans toutes les villes de nos départemens, dans les villes éclairées de l'Europe, et l'on verra bientôt renaître partout, refleurir les beaux temps d'Athènes, où la charmante Aspasie porta les délices et le faste des bains au plus haut degré.

L'opinion publique s'éclairant tous les jours sur les vrais intérêts de l'humanité, la fausse morale, la fausse politique, la fausse médecine, perdent, chaque jour, des vieux préjugés qui les soutenaient (z).

Un meilleur ordre de société et une méthode mieux appréciée des moyens hygiéniques et thérapeutiques naîtront du progrès des lumières et de leur fusion parmi les nations, qui se fréquentent aujourd'hui avec tant de facilité. Il faut l'espérer, on reviendra aux jouissances simples et pures que la nature nous a destinées à tous sans exception. Bientôt on verra disparaître enfin toute pharmacie meurtrière, pour être remplacée par une diète convenable et par un petit nombre de remèdes salutaires et bien expérimentés. *Medicamentorum enim varietas ignorantiæ filia est.* L'usage des eaux minérales sera, n'en doutons pas, sous peu d'années, considéré comme un des plus grands bienfaits que le Créateur donna à l'homme pour sa conservation.

Quoiqu'on ne puisse pas espérer que les passions cessent tout-à-coup de l'égarer, de l'entretenir souvent hors des bornes de la raison médicale, la plus grande partie des hommes et des médecins devenant plus éclairés, ces mêmes passions pourront recevoir une plus sage direction. Les relations des choses avec notre organisation, avec notre conservation, seront mieux appréciées , mieux entendues ; et les leçons de l'expérience , qui proclame si hautement le bon usage des moyens hygiéniques , font espérer que celui des eaux minérales ne fera que s'accroître ou se propager dans toutes les classes de la societé pour le bien-être de l'humanité. *Nil desperandum.*

SECTION TROISIÈME.

Considérations générales sur les maladies chroniques et sur leur traitement. Celles qui sont susceptibles d'être guéries par les eaux minérales de Bagnères-Bigorre. Diverses obstructions du foie, de la rate, etc. Leurs causes. Symptômes généraux qui les caractérisent. Leur pronostic. Considérations générales sur leur traitement. Engorgemens sanguins du foie. Obstructions du foie occasionées par la bile, par des calculs biliaires. Obstructions gélatineuses du foie. Obstructions séreuses. Engorgemens du foie par la graisse. Ictère. Phthisie hépatique suite de quelques affections catarrhales, des affections éruptives. Hémorrhoïdes. Certaines affections nerveuses. Quelques paralysies. Le rhumatisme chronique. Catarrhe pulmonaire. L'asthme humide. Quelques affections de la matrice. Suppression des règles. Chlorose. Catarrhe de la vessie.

CHAPITRE PREMIER.

Considérations générales sur les maladies chroniques et sur leur traitement.

Ici commence la tâche la plus importante de mon travail. Elle est, sans contredit, le corollaire le plus intéressant de tout ce qui précède.

C'est la seule qui soit vraiment utile à l'homme étranger à toutes les études que doit faire le médecin.

Dès les premiers momens que j'abordai Bagnères, frappé des avantages que présente dans la pratique un remède aussi simple que celui des eaux minérales ; oubliant, pour ainsi dire, tout ce que j'en avais appris, je crus devoir, pour ma propre utilité , faire de nouvelles recherches sur des eaux dont l'inspection m'était confiée. N'ayant en vue que de m'éclairer et de me convaincre , je cherchai le vrai dans les faits et non dans les opinions reçues. Obligé de m'instruire par devoir, j'ai su changer ce devoir en plaisir. Quel but plus honorable pouvais-je désirer que celui d'être utile à l'humanité? Accoutumé à envisager la vérité nue, je l'offre avec une scrupuleuse bonne foi et sans ornement (*aa*). Mais elle est belle encore dans cet état de simplicité, faite, sans doute, pour plaire aux hommes qui savent l'apprécier. C'est aussi, avec la même candeur , que j'exposerai , dans certains cas, l'impuissance de l'art : ma passion dominante étant de reculer ses limites , est aussi de les restreindre, parce que la nature l'a voulu.

Cette vérité, pour moi, est la recherche de la détermination des ressources non moins que des bornes circonscrites de l'efficacité des eaux minérales de Bagnères - Bigorre. C'est sans doute beaucoup, dans une science aussi compliquée que la médecine, que de bien distinguer comment il faut diriger ses pas, et le but constant et invariable qu'on doit se proposer dans l'application d'un remède à des affections déterminées. J'ai eu la noble ambition de donner de la stabilité, de la fixité à la thérapeutique des eaux minérales de Bagnères, et de leur assurer un rang distingué dans cette science. Cette branche si importante de l'art est si bien cultivée, si sagement utilisée de nos jours, que c'est se placer au niveau des lumières de son siècle, que de proclamer le plus riche don médical de la nature.

Si j'avais pu espérer des lecteurs d'un autre ordre que ceux qui, comme moi, désirent simplement de connaître les faits, dans l'étude de l'histoire des eaux minérales, je me serais efforcé vainement, peut-être, d'embellir par les grâces du style des détails arides, qui, pour être lus avec fruit, ont besoin d'être long-temps médités.

En étudiant ces mêmes faits relatifs à l'emploi des eaux minérales de Bagnères, quelle satisfaction n'ai-je pas éprouvée en me rappelant qu'ils pouvaient être appuyés sur le témoignage, sur le résultat des expériences de médecins très-versés dans l'administration de ces eaux, et recueillies par des auteurs qui ont écrit sur cette matière ! *His fidendum observationibus quæ a pluribus viris probis, in arte medicâ peritis, asseruntur ; quæ in diversis regionibus observatæ, ad diversa pertinent temperamenta, quæ ad singulos spectant (paucis mutatis) vitæ periodos, et omnibus congruunt anni tempestatibus.* Morgagni.

Quelque imparfaites que soient mes observations, je les publie avec cette confiance qu'inspire la sanction qu'elles ont déjà reçue des siècles antérieurs, sous le rapport des propriétés constantes des eaux minérales de Bagnères (*bb*) : heureux si elles sont avouées par les médecins éclairés qui me liront, et si elles sont jugées dignes de l'hommage que je rends à ma patrie.

On ne s'attendra pas, sans doute, à me voir passer en revue les nombreuses maladies susceptibles d'être combattues par les eaux minérales de Bagnères. Les affections les plus graves, celles qui sont le plus ordinairement traitées par leur secours, sont les seules que nous citerons pour développer autant qu'il est en nous la nature des modifications que chaque classe d'eau minérale imprime dans l'organisation de l'homme malade. Sous certains rapports, si la

plupart de nos observations sont incomplètes,
il sera fort aisé aux médecins qui nous liront d'y
suppléer. Il ne peut être que rarement donné
aux praticiens qui dirigent l'emploi des eaux
minérales de recueillir dans leur entier chaque
observation, de noter le moment de l'invasion
de la maladie, de suivre sa marche, ses progrès, ses complications, son accroissement,
ses métastases et sa terminaison. L'ensemble de
tous ces phénomènes intéresse, sans contredit, celui qui a besoin de les connaître dans
leur intégrité; mais ces détails, si nécessaires à la
perfection du tableau, peuvent manquer sans
nuire à la connaissance de l'action principale qui
s'y passe. Si nous ne pouvons, le plus ordinairement, inscrire que les faits les plus saillans,
je veux dire, telle ou telle affection parvenue
à des degrés bien connus, cette importance est
la plus nécessaire, la plus utile dans le moment présent.

J'ai réuni, dans le même cadre, les observations (*cc*) qui m'ont paru se ressembler le plus
pour chaque nature de maladie chronique.
Nous n'avons pu nous dissimuler que si, par
leurs symptômes, elles ont fort souvent beaucoup de ressemblance entre elles, elles diffèrent néanmoins, en général, par leurs causes,
par le tempérament, par le sexe. et plus sou-

vent encore par le degré d'altération des organes malades. Nous n'ignorons pas, avec Morgagni, qu'il est difficile de distinguer d'une manière absolue les symptômes qui caractérisent les affections variées d'un même organe, et encore moins de préciser leur degré de lésion. Cependant, sous ce rapport, lorsqu'il est question des maladies, sur-tout des obstructions de foie, avons-nous fait tous nos efforts pour les désigner et pour nous rapprocher le plus possible de la nature. *Medici autem vel summi fatentur vix tres, aut quatuor ex omnibus esse morbos qui suum habeant signum pathognomonicum ità videlicet proprium, ut ab aliis cunctis distinguat; cæteros autem non nisi per conjuncta plura signa internosci, proptereà quia non ex simplici sunt causâ et quæ unam tantummodò partem afficiat.* Morgagni, de Sed. et Causis morb., lib. V, epist. ad Mechelium.

Puisque les maladies chroniques sont les seules qui sont le plus ordinairement combattues par les eaux minérales, de quelque nature qu'elles soient, il doit donc être utile d'observer que leur marche étant toujours lente, leur durée de plusieurs mois, parfois de plusieurs années, comme aussi, dans un grand nombre de circonstances, elles se maintiennent toute la vie, il ne peut qu'être fort difficile d'en présenter des tableaux aussi détachés, aussi distincts, aussi fortement prononcés que le sont ceux qui caractérisent les maladies aiguës qui leur sont opposées. Si des traits principaux et manifestés par des signes extérieurs avec une constante uniformité caractérisent, aux yeux de l'homme instruit et judicieux, d'une manière absolue, une affection aiguë, il ne peut, en général, en être de même de celle dont les symptômes sont infiniment moins violens ; et si, d'autre part, les traits accessoires ont des variétés innombrables attachées aux premières, ils ne peuvent qu'être plus nombreux dans les secondes. Les signes extérieurs, pris de l'état du pouls, de la chaleur, de la respiration, des fonctions de l'entendement, de l'altération des traits, de la lésion des appétits naturels, etc., ne sont plus les mêmes. Les changemens internes qui s'opèrent dans les affections chroniques des organes, connus par leur opposition avec l'état de santé, quoique liés avec des signes sensibles, se dessinent donc avec moins de régularité. Leur histoire, quelle que soit l'influence de l'âge, des siècles, des climats, est, néanmoins, partout la même sous le rapport de leurs symptômes fondamentaux et dans leurs terminaisons favorables ou funestes. Nous conviendrons cependant que la nature des affections chroniques, sous le rapport des faits, sous celui de la structure anatomique des parties lésées, offre quelque chose de plus précis, de plus positif que dans les maladies aiguës. S'agit-il de les signaler, dans leur simplicité, par les symptômes qui désignent les dérangemens de certains systèmes, ou de plusieurs viscères de l'économie, leur analyse offre, dans beaucoup de circonstances, assez de difficultés ; elles doivent même augmenter toutes les fois qu'il est question de s'élever à leur complication et de les décomposer.

Si, pendant des siècles, l'esprit humain a pu s'égarer jusques à considérer les fièvres comme des êtres abstraits, pour ainsi dire indépendans de quelque affection spéciale connue, il ne peut point en être de même des affections chroniques, puisque, dans toutes, il s'agit de quelque lésion déterminée d'un ou de plusieurs organes, ou de quelque système. Il ne peut pas exister dans notre plan d'approfondir la connaissance, l'histoire entière des maladies organiques qui sont traitées par les eaux de Bagnères, comme l'a fait le judicieux Morgagni des affections de cette classe, en présentant dans un même cadre une foule de détails anatomiques, de faits différens observés par divers auteurs, de discussions, de réflexions critiques ; nous ne pouvons non plus nous occuper de chercher à éclairer une foule de points encore peu discutés. Des recherches sur les propriétés des eaux minérales demandent que l'on resserre l'horizon immense de la science des maladies dans le tableau isolé, mais rapproché, de celles qui peuvent être traitées efficacement par leur emploi.

En considérant, toutefois, les affections chroniques dans leur simplicité, comme dans leurs complications, je ne pourrai pas me dispenser, après avoir décrit les symptômes qui les caractérisent, de désigner quel est l'organe que quelques-unes d'elles affectent, d'abord, pour m'élever, dans leurs complications, jusques à ceux qui sont atteints dans la suite ; car, pour faire ressortir convenablement l'action de chaque classe d'eau minérale, ce ne serait point assez que de décrire la nature et les phénomènes d'une maladie en suivant la marche tracée, dès les premiers temps, par Hippocrate. Il ne doit pas être moins important de noter quels sont les systèmes, les tissus, les membranes que chacune d'elles affecte. La considération des changemens produits dans les divers systèmes, dans les différens organes, par des lésions plus ou moins profondes portées sur l'irritabilité, la sensibilité, et marquées par des symptômes de débilité ou d'atonie, ne doit pas non plus être omise. Dans toutes, l'état des forces vitales sera apprécié. Nous verrons que les affections chroniques ont toutes une durée variable. Si on fait attention à l'état de langueur ou d'infirmité des malades qui en sont attaqués, au caractère d'obstination bien plus marqué des symptômes de chacune des affections chroniques, à leur caractère de lenteur, à leur peu d'intimité, on sera peu surpris de la grande variation de leur durée et de leur terminaison parfois insensible. Mais quelle que soit leur nature, leur type de continuité, de rémittence ou d'intermittence, on reconnaîtra toujours une série d'efforts conservateurs de la part de la nature, une tendance constamment dirigée vers une crise favorable par une sorte de moyens continués, ou tour-à-tour suspendus et repris jusques à la convalescence. Ce n'est pas que nous prétendions qu'il n'existe nombre de cas qui attestent d'avance une direction vicieuse ou même mortelle qu'affecte la nature, et dont aucune puissance humaine ne peut arrèter ou suspendre le cours, du moins dans l'état actuel de nos connaissances ; mais il est alors des signes extérieurs d'un présage plus ou moins funeste qui dénotent la lésion des forces de la vie attaquées dans leur principe. C'est alors qu'il ne nous reste plus qu'à lutter contre leurs progrès ou contre leur gravité. Une maladie peut néanmoins être accidentellement mortelle quand on commet des fautes dans le traitement, ou qu'on les abandonne à la nature déjà trop affaiblie pour les surmonter.

Nous ne pouvons pas nous occuper de celles qui, reconnues pour être incurables, ne sont néanmoins pas mortelles, parce que la vie peut subsister avec elles. Les affections organiques du cœur et de ses gros vaisseaux ne sont pas non plus de notre domaine.

Toute affection qui se change difficilement en aiguë, ou dont la coction a de la peine à se faire, devient une affection chronique, quand on l'étouffe ou qu'on supprime le travail de la crise.

Une maladie chronique peut être simple ou compliquée : dans le premier cas, il sera bien plus facile de la guérir que dans le second.

Quoiqu'il existe des fonctions générales communes à tous les individus, quoique les nerfs soient, dans tous, les modérateurs des parties, quoique l'ouvrage de la digestion, de la sanguification et de la nutrition reconnaissent universellement le même mode et la même matière, tous ces phénomènes sont pourtant marqués dans chaque individu d'un caractère propre et distinct, résultat de l'âge, du sexe et du tempérament. Ce caractère , qu'on a nommé idio-syncrasie, qui se rencontre dans les animaux comme dans les végétaux de toute espèce, se re-marque sur-tout dans les affections chroniques.

Si l'harmonie des fonctions vitales, natu-relles et animales, constitue l'état de santé, l'a-berration d'une ou de plusieurs d'entre elles doit nécessairement établir la maladie. Cette dernière doit être distinguée, selon son carac-tère plus ou moins marqué, en opiniâtre, en régulière ou irrégulière, en évidente ou oc-culte, en courte ou en longue, en grave ou légère, en bénigne ou mortelle, etc.

Les maladies sont légères, bénignes, ou même graves , quand l'harmonie ne tarde pas à s'éta-blir dans l'individu qui en est atteint ; elles deviennent, elles sont chroniques, lorsqu'elles passent la durée ordinaire des affections aiguës. Un observateur attentif peut remarquer dans toutes, 1°. certain changement du corps, qui annonce les approches de la maladie ou sa préparation ; 2°. les phénomènes qui indiquent sa présence ou sa formation ; 3°. l'effort combiné de tous les organes, qui termine la maladie en rétablissant l'idiosyncrasie dans tous ses droits, soit en la changeant en une autre ; ou bien cet effort cède lui-même à la violence du mal et s'éteint avec la vie du malade. Cette diversité, ce changement, qui est commun à toutes les maladies, paraît établir entre elles la ressemblance des formes qu'Hippocrate a dit leur appartenir, et que leur véhémence ou leur faiblesse, leur langueur ou leur célérité, etc., ne sauraient leur ôter.

Maintenant qu'on regarde la maladie comme un effort salutaire que fait la nature pour rétablir l'harmonie des fonctions, ou comme un désordre dans les mouvemens qui tend à la dissolution, ce sont des questions dont l'affirmative et la négative ont été également soutenues par des écoles célèbres. L'une et l'autre ont leur danger, à cause des doutes qu'elles font naître sur le pouvoir qu'a la nature dans les maladies, la fin qu'elle s'y propose, et sur la réserve que le médecin doit y garder ou l'activité qu'il doit y apporter. Le devoir du médecin est de se prémunir contre toute espèce de système, de s'appliquer à connaître les cas où il doit agir et ceux où il doit être simple spectateur, et d'éviter sur-tout l'excès dans lequel tombent ceux qui violentent la nature ou ne lui prêtent pas assez de secours, et ceux qui lui ôtent les forces nécessaires ou suffisantes pour opérer ou achever le travail de la guérison, parce qu'ils n'ont pas une connaissance assez exacte du caractère des maladies, de leur temps, de leur marche, en un mot, de l'art de guérir.

Quand une fièvre aiguë dont la cause prochaine a existé soit dans les voies digestives, soit dans les poumons, soit dans un des viscères de l'abdomen, soit même dans le cerveau, a parcouru ses trois périodes d'une manière incomplète, elle se change alors en affection chronique. Nous avons déjà observé que toute maladie, soit aiguë, soit chronique, qui se guérit convenablement, finit toujours par quelque évacuation critique. Les plus célèbres médecins donnèrent à cette évacuation le nom de crise ou de solution, et celui d'appareil critique à la fièvre qui le prépare. Dans toute maladie où l'effort critique, c'est-à-dire la troisième fièvre, est assez considérable, la crise devient sensible ; quand l'effort est lent ou peu vif, ce qui a lieu dans beaucoup d'affections chroniques, la coction est insensible.

Nous remarquerons que le mot d'excrétion est moins ambigu que celui de crise, qui a trop grossi l'idée figurée et systématique du combat que la nature livre à la maladie.

Comme il se fait dans l'état de santé des évacuations qui, loin d'être utiles, sont préjudiciables, telles qu'une sueur forcée, et pareille excrétion de lait, de semence ou de menstrues, il se fait aussi des crises imparfaites ou nuisibles, et dépendantes de la nature ou de l'art. De même aussi que certaines excrétions, par exemple celle de la semence, sont accompagnées d'une convulsion de tout le corps, tandis que d'autres se font peu-à-peu et presque imperceptiblement, comme la séparation de la bile, celle du suc pancréatique et celle des urines, il y a également des crises qui sont précédées de mouvemens très - apparens, et d'autres dont l'appareil est insensible. Toute crise encore, ainsi que toute excrétion, suppose une préparation des humeurs qui est l'ouvrage de la nature. Comme tout organe excrétoire, dans l'état naturel, s'érige et est aidé de l'action des autres organes avant et pendant l'évacuation, de même dans les crises parfaites qui s'opèrent précisément dans les mêmes organes que les excrétions, toutes les parties du corps conspirent avec l'organe qui est en travail.

La plupart des sécrétions et excrétions s'achèvent dans l'espace de vingt - quatre heures. Les crises ont aussi leurs temps, leurs heures, leurs jours, et peut-être leurs années marquées.

Enfin, comme il y a grand sujet de croire que l'ordre des excrétions répond à celui de la digestion, pareille conformité a lieu entre les progrès de la crise et le redoublement de la fièvre qui l'accompagne. La crise se fait assez facilement dans certaines affections, et difficilement dans d'autres ; ce qui fournit encore une nouvelle distinction très-importante des maladies, qui ne mérite pas moins d'être méditée.

La crise, pour être entière et parfaite comme l'excrétion, doit s'accomplir, dans un temps déterminé, avec aisance et avec les autres caractères louables qui lui appartiennent, de manière que le corps reste en état de bien faire ses fonctions. Mais rien ne nuit tant au travail des excrétions, soit en santé, soit en maladie, que la trop grande sensibilité des nerfs ou leur agacement, qui souvent est causé par les affections de l'âme. Les maladies où cette redoutable disposition se rencontre sont nommées nerveuses, et ou nomme humorales celles où elle n'a pas lieu et où la crise se conduit bien.

Cette considération générale sur l'état des nerfs ne doit jamais être perdue de vue dans la pratique. Elle sert à distinguer les maladies bénignes des malignes, les longues des courtes, celles que l'on doit brusquer d'avec celles que le temps, la patience, le régime et quelques autres légers ou puissans secours. tels que les eaux minérales, peuvent guérir.

L'art guérit les maladies en préparant et en

excitant la crise , soit qu'il procure l'augmentation de la fièvre ou d'autres mouvemens qui en
tiennent lieu , soit qu'il détermine quelque excrétion lente que les anciens appellent fluxion,
fût- elle occasionée par la nature ou par l'art.
Le grand talent du médecin est toujours d'accélérer ou de retarder les crises à propos, et par
conséquent de bien connaître les cas où il doit
employer l'un ou l'autre moyen.

De plus, l'art doit quelquefois entreprendre
de changer une maladie qui menace de prendre
une mauvaise tournure ; il peut, par certaine
évacuation , ou par d'autres moyens, la suspendre et écarter des crises qui seraient funestes ,
si la maladie était livrée à son cours.

Il existe donc une ressemblance réelle entre
les maladies aiguës et les chroniques. Elles ont
toutes trois temps principaux. La différence de
leur marche ne change rien à leur essence, suivant Bordeu , puisqu'elles sont toutes un effort
excrétoire, lorsque la maladie n'est pas mortelle ;
effort qui se termine par une évacuation. Mais
aussi de la différence de leur marche naît tout
naturellement la division des maladies en aï-
guës et en chroniques, qu'une observation exacte
fait connaître , et qui , comme l'on voit, mérite
les plus grands égards dans la pratique.

L'usage si répandu des eaux minérales ne

contribuera pas peu , sans doute , à nous apprendre à connaître l'ordre et les révolutions des
maladies chroniques , comme on connaît celles
des aiguës , où il reste pourtant encore quelques
recherches à faire. Baillou demande s'il n'y avait
pas des maladies d'un , de deux , de trois ou de
sept ans ?

Mais existe-t-il des signes tellement démons-
tratifs ou évidens , qui établissent la différence,
la ligne de démarcation entre les maladies aiguës et celles qui sont considérées comme chroniques? Nous ne craindrons pas d'assurer que
si l'art est parvenu, sous ce rapport, à quelque
degré de certitude , il lui reste néanmoins beaucoup à désirer , lorsqu'il s'agit de juger les affections chroniques des organes essentiels à la vie.

Pour obtenir une marche favorable , une
crise salutaire, la convalescence, la guérison
dans les affections chroniques ; pour ne pas attribuer quelquefois au médecin des revers qui
lui sont étrangers dans leur traitement, il est
une sage thérapeutique, mais bien raisonnée ,
à adopter dans tous les cas, et que nous cher-
chons à employer en faisant même usage des
eaux minérales.

On doit bien s'attendre qu'on ne trouvera
pas ici, pour principes généraux des traitemens que nous admettons, les prétentions exa-

·gérées de ceux qui considèrent les eaux minérales comme douées de vertus capables d'entra-
ver ou de suspendre le cours d'une maladie.
Nous savons que cette dernière n'est point une
sorte de mécanisme dont on puisse saisir le jeu
et les ressorts les plus cachés. Si nous connaissons le but que nous avons à atteindre, quelques moyens directs qu'il faut mettre en usage ,
nous savons aussi qu'ils ne se trouvent pas toujours à la disposition de l'art. Nous sommes
aussi loin de prétendre qu'il faille toujours admirer la puissance exclusive de la nature, et
encore moins les ressources absolues de l'art.
Nous ne ferons aucune promesse exagérée. En
parlant de l'histoire des affections chroniques,
nous réglons et le régime et l'ensemble des
moyens hygiéniques et thérapeutiques qui peuvent faciliter le développement de leurs crises.
Bien convaincus qu'à l'aide de quelques médicamens on ne peut, ni ne doit, dans les maladies chroniques, chercher à suspendre leur
cours, notre unique intention est, dans leurs
traitemens, d'éloigner d'abord tous les obstacles, toutes les causes qui s'opposent au libre
développement des forces de la nature, de lui
tendre à propos une main secourable; principalement à la faveur des eaux minérales, de
conserver parfois à la maladie son caractère

de bénignité , de simplicité ; de réduire celles qui sont compliquées à un état simple , de suivre la nature dans ses déterminations. Les causes qui l'ont produite, le degré de lésion de l'organe malade , l'importance de ses fonctions dans la vie générale , sont les puissantes considérations qui , dans le traitement , méritent de fixer le plus l'attention des médecins.

Nous allons maintenant éclaircir, confirmer par des faits , par l'expérience, les principes que nous venons de développer, principes adoptés par le législateur de la médecine, et par ce qu'il y a eu de plus célèbre, depuis lui, parmi les médecins de tous les siècles ; principes sur lesquels nous désirons élever un édifice solide, que le laps du temps ou le faux éclat des hypothèses, des fausses théories, ne puisse détruire ni pervertir ; édifice aussi solide que doivent être durables les sources de Bagnères-Bigorre , qui attirent les malades de toutes les contrées de l'Europe.

CHAPITRE II.

Maladies susceptibles d'être guéries par les eaux de Bagnères-Bigorre ; diverses obstructions des viscères abdominaux.

Les régions précordiales et épigastriques, mieux connues des anciens philosophes que des médecins, dit Bordeu, et que Van-Helmont regarda comme le trône de son grand archée, étant le siége, l'aboutissant, l'appui de presque tous les efforts corporels, de presque toutes les sensations, celui du jeu et des orages des passions, le lieu où résident les effets des divers appétits, celui où se rend tout ce qui est introduit dans les voies digestives, ces régions étant aussi le siége, le foyer des maladies épigastriques, diaphragmatiques, stomachiques, foyer plus ordinaire qu'on ne peut le penser, sont aussi celles où s'exerce le plus l'action salutaire ou réparatrice des eaux minérales. Ce centre, non moins remarquable que celui de la tête, pour le cours et le développement des forces nerveuses, qui sont toujours plus ou moins dirigées vers la région épigastrique, est aussi celui d'où se réfléchit, dans

les systèmes sympathiques, l'efficacité des remèdes, quels qu'ils soient. Ainsi, tous les dérangemens lents des fonctions des viscères abdominaux, toutes les maladies qui intéressent la
régularité, l'harmonie, les sympathies des organes digestifs et urinaires, certains dérangemens des fonctions de l'utérus, quelques affections nerveuses dépendantes des lésions profondes dans le système de la sensibilité extérieure et intérieure, peuvent être traités par les
eaux minérales de Bagnères. Parmi les maladies précordiales qui entrent dans leur domaine,
nous comptons certains catarrhes pulmonaires.
Ici se rangent tout naturellement les embarras,
les empâtemens, les obstructions de tous les
viscères qui occupent la cavité abdominale.
Quand les lésions de ces divers organes qui
exercent sur les autres des actions réciproques,
des sympathies nécessaires, ne sont que légères,
on les guérit assez facilement. Si les fonctions
attachées à chacun d'eux sont plus profondément atteintes, on conçoit que le traitement curatif devient plus difficile. C'est alors qu'il faut le
concours de l'ensemble des moyens hygiéniques
et celui des eaux minérales, qui se prêtent un
mutuel appui. Quoique nous n'osions déclarer
les tumeurs squirrheuses des viscères absolument indestructibles, nous ne pouvons pas nous

flatter de pouvoir les résoudre, de les toujours guérir par l'usage des eaux minérales, de quelque vertu apéritive qu'elles puissent être douées. Quelque efficaces qu'elles puissent être, toutes les fois qu'il s'agit d'une désorganisation complète ou absolue d'un viscère, soit par l'effet de celle de ses vaisseaux ou par celle de son tissu dégénéré, l'art est alors impuissant. Il faut donc s'empresser d'avoir recours aux eaux minérales et à tous les secours qui en favorisent l'usage dans un temps opportun, c'est-à-dire lorsque le mal n'a pas encore passé les limites, la puissance de l'art.

CHAPITRE III.

Obstruction du foie, de la rate, etc., etc.

Boerrhaave disait que sur cent maladies chroniques il y en avait à peine une seule dans laquelle le foie ne fût pas affecté. Si ce calcul est, sans contredit, exagéré, il faut convenir que ce viscère a, dans l'économie animale, des usages si multipliés, si importans, quoique moins nombreux que les anciens le croyaient, qu'il souffre dans plusieurs maladies aiguës, ce qui ne contribue pas peu à donner naissance aux dérangemens fréquens qu'il éprouve.

On ne sera pas surpris que le foie soit très-sujet aux obstructions, si l'on considère qu'il est, de tous les viscères, celui dont la substance est la plus compacte ; qu'il est pourvu de beaucoup moins d'artères que de veines relativement à son volume ; qu'il a beaucoup de glandes et de vaisseaux lymphatiques, et des canaux biliaires qui sont innombrables, petits, contournés, entrelacés d'un million de manières, dans lesquels doivent circuler des humeurs, des liquides différens, en des directions différentes ; qu'il est pourvu d'une grande quantité de tissu cellulaire, qui entre dans la formation de ses vaisseaux, qui les entoure et qui remplit leurs interstices ; qu'enfin cet organe est un des moins irritables et des moins sensibles, ayant très-peu de nerfs proportionnellement à sa masse.

Toutes ces considérations suffisent pour convaincre que les embarras, les empâtemens, les obstructions doivent être fort communs dans le foie. Ces divers dérangemens le seraient, sans doute, bien davantage, si la nature n'avait pas donné aux troncs et aux rameaux de la veine porte, qui parcourent ce viscère, une tunique musculaire à-peu-près semblable à celle dont les artères sont pourvues, et si le foie n'était pas continuellement en mouvement par l'action du diaphragme auquel il adhère, descendant avec lui dans la cavité abdominale pendant l'inspiration, et montant aussi avec lui dans la poitrine pendant l'expiration.

Sous les noms d'*embarras*, d'*empâtement*, d'*engorgement*, on désigne une intumescence contre nature d'un organe, et l'on connaît, sous le nom d'*obstruction*, une intumescence plus considérable, plus ou moins dure, et qui paraît circonscrite.

Les engorgemens et les obstructions peuvent résider dans les glandes et dans leurs canaux excréteurs, dans les vaisseaux lymphatiques et sanguins, et sur-tout dans le tissu cellulaire.

On sait qu'on ne peut pas toujours bien juger les obstructions des viscères du bas-ventre; elles sont néanmoins mieux connues que celles renfermées dans les autres cavités. Le toucher peut bien donner quelques lumières sur les premières, quand elles sont un peu considérables et que leurs symptômes sont mieux prononcés. Combien de fois cependant n'en existe-t-il pas dans le bas-ventre, dans le mésentère, et dans le foie en particulier, sans qu'on puisse bien reconnaître leur existence, par le toucher sur-tout! *Etenim vitium sœpè in ipsis visceribus hœret, quod tactu, nec visu percipitur.* Ballonius, Consil. med., t. II, p. 56; et plus bas, ce grand médecin ajoute : *Hepar non desinit mali haberi, etsi nihil foràs appareat.*

Nous l'avons déjà dit, il y a peu de maladies chroniques, de fièvres, de troubles dans les digestions, de coliques, de flatuosités, de jauuisses, de vomissemens, de diarrhées, de mœléna, d'œdématies et d'hydropisies, qu'il n'y ait des engorgemens dans les viscères du bas-ventre en général, et dans le foie en particulier.

CHAPITRE IV.

Causes des obstructions.

Des observations multipliées ont appris qu'on devait comprendre parmi les causes les mieux reconnues des obstructions du foie les affections catarrhales, vénériennes, scropuleuses, scorbutiques, rhumatismales, arthritiques, varioliques, herpétiques, psoriques, les excrétions supprimées, ainsi que celles qui sont trop considérables, les inflammations, les compressions trop fortes, les fièvres diverses et les affections morales. Ces dernières causes sont une de celles qui sont les plus fréquentes des maladies du foie. On peut encore ajouter que les mauvaises nourritures et les affections somnolentes et convulsives y exercent aussi une influence.

Si nous avons cru devoir faire l'énumération de tout ce qui donne naissance aux divers dérangemens, aux diverses altérations des organes qui sont renfermés dans la cavité abdominale, c'est non-seulement pour prouver que le mot d'obstruction n'est qu'une expression générique qui demande à être appréciée, analysée, pour recevoir ses applications, mais encore pour déclarer que, parmi les lésions des viscères, toutes ne sont pas également susceptibles d'être traitées par les eaux minérales de Bagnères, comme on le verra bientôt.

Nous ne dirons rien sur la manière dont toutes les causes si multipliées agissent en particulier sur le foie pour produire des obstructions, cette action nous étant entièrement inconnue ; nous ferons seulement remarquer que leurs effets sont cependant variables, soit relativement à la nature des obstructions, soit relativement à la différence des sujets malades. Tantôt elles agissent sur les solides, tantôt sur les fluides, quelquefois sur les deux à-la-fois. Elles produisent toujours des effets divers, simples ou compliqués, subitement ou lentement, et dont on ne peut donner que des explications vagues, et plutôt au détriment qu'à l'avantage de l'art de guérir.

Nous ne craindrons pas de dire encore ici

que nous ne croyons pas que le système des solidistes soit mieux fondé que celui des humoristes. Peut-être faudrait-il quelquefois les réunir pour mieux se rapprocher de la nature. Mais toutes ces manières d'expliquer des phénomènes inappréciables par nos sens ne peuvent, sous aucun rapport, nous éclairer sur les traitemens qu'il faut prescrire. Eh ! n'est-ce pas d'après la pleine conviction de l'insuffisance et de l'inutilité des théories, que, de tous temps, les bons et judicieux praticiens les ont rejetées pour ne se laisser diriger que par la seule observation !

Tout ce que l'on sait de plus positif à l'égard des embarras, des engorgemens, des obstructions du foie, c'est qu'il en est qui sont formés par le sang, d'autres par la bile, d'autres.par la lymphe ou par quelqu'un des principes qui la constituent, par l'albumine, par la gélatine, par la partie muqueuse. On sait aussi qu'il y a des engorgemens et des obstructions formés par la réunion de plusieurs de ces humeurs. Ces divers aperçus nous ont paru très-essentiels pour diriger le traitement des eaux minérales, comme ils le sont aussi pour l'art de guérir.

Après avoir présenté quelques considérations générales sur les causes des engorgemens du foie, avec augmentation plus ou moins grande de son volume, de quelque manière qu'elles aient été formées, avant de citer quelques observations d'engorgemens qui ont été guéris par les eaux de Bagnères, pour achever de donner un aperçu sur l'histoire des obstructions, nous allons encore présenter une idée générale de leurs symptômes, de leur pronostic et de leur traitement.

CHAPITRE V.

Symptômes généraux des affections chroniques du foie.

Les obstructions du foie s'annoncent ordinairement par une douleur dans la région épigastrique, d'abord très-légère; plutôt quelquefois par une simple gêne, par un sentiment de rétraction, de poids, avec une légère difficulté de respirer et un peu de faiblesse, que par une véritable douleur. Dans la suite, elle devient plus vive, et finit par être presque constante, augmentant avant le repas, et quelquefois diminuant lorsque le malade a commencé à manger; mais revenant encore pendant le travail de la digestion, sur-tout si la quantité d'alimens que le malade a pris a été considérable, ou s'ils sont de difficile digestion.

Cette douleur augmente facilement par la plus légère pression de la région épigastrique, et elle se propage plus ou moins dans l'hypocondre droit; elle paraît souvent d'abord résider sous la peau, et devenir ensuite plus ou moins profonde, comme si l'on touchait une meurtrissure : ce serait à tort que ces douleurs se rapporteraient à l'estomac, qui, dans ces cas, ne souffre que d'une manière consécutive.

Souvent, lorsqu'il y a des obstructions dans le foie, en touchant les malades sous la dernière fausse côte droite, latéralement et un peu postérieurement, on excite une douleur qui se propage jusque dans la région épigastrique. Quelquefois, cependant, cette douleur ne se fait point ressentir au toucher, le siége de la maladie étant plus profond, et, malgré cela, le malade souffre dès qu'il a pris quelque alimens, ou pendant le repas, ou peu de temps après, ce qui doit être pris en grande considération. Ce n'est donc pas au toucher seulement qu'il faut s'en rapporter, mais aux symptômes les mieux reconnus des obstructions.

En général, la douleur dans la région épigastrique augmente pendant l'inspiration, ce qui fait, quelquefois, que le malade tâche, pour l'éviter ou la diminuer, de retenir son haleine,

23.

et ne fait que de très-petites inspirations. Il se plaint souvent que cette douleur se propage du milieu de la région épigastrique vers l'hypocondre droit, sous les vraies côtes. Cependant elle cesse quelquefois, lorsque la digestion est avancée ou finie, sans doute parce que l'estomac est alors moins plein d'alimens, ou parce que son action pour la digestion est diminuée ou suspendue. Mais cette douleur a des récidives, revenant quelquefois après les repas, soit que le malade marche, soit qu'il monte un escalier, ou qu'il fasse quelque mouvement pour se baisser, se relever, ou pour soulever un fardeau, quelque léger qu'il soit.

Il est des circonstances où les malades se plaignent d'une douleur gravative, comme s'ils avaient un poids sur l'estomac, raison encore qui les porte à croire que la lésion a son siége dans ce viscère ; ce qui les détourne de la pensée qu'ils devraient avoir, que le mal réside dans le foie.

Ordinairement ces malades éprouvent une soif plus ou moins importune, et ils aiment à prendre de légères boissons acidules, en même temps qu'ils ont une grande inappétence, du dégoût, sur-tout pour les alimens solides, et une aversion pour ceux qui sont ou gras ou préparés au beurre. Leur langue est plus ou moins chargée, et souvent recouverte d'une raie blanchâtre ou jaunâtre qui règne le long de la ligne médiane, quoique ses bords et sa pointe soient assez rouges ; la voûte du palais est quelquefois très-jaune.

Il n'y a point de fièvre dans les premiers temps des obstructions du foie, et dans quelques-unes d'elles elle ne survient que lorsque le mal est devenu grave. Cependant il y a quelquefois une fièvre lente, si peu prononcée, qu'on pourrait la méconnaître. Souvent, avant que le médecin l'ait reconnue, le malade éprouve, pendant quelque temps, de la chaleur aux paumes des mains, à la tête, aux pieds, aux joues, avec rougeur remarquable aux pommettes ; cette chaleur augmente après le repas et pendant la nuit ; elle devient à la fin habituelle, constante et sans aucune interruption, âcre, avec une grande sécheresse dans la peau et avec redoublement de la fièvre dans la journée, et sur-tout dans les soirées et pendant la nuit.

La couleur du visage change quelquefois dès le commencement de la maladie. On y voit des taches d'un jaune plus ou moins foncé, plus ou moins étendues, d'abord autour des paupières et des lèvres, souvent bornées à leurs commissures ; quelquefois, cependant, la décoloration de la peau en jaune s'observe au commencement de la maladie, soit au cou et à

la paume des mains, soit à la partie antérieure
et supérieure de la poitrine ; enfin elle a lieu
dans toute l'habitude de la peau , au point
qu'en plus ou moins de temps , selon l'intensité de la maladie, il y a chez divers sujets une
jaunisse plus ou moins intense, telle, quelquefois , que la peau est plutôt verte ou noire que
jaune.

Il y a néanmoins des obstructions du foie,
et de très-considérables, sans qu'il y ait aucune
apparence de jaunisse ; mais, sans doute, qu'il
n'y a alors ni compression, ni resserrement des
vaisseaux biliaires, que la bile n'est pas troublée
dans son cours du foie dans l'intestin duodénum , ou du moins que sa nature n'est pas altérée. Cependant, rarement alors, le visage con-
serve-t-il sa couleur naturelle ; et si quelques
maladies ont précédé, qui puissent faire craindre que le foie ne soit affecté, on a la certitude
qu'il l'est réellement par ce seul changement
de teint. C'est ce qui avait fait dire à Fernel
(Pathol., lib. V, cap. V , p. 494, édit. in-fol.)
*Ex facici, autem, colore, habitu corporis et mor-
bis antegressis, obstructionis causam agnoveris.*
Les urines, qui avaient d'abord paru plus claires que dans l'état naturel, deviennent d'un
rouge plus ou moins foncé, au point d'être
noires. Il s'y fait en peu de temps un dépôt bri-

queté ; leur couleur devient d'un jaune foncé à proportion que les selles sont grisâtres et que la jaunisse prend plus d'intensité.

La transpiration est diminuée, la peau devient sèche, et il transsude des aisselles, des aines , des paumes des mains et de la plante des pieds, une matière visqueuse et d'un jaune plus ou moins intense , souvent même avant que la jaunisse survienne ou sans qu'elle se manifeste sur l'habitude du corps.

Les malades, en outre, ressentent quelquefois des démangeaisons à la peau , démangeaisons qui les incommodent plus ou moins. Souvent la peau se couvre d'éruptions dartreuses ou d'autre nature ; car les maladies de la peau ont fréquemment pour cause l'engorgement du foie, ce qui est démontré par les ouvertures des corps et par le succès des traitemens prescrits par les praticiens , d'après cette indication ; je veux dire quand on a ordonné, contre les maladies de la peau, les remèdes propres à rétablir le cours de la bile.

Les vents, et quelquefois la colique, tourmentent ceux qui ont quelque obstruction du foie. Il est des malades dont le ventre , dans ce cas, se distend comme une outre après le plus léger repas, et s'affaisse quelques heures après. Une évacuation bilieuse les a quelquefois gué-

ris. D'autres fois, le bas-ventre devient momen-
tanément très - dur par la collection de l'air
dans quelques réduits des intestins ; quelquefois même ces tumeurs aériennes sont si dures,
qu'on les a prises pour des obstructions de
toute autre nature. Leur prompte disparition,
sans aucune évacuation notable, a bien prouvé
que cette intumescence était seulement aé-
rienne, provenant quelquefois de la simple
contraction convulsive d'une portion du canal
intestinal.

Ceux qui ont des engorgemens dans le foie
éprouvent souvent une constipation opiniâtre,
et vont aussi quelquefois subitement et fréquemment à la garde-robe.

Les hémorroïdes sont une suite fréquente
des embarras du foie ; elles deviennent quelquefois si considérables, qu'elles ne se bornent pas
à la marge de l'anus, mais qu'elles occupent
une grande partie de l'intestin rectum ; elles se
prolongent même souvent plus haut dans le
colon. Il suffit de connaître la circulation du
sang dans la veine-porte, et de considérer la situation de cette veine dans le foie, pour comprendre combien doivent être fréquentes les
hémorroïdes chez ceux qui ont des obstructions dans ce viscère. C'est à cette même cause
qu'il faut rapporter les matières noires fuligi-

neuses ou sanguinolentes que rendent quelquefois par la bouche et par les selles les malades
qui ont de pareilles hémorroïdes , ou même
qui n'en ont pas , mais qui ont des obstructions
au foie. Cette même cause fait que les veines
des parties extérieures des jambes et des pieds se
gonflent et deviennent quelquefois variqueuses.

Galien comptait, parmi les signes de l'engorgement du foie, le saignement du nez, et particulièrement celui de la narine droite ; il disait,
de plus, avoir remarqué que ces malades avaient
assez habituellement de la rougeur sur la peau
qui revêt la partie droite du dos du nez.

Souvent ceux qui ont quelque embarras du
foie éprouvent une toux sèche et fréquente
dès qu'ils prennent quelques alimens, ou lorsque la digestion est complètement finie ; fréquemment , le matin , lorsqu'ils s'éveillent, la
toux augmente en intensité et en fréquence, à
proportion que la maladie fait des progrès.

Il survient aussi, et fréquemment, une difficulté de respirer. Plusieurs asthmes ont été
attribués à cette cause, avec douleur à la poitrine , sur-tout pendant l'inspiration , douleur
qui pourrait donner lieu à des erreurs sur le
siége de cette maladie, au point de le faire croire
dans les poumons quoiqu'il réside essentiellement dans le foie.

La respiration est sur-tout laborieuse lorsque le malade se couche sur le côté gauche.

Soit par le dérangement des digestions, soit par d'autres causes, le malade maigrit de jour en jour, et sa maigreur augmente enfin tellement, qu'il tombe dans une espèce d'atrophie ; l'amaigrissement paraîtrait même quelquefois davantage, s'il ne survenait de l'œdématie.

En même temps que les urines diminuent, ainsi que la transpiration, l'anasarque se forme dans le scrotum et dans les extrémités, et finit très-souvent par un épanchement mortel dans l'une des cavités. Fréquemment cet épanchement se fait dans le bas-ventre, quelquefois dans la poitrine seulement ou dans la tête. Il est des cas où il a lieu dans les trois cavités.

La nature de l'engorgement du foie étant diverse, il est des malades chez lesquels l'inflammation survient avec des symptômes si obscurs, qu'on ne la reconnaît bien qu'après la mort, par l'ouverture du corps.

La cessation des douleurs avec diminution de la fièvre, des faiblesses, des syncopes, annoncent la gangrène.

Chez d'autres malades, la matière de l'engorgement n'étant nullement disposée à tourner à la suppuration, l'induration du foie augmente de plus en plus, et ce viscère devient squirrheux : souvent on peut reconnaître cette altération au toucher du bas-ventre, sous le bord même de l'hypocondre droit, le foie faisant alors, en cet endroit, une saillie plus ou moins dure, rénitente et étendue, qui se propage parfois dans les régions épigastrique, ombilicale et rénale droite. De tels malades peuvent vivre long-temps sans que la suppuration ou la gangrène surviennent, sur-tout lorsqu'il y a un vice scrophuleux.

Les symptômes des obstructions du foie, ou des abcès qui en sont la suite, n'étant pas toujours assez prononcés pour fixer les médecins sur le vrai siége de ces lésions, ils ont cru utile de chercher à ce sujet des lumières par le toucher du bas-ventre.

La vésicule du fiel, pour peu qu'elle soit dilatée, peut aussi lui être soumise, au point même de faire quelquefois couler la bile dans les intestins par la plus légère compression.

Si nous sommes entrés dans des détails un peu étendus, sous le rapport des symptômes qui caractérisent les affections chroniques du foie, c'est que ces maladies sont les principales pour lesquelles les eaux salines de Bagnères sont employées, et qu'elles ne peuvent les guérir que lorsqu'il est encore temps. Ce que nous avions à faire connaître.

CHAPITRE VI.

Pronostic des maladies chroniques du foie.

Les obstructions du foie, selon leur diverse nature, leur ancienneté, leur volume, leur dureté, leur indolence et leur sensibilité, ont des terminaisons plus ou moins salutaires ou fâcheuses.

On conçoit que des obstructions légères, peu anciennes, se guérissent, en général, beaucoup plus facilement par les eaux minérales que celles qui sont dans un cas contraire. Encore convient-il d'avoir égard à la nature des humeurs qui les constituent ou qui les forment.

Les bilieuses simples sont les moins dangereuses et sont plus susceptibles d'être guéries que les autres; comme elles se compliquent souvent avec des engorgemens sanguins ou lymphatiques , elles sont alors plus dangereuses, pouvant finir plus ou moins vîte par la suppuration ou par l'hydropisie , par la fièvre lente, le marasme, par une véritable phthisie du foie.

Les obstructions lymphatiques de cet organe étant formées de diverses substances, sont susceptibles de terminaisons plus ou moins dangereuses. Il faut donc se hâter d'avoir recours à un traitement par les eaux minérales avant que les symptômes fâcheux se soient développés.

C'est en vain qu'on y aurait recours s'il y a des glandes lymphatiques tuméfiées au cou ou aux aisselles ; les scrophules trop anciennes ne sont pas guéries par les eaux de Bagnères. Si le malade est dans un état d'amaigrissement ; s'il a une fébricule, sur-tout avec redoublement le soir ; si le dévoiement, la jaunisse sont intenses ; s'il y a de la diminution dans la quantité journalière des urines, de la disposition à l'œdématie, à la tympanite ; si la respiration est difficile ; s'il y a de la toux, de la douleur à la poitrine, aux hypocondres ; si la maladie est consécutive à quelques congestions scrophuleuses externes ; si l'inflammation du foie existe, alors il peut survenir dans ces viscères des suppurations ou des indurations plus ou moins fortes, de la nature des squirrhes, ou des endurcissemens plus ou moins considérables dans les membranes, endurcissemens qui peuvent donner lieu dans la suite à des ramollissemens, à des suppurations, ou bien à un excès de dureté permanente du foie, d'où résultent d'autres maux consécutifs.

Comme les obstructions du foie sont une cause fréquente des fièvres, elles peuvent aussi en être un effet. Ainsi, l'on voit à la suite de celles qui sont continues, rémittentes ou inter-mittentes, se former des embarras dans le foie, qui ramènent ou produisent des fièvres de la même nature, ou d'autres plus graves. Souvent, quand on croit des fièvres intermittentes gué-ries, elles peuvent finir par la fièvre lente an-nonçant la suppuration de l'organe malade. C'est alors que les eaux minérales, de quelque nature qu'elles soient, ne seraient d'aucune uti-lité, pour ne pas dire qu'elles seraient au contraire nuisibles.

L'état du pouls, dans le pronostic, ne doit pas être négligé. Dans les affections du foie, il est, en général, dur, fréquent, serré, irrégu-lier, lorsqu'il y a de la douleur; dans le cas con-traire, il est souvent plus lent, plus mou que dans l'état de nature ou de santé. Il l'est en-core bien davantage lorsque la suppuration est formée, à moins que d'autres foyers venant à se produire, le pouls ne reprenne encore une partie de sa dureté et de sa fréquence pendant le temps de leur suppuration.

Comme il ne peut pas entrer dans notre plan de traiter à fond des nombreuses mala-dies chroniques du foie, de celles de la vésicule du fiel et du canal cholédoque, nous n'entre-rons pas dans de plus grands détails sur leur pronostic.

CHAPITRE VII.

Considérations générales sur le traitement des obstructions du foie.

Le traitement des maladies chroniques du foie devant être varié, autant qu'il est possible, suivant leur nature, leur ancienneté, leur intensité, et aussi suivant l'âge et le sexe du malade, nous sommes loin de présenter les eaux minérales comme un remède banal propre à guérir toutes les espèces d'obstructions. Nous allons donc nous contenter de proposer quelques vues générales sur la curation de celles qui peuvent être traitées avec quelque succès par les eaux de Bagnères. Les praticiens savent que les obstructions du foie sont fort souvent la suite des engorgemens sanguins. Lorsqu'après le traitement qui leur convient, et dont le détail n'est pas dans la série de nos recherches, il survient une intumescence de l'organe malade, un commencement de jaunisse, on doit de suite prescrire les boissons légèrement apéritives, en observant avec soin de tenir le ventre libre, sans néanmoins affaiblir le malade. On aura, dès-lors, recours à la tisane des racines de patience, de carotte, de chiendent, de petit-houx, d'arrête-bœuf, de marrube blanc, de trèfle d'eau, de chicorée sauvage, de cerfeuil, etc. En général, on réunit aux apéritifs quelques amers, mais avec réserve, si l'on juge, sur-tout, que les évacuations bilieuses sont nécessaires. C'est peut-être pour cela que l'écorce d'Angustura a été célébrée dans ces derniers temps, parce qu'elle tient le ventre libre. Parmi les nombreux remèdes dont on peut faire usage lorsqu'il n'y a pas d'irritation, nous prescrivons les sucs des plantes chicoracées, borraginées, les anti-scorbutiques quelquefois, avec la terre foliée de tartre ou divers sels neutres, l'oximel scillitique ou simple ou composé. Différens sirops, des vins divers, peuvent produire d'utiles effets dans le traitement des obstructions du foie.

Mais si le volume du foie paraissait considérable, que ce viscère fût rénitent, s'il y avait surtout quelque commencement d'affection de la lymphe, c'est alors que les fortes distractions, que les voyages lointains, que les eaux de Bagnères conviennent, comme à la fin du cas précédent. Dans les obstructions gélatineuses, séreuses, dans celles qui sont dues à une augmentation de la graisse, comme aussi dans la plupart des ictères, dans les phthisies hépatiques commençantes, les eaux salines de Bagnères ne peuvent qu'être fort avantageuses.

Dans ces sortes de cas, les eaux prises en boissons, en bains, parfois en douches, sont indiquées

Nous finirons par dire qu'il faut particulièrement insister sur le régime dans le traitement
des obstructions. Peu de viande et plus de végétaux. On doit éviter les laitages, les ragoûts,
et user avec sobriété de quelque vin vieux coupé
avec l'eau. Les repas, dans ces sortes de maladies,
doivent toujours être légers, les alimens pris
en trop grande quantité ont ici des inconvéniens graves, sans compter que, s'ils sont de
mauvaise nature ou indigestes, ils ne pourraient
qu'être nuisibles. Malheureusement il arrive
assez souvent que ceux qui ont des affections
du foie ont des goûts dépravés : c'est au médecin à rappeler aux malades le danger qu'ils
courraient s'ils s'y livraient inconsidérément.

CHAPITRE VIII.

Engorgemens sanguins du foie.

Indépendamment des causes de la pléthore
dans toutes les parties du corps, dont la suppression des évacuations est la plus commune,
il en est une foule d'autres, particulières au foie,

qui font que le sang se ramasse dans ce viscère et y produit une accumulation plus ou moins considérable de ce liquide qui le rend plus sujet à des obstructions que tout autre organe. Ne voulant pas entrer ici dans des détails trop nombreux relatifs aux embarras, si fréquens, qu'éprouve la circulation hépatique, nous nous contenterons de reconnaître que des tumeurs dans le mésentère, dans l'épiploon et dans d'autres parties du bas-ventre, les grossesses même des femmes, ou des tumeurs et embarras dans la matrice, dans les ovaires, peuvent aussi concourir à produire les engorgemens sanguins, d'où naissent ensuite des obstructions. Les diverses collections qui se font dans la cavité abdominale, telle que les hydropisies, les kystes, des tumeurs stéatômes, etc., les diverses compressions de l'abdomen qui gênent la circulation, sont encore autant de causes multipliées des affections chroniques du foie, effets des vices de la circulation du sang dans les vaisseaux.

Parmi les espèces variées d'obstructions, soit du foie, soit de la rate, ou de tout autre viscère du bas-ventre, il en est peu qui soient peut-être aussi susceptibles d'être guéries par les eaux salines de Bagnères que celles qui sont la suite d'engorgemens sanguins; nous nous bornerons à citer en preuve les observations suivantes :

Ire. OBSERVATION. — M. B***, officier de la marine anglaise, âgé de quarante-deux ans, avait une constitution bilioso-sanguine. Entré de bonne heure au service, il éprouvait, depuis environ quinze ans, un mal-aise permanent, et souvent des douleurs dans la région du foie. Cette maladie fut d'abord combattue par des saignées et ensuite par des frictions mercurielles et le calomel (*dd*). Fait prisonnier de guerre, il cessa ce traitement pendant neuf mois de séjour dans un vaisseau à fond de cale. De retour dans sa patrie, il éprouva un pissement de sang assez considérable, qui, à plusieurs reprises, se renouvela, et alterna parfois avec des crachemens de sang ou des vomissemens bilieux.

Après avoir encore fait usage de divers autres moyens curatifs, les médecins anglais lui conseillèrent de venir en France, d'y voyager et de s'y livrer à des distractions agréables. Il se fixa d'abord au nord de la France durant l'intervalle de trois ans. Là, on lui fit subir tour-à-tour des traitemens variés, qui, devenus infructueux, déterminèrent les gens de l'art à lui conseiller le voyage et les eaux de Bagnères.

Appelé pour donner mes soins au malade, je reconnus les symptômes suivans : faiblesse générale, difficulté de respirer habituelle, mais bien plus prononcée en montant les escaliers; le teint était jaune, la bouche amère et la langue sale. Il existait un dégoût constant pour les nourritures animales; la sensibilité de l'hypocondre droit était assez vive au toucher. Il me fut fort facile de me convaincre de l'engorgement du foie, dont l'étendue malade se prolongeait vers la région de l'estomac. La constipation était opiniâtre.

Les quatre premiers jours de son arrivée, je lui fis prendre, à des intervalles fixes, trois verres de la fontaine de Salut. Le cinquième jour, je le mis aussi à l'usage des bains de la Gutière. Convaincu qu'il digérait fort bien sa boisson minérale, une heure après avoir pris les trois verres de l'eau de Salut, je lui fis boire d'abord deux, puis, au bout de quelques jours, trois de la source de Lasserre.

Dès le premier jour de cette double médication trois selles eurent lieu. Guidé par ce premier succès, je suivis la même marche durant huit jours. Les déjections alvines continuèrent à être plus ou moins abondantes. Le malade éprouvant de la répugnance à continuer l'usage des eaux minérales, je les fis suspendre durant quarante-huit heures. Elles furent remplacées par huit onces de sucs amers, et les bains continués tous les deux jours. Demi-gros d'acétate de potasse fut ajouté aux sucs apéritifs. Les déjections alvines devenant cependant alors plus rares, je fus déterminé à les faire cesser, en faisant reprendre le traitement précédent.

Des hémorroïdes non fluentes s'étant manifestées, j'ordonnai l'application de quelques sangsues à l'anus. Cette évacuation sanguine procura un soulagement notoire. J'ordonnai quatre verres d'eau de Lasserre et les bains de La Gutière. Quelques jours après, je remplaçai l'eau saline par celle d'Angoulême, comme ferrugineuse. Ce fut alors que les hémorroïdes commencèrent à fluer, ce qui dura douze jours. Ce traitement, continué pendant trois mois, suspendu par intervalles, et auquel nous ajoutâmes l'exercice à pied et à cheval, en raison des forces du malade, finit par rétablir la santé de cet officier. Les effets salutaires qu'il éprouva des eaux de Bagnères le déterminèrent à revenir durant trois ans. Pendant cet espace de temps, il n'éprouva d'autre indisposition que celles des hémorroïdes, qui fluaient de temps en temps.

IIe Observation. — M. L***, âgé de quarante-quatre ans, favorisé d'une forte constitution, avait joui d'une très-bonne santé durant sa jeunesse ; seulement à la suite d'études prolongées, il était parfois tourmenté de violens maux de tête, qui se dissipaient à la faveur des saignemens de nez.

Dix-huit mois avant son arrivée à Bagnères, il avait été surpris par un mal-aise précordial qui se faisait spécialement sentir du côté de l'hypocondre droit. Il n'existait, néanmoins, encore aucune tension dans l'étendue de la région épigastrique. En exerçant la plus légère pression, la sensibilité était de suite éveillée, la douleur se faisait alors particulièrement sentir, et la gêne de la respiration augmentait. Cet état devenait de jour en jour plus inquiétant. Parfois des métastases sanguines se portant vers la tête, les fonctions intellectuelles se suspendaient. Le malade ressentait alors une chaleur considérable dans toute la région supérieure. La figure devenait rouge et animée ; des bruissemens, des tintemens d'oreille le tourmentaient. Indifférent, dans cet état, à toutes les questions qu'on pouvait lui faire, il éprouvait même parfois une sorte d'impossibilité d'y répondre. Enfin, après environ une heure de cette sorte d'angoisse, une inspiration plus profonde annonçait le retour, la reprise des fonctions intellectuelles. Lorsque je le vis pour la première fois, il éprouvait, à la moindre fatigue, une violente oppression. La tension et la douleur de l'hypogastre étaient constantes et fortes. Cette dernière se faisait aussi sentir à l'épaule droite. Le ventre était paresseux et les urines rares.

Au toucher de la région épigastrique, je reconnus que le foie était tuméfié, sur-tout du côté du cartilage xiphoïde. Une douleur obtuse se faisant sentir jusques au-dessous des fausses côtes droites toutes les fois que j'exerçais la moindre pression vers cette région, je fus convaincu que le siége du mal était dans le foie.

A peine eut-il commencé à prendre quatre verres d'eau de Salut que les urines devinrent plus abondantes. Comme le ventre restait toujours resserré, dès le cinquième jour je substituai l'eau de Lasserre à celle de Salut. Quoique l'estomac parût fatigué de ce changement de boisson, il s'en suivit néanmoins une selle assez copieuse. Ayant fait ajouter trois gros de sulfate de magnésie dans le premier verre d'eau minérale, toujours pris à jeun, deux selles eurent lieu, ce qui le soulagea beaucoup. Le lendemain, après lui avoir ordonné la même chose que la veille, il prit un bain à la Gutière. La répugnance pour boire les eaux s'étant manifestée, nous en suspendîmes l'usage durant trois jours ; le quatrième, je prescrivis trois onces de plantes chicoracées, avec addition de 36 grains de terre foliée de tartre. Une heure après, le malade prit deux verres d'eau minérale saline. Deux ou trois évacuations eurent lieu chaque matin durant trois jours. Le quatrième, je fis ajouter aux sucs amers deux onces de suc de cresson. Ces remèdes furent continués durant huit jours, et accompagnés d'un bain toutes les vingt-quatre heures.

Ce traitement fut suivi durant trois semaines. Après ce terme, la douleur qui s'était long-temps fait sentir à l'épaule commença à diminuer de jour en jour, puis à disparaître. La tension de l'hypocondre et celle de l'épigastre se dissipèrent également peu-à-peu. L'oppression ne se fit bientôt plus sentir que lorsque le malade prenait un peu trop d'exercice, et sur-tout sur un terrain élevé. Les sucs amers furent remplacés par les eaux ferrugineuses; il prenait ces dernières à jeun, avec un tel plaisir, qu'il désira aussi en faire usage dans ses repas en les coupant avec du vin rouge. La dose de cette eau minérale fut portée à cinq verres, que le convalescent prenait le matin à des intervalles d'un quart-d'heure, ce qui fut continué pendant dix-huit jours. Un bain chaud était administré trois fois par semaine.

L'exercice à pied et à cheval ne concourut

pas peu à favoriser la guérison. J'eus la satisfaction de voir les fonctions digestives se rétablir de jour en jour. Le ventre devint libre; les
selles se régularisèrent. Neuf semaines suffirent
pour faire disparaître tous les accidens et pour
obtenir un parfait retour à la santé.

III°. Observation. — M. D. , capitaine chef
d'escadron de la garde royale , agé de trente-
quatre ans, ayant d'abord été dirigé sur Barrèges, où il subit un traitement qui eut peu de succès, fut envoyé à Bagnères par M. Delpit. Cet
officier ressentait une douleur presque constante
du côté du grand lobe du foie. Le toucher attestait l'engorgement, l'embarras de ce viscère, dont
le développement bien marqué se manifestait à
la moindre pression. Mis d'abord à l'usage des
eaux salines , elles ne tardèrent pas à provoquer
des selles plus fréquentes. Quelques jours après,
nous lui fîmes prendre en même temps des
bains tempérés. Plusieurs mois de ce traitement
dissipèrent l'intumescence du foie , et ramenèrent les hémorroïdes. Pour rétablir le ton
des viscères relâchés par l'usage des eaux salines,
nous passâmes à celui des eaux ferrugineuses,
qui finirent par rappeler l'harmonie des fonctions et la santé.

IVe. Observation. — M. D. , quartier-maître de gendarmerie , âgé de trente-trois ans , avait un tempérament bilieux sanguin. Fait prisonnier de guerre en Russie , il en éprouva un tel chagrin, qu'il lui survint une affection lente du foie et des hémorroïdes. Envoyé à Bagnères après sa délivrance, il s'y présenta avec un teint jaune. L'hypocondre droit était rénittent , fort sensible au toucher, et habituellement douloureux. Pour peu qu'il fît de l'exercice ou qu'il montât les escaliers, l'oppression était considérable. Le ventre était fort paresseux ; les urines colorées et rares.

Mis à l'usage des eaux salines , dont le malade prit d'abord deux verres, il éprouva des nausées fatigantes et un mal-aise général. Nous ordonnâmes pour le lendemain, en deux doses, huit onces de petit-lait clarifié. Les urines parurent moins safranées et plus abondantes que de coutume. Le quatrième jour, nous fîmes ajouter au petit-lait trois onces de sucs amers , que le malade prit jusques au dixième jour avec un bain tempéré de la Gutière : les hémorroïdes reparurent. Le onzième jour, les eaux de Lasserre furent substituées au petit-lait et aux sucs amers : trois verres suffirent pour produire plusieurs selles. Cette médication fut continuée durant sept semaines ; seulement les boissons étaient suspendues tous les dix à douze jours pendant vingt-quatre heures. Le malade se retira fort satisfait des eaux de Bagnères, et ne ressentant aucun des accidens qui l'y avaient attiré.

Voulant se dédommager des nombreuses privations qu'il s'était depuis long-temps imposées, l'hiver suivant il se livra avec excès aux plaisirs du carnaval et aux veilles prolongées. Dès la fin de cette saison, il sentit renaître l'oppression qui l'avait tourmenté; la douleur de l'hypocondre se fit sentir de nouveau. Il s'était trop bien trouvé de son séjour à Bagnères pour ne pas y revenir. A son arrivée, nous trouvâmes le foie qui débordait les fausses côtes. La constipation était opiniâtre, la langue jaune et l'appétit nul. A quelques modifications près, nous recommençâmes le traitement comme l'année précédente; nous y ajoutâmes parfois quelques moyens pharmaceutiques. Les sangsues furent appliquées au fondement.

L'état du malade s'améliora, le ventre devint plus libre, l'oppression avait sensiblement diminué; l'appétit revint un peu. Malgré tous ces avantages, le foie restait toujours volumineux, et l'hypocondre était tendu et sensible. S'étant retiré à Pau, il éprouva des accidens fort graves pendant l'hiver suivant. Il fut renvoyé pour la troisième fois à Bagnères par M. Samonset, son médecin. Aux accidens de l'année dernière s'était joint l'ictère général : la fièvre avait paru; elle fut d'abord continue; des redoublemens se faisaient sentir parfois le soir. Des sueurs nocturnes assez abondantes se manifestèrent : elles fatiguèrent beaucoup le malade.

Après deux mois de traitement, pendant lequel l'usage des eaux fut combiné avec quelques autres remèdes, le malade, éprouvant un mieux sensible, quitta Bagnères. Ayant obtenu son changement pour aller dans son pays natal, de nouveaux accidens s'y développèrent; il y succomba au mois de mai suivant.

Réflexions. Les observations que nous venons de rapporter appartiennent presque toutes aux dérangemens du foie, produits par une pléthore sanguine. La plupart furent signalés par des désordres de l'estomac, il en est qui furent occasionés par des études ou des affections profondes de l'âme, poisons subtils auxquels bien des mortels, principalement les cœurs généreux et droits, les âmes nobles et élevées, et trop souvent les personnes instruites, sont en proie. L'esprit s'égare sous des chagrins aigus; il semble rompre le lien harmonique qui l'uni' ou l'identifie à la sensibilité animale. Dans et état, l'homme ne peut plus digérer; souvent aussi il ne peut plus respirer, ni maitriser sa raison.

On a dû se convaincre que la doctrine des crises s'y démontre d'une manière évidente, soit par les selles, soit par les urines, et parfois par le retour des hémorroïdes. Les évacuations alvines et urinaires, en devenant chaque jour plus abondantes, se chargèrent de matières bilieuses.

Les remèdes qui provoquent la résolution, la coction ou la crise des maladies par les selles, par les urines ou par les sueurs, sont ceux qui réussissent. Or, comme il a été aisé de s'en convaincre, les eaux minérales salines de Salut, de Lasserre, prises d'abord à de légères doses, relâchent le tube intestinal, détruisent l'état spasmodique des viscères, attirent vers les selles ou vers les urines les matières qui s'étaient épaissies dans les organes malades, ou qui s'y étaient accumulées, et par cette excrétion rétablissent l'harmonie des fonctions (ee).

Souvent aussi les affections de l'abdomen se terminent par les hémorroïdes, comme le prouvent plusieurs des observations précédentes; elles sont donc de vrais efforts excrétoires qu'il est bon quelquefois de solliciter vivement, ce qui se prouvera de plus en plus dans la suite de nos histoires de maladies.

Les faits rapportés ne laissent aucun doute sur l'influence des lésions des viscères abdominaux sur la tête et la poitrine. L'inverse n'a pas moins lieu quelquefois.

Les organes de la cavité abdominale doivent être, considérés comme une masse qui a le diaphragme pour base, base dont le propre est d'être mobile et d'exercer des mouvemens doux et réguliers dans l'état de santé ; par conséquent, les différens désordres des viscères du ventre ne peuvent manquer d'en produire sur les mouvemens du diaphragme, qui, à son tour, tiraille et irrite les membranes de la poitrine et du cerveau. De là la difficulté de respirer, de là les maux de tête.

Sans même que les observations ne l'eussent si souvent prouvé, d'après la situation du foie, on comprend aisément qu'il ne peut acquérir un volume plus ou moins considérable sans affecter et troubler les fonctions pulmonaires et cérébrales. Ainsi, la respiration doit être difficile, pénible, lorsque les poumons sont comprimés et relevés par le diaphragme soulevé par le foie. Les mouvemens du cœur seront encore gênés, irréguliers, si le péricarde est soulevé par le diaphragme, le volume du foie étant augmenté, ou seulement le lobe gauche horizontal de ce viscère étant trop tuméfié; alors des palpitations du cœur, des syncopes surviendront avec un resserrement de la poitrine, de la partie moyenne et inférieure particulièrement; il y aura des douleurs et des engourdissemens vers les épaules et dans les bras jusqu'aux coudes, et même de tout le bras; enfin le malade éprouvera ce genre d'affection que les Anglais ont appelée, depuis quelque temps, angine pectorale, sans trop de raison, ou la Sténocardie, bien mieux nommée par Brera.

D'autres maux peuvent encore survenir lorsque le foie devient trop volumineux. L'estomac peut être refoulé de plusieurs manières et être gêné dans son action. La rate peut être comprimée et rapetissée, repoussée au-dessous de l'hypocondre, et déplacer le rein gauche. On a vu l'extrémité inférieure de l'œsophage comprimée et allongée dans le bas-ventre par le foie trop volumineux. L'ouverture du cardia peut aussi être rétrécie par une pareille intumescence du foie. Rien de plus commun que de voir le rein droit beaucoup plus bas qu'il ne devrait l'être, à cause du prolongement de l'extrémité inférieure du côté droit du foie.

Ce n'est pas seulement par les effets de la

compression que le foie exerce sur les organes voisins, qu'il peut troubler leurs fonctions ; il peut influer sur eux ainsi que sur les parties les plus éloignées, par les nerfs, par les vaisseaux sanguins et lymphatiques, par le tissu cellulaire dont il est formé, et qui communique avec celui du bas-ventre et du dos, par les membranes dont il est pourvu. Quelle influence le foie n'a-t-il pas encore par le moyen de la bile sur les premières voies, sur les poumons, le cerveau, les nerfs, sur les organes des voies urinaires, sur la peau, et enfin sur toutes les parties du corps fluides et solides, tant en santé qu'en maladie !

Comme la plupart des affections du foie ont pour cause les engorgemens ou obstructions de cet organe, il faut prendre ces engorgemens en grande considération, non-seulement dans leur ensemble, mais encore dans ses espèces particulières. Ce dont nous allons continuer à nous occuper.

CHAPITRE IX.

Des Engorgemens et des Obstructions du foie par la bile et par les calculs biliaires.

Comme le sang, la bile peut être aussi ramassée en trop grande quantité dans les organes sécrétoires et excrétoires du foie, de manière à y former des engorgemens, des obstructions, et après y avoir acquis un certain degré de densité, il peut en résulter des concrétions pierreuses et des maux divers.

La bile peut occasioner les plus grands maux par son extrême acrimonie, comme lorsqu'elle ne réunit pas les qualités naturelles pour remplir dans l'économie animale les fonctions importantes auxquelles la nature l'a destinée.

Sans considérer ici les derniers termes de l'altération de la bile, ne peut-on pas dire qu'elle est altérée dans la plupart des fièvres continues, remittentes et intermittentes ? *Venenum per se in corporibus gigni posse observatione confirmatur.* Morgagni, epist. lix, art 18.

Nous ne pouvons nous empêcher de dire que les anciens ont trouvé dans les vices de la bile la cause principale des affections convulsives et mentales. Ils ont cru, et il paraît que c'est avec raison, que, retenue dans le sang, elle donnait au cerveau et aux nerfs un degré de stimulation nuisible qui les excitait et troublait leurs fonctions ; d'où survenaient des délires mélancoliques, la manie, etc. *Nosti enim*, disait Hippocrate, dans une de ses épîtres à Damage, *quod hæc bilis furoris hominum causa est ubi nimiùm redundaret*. Epist. Hippocratis Damagesio, de Democritis morbo. Foësius, sect. VIII. Il faut, disait ce grand maître de l'art, pour la bonne santé, non-seulement que la bile ait toutes ses qualités naturelles, mais aussi qu'elle soit en quantité convenable. *In omnibus*, dit-il, *à naturâ inest bilis, sed in quibusdam minùs et in quibusdam ampliùs ; immoderatio ipsius, morbi sunt ; ipsa velut materia aliquandò bona, aliquandò mala*. Ibid.

Or, toutes les fois que la bile ne conserve pas toutes ses qualités naturelles et que sa sécrétion dans le foie et son excrétion dans le duodénum sont viciées ou irrégulières, toutes les fois qu'elle séjourne dans ses couloirs, qu'elle s'y accumule, il se forme nécessairement des engorgemens, des obstructions, des concrétions de nature calculeuse, soit par sa stagnation, soit par son épaississement, ou encore parce qu'elle serait viciée dans les organes, ou même qu'il s'y serait joint quelque autre substance qui l'aurait altérée et disposée à former des concrétions. De ces divers dérangemens dans la nature de la bile peuvent naître la jaunisse, la colique hépatique, l'inflammation du foie, celle des intestins, diverses éruptions cutanées, etc.

Mais pour faire ressortir plus particulièrement encore l'action, l'effet des eaux minérales thermales, je ne crois pas inutile de faire l'énumération des causes les plus ordinaires des obstructions du foie par les vices de la bile et par celui des calculs biliaires.

Indépendamment des altérations particulières des pores, des tissus, des conduits biliaires, qui peuvent survenir, soit dans le foie ou hors de ce viscère, comme dans les canaux hépatique, cystique, cholédoque, la cavité de ces vaisseaux peut encore être rétrécie par l'excication et la rétraction de leurs parois, ou par une augmentation de leur épaisseur. C'est ce qui est souvent l'effet des congestions sanguines, des différens vices, tels que le scrophuleux, le syphilitique, l'arthritique, etc. La compression du foie par les parties qui l'entourent, les affections de l'âme sur-tout, comme le prouvent chaque jour de si nombreuses observations, et des douleurs générales ou particulières du foie, peuvent produire le même effet.

Une cause bien différente donne aussi parfois naissance aux obstructions bilieuses, c'est la diminution de sensibilité et d'irritabilité, des canaux excréteurs de la bile, ce qui survient à la suite de quelques affections paralytiques de plusieurs parties du corps, et particulièrement de celles du foie.

La bile acquérant plus de viscosité, de dansité, d'épaississement, qu'elle n'en doit avoir naturellement pour circuler librement dans ses couloirs excréteurs, y séjourne, s'y ramasse, et il s'y forme alors des concrétions calculeuses d'une plus ou moins grande dureté, de volume, de figure, de structure différentes. Dans ces cas, il se forme dans la bile quelque agent qui concourt à la formation des calculs, etc. Quant aux engorgemens particuliers de la vésicule du fiel par la bile, ils peuvent provenir de la bile elle-même, qui n'est pas assez fluide pour couler du canal cholédoque dans le duodénum, ou de ce que ce canal est détourné de sa direction primitive et un peu rétréci en traversant la paroi de cet intestin, ou enfin de ce qu'il s'arrête dans cet endroit quelque calcul biliaire, comme cela arrive fréquemment. Il survient alors une distension plus ou moins grande des parois de la vésicule du fiel, en raison de la quantité de bile qui se ramasse à l'extrémité intestinale du canal cholédoque. Les observations suivantes prouveront que lorsque ces diverses lésions sont encore légères, que les altérations sont peu considérables, les eaux de Bagnères peuvent concourir puissamment à rétablir dans tout le système hépatique, avec l'harmonie des fonctions, le bon état de la bile et celui de ses usages.

Ire. OBSERVATION. — M. C., homme de lettres, âgé de quarante ans, d'une constitution bilioso - nerveuse, était depuis plusieurs années fort sujet à des coliques et à des dévoiemens bilieux. Ses digestions étaient souvent troublées ; aussi éprouvait-il fréquemment de l'amertume à la bouche, des rapports nidoreux. Il ressentait parfois des douleurs vers la région du foie et une tension dans tout ce système. Toutes les fois que la douleur existait, on lui avait fait l'application de quelques sangsues à l'anus, et, la douleur apaisée, on lui avait prescrit les légers vomitifs, les savonneux, les amers, soit sous forme de tisane ou en apozème. Ces divers traitemens n'ayant pas amélioré l'état du malade, il vint à Bagnères le 23 juin 1823. A son arrivée, nous lui trouvâmes un teint jaunâtre, une inappétence bien prononcée, un dégoût absolu pour les viandes et sur-tout pour celles qui étaient trop grasses.

Ses urines étaient d'une couleur plus foncée qu'à l'ordinaire, et rares; l'intumescence du foie était manifeste au toucher.

Comme il n'existait pas de fièvre ni de douleur, nous mîmes le malade à l'usage de l'eau de Salut, à la dose, d'abord, de deux verres durant trois jours. Dès le quatrième, nous augmentâmes jusqu'à quatre verres, tous les matins à jeun. Les urines devinrent plus abondantes et plus jaunâtres. Les selles acquirent une consistance plus louable et moins liquide. Nous prescrivîmes les bains de la Gutière toutes les vingt-quatre heures, la promenade, l'exercice à pied, parfois à cheval. Ce traitement, continué durant deux mois, suffit pour dissiper l'embarras du foie et pour régulariser les fonctions hépatiques.

IIe. Observation. — Une demoiselle, âgée de trente ans, d'un tempérament bilieux, éprouvait depuis trois ans des douleurs sourdes hépatiques presque habituelles. L'ictère se manifestait depuis plusieurs mois sur différentes parties de son corps, et sur-tout dans le globe de l'œil. Elle sentait souvent un goût d'amertume dans la bouche, la langue était parfois teinte de jaune. Ses digestions étaient, en général, laborieuses, des coliques fréquentes la tourmentaient. Après avoir fait divers traitemens infructueux, elle se rendit à Bagnères le 17 juillet 1822. M'étant assuré de l'état de la malade par le toucher de l'abdomen, qui me démontra l'intumescence du foie dans presque toute son étendue, je la mis, après deux jours de repos, à l'usage des eaux de Salut, dont elle prit d'abord deux verres durant trois jours. Le quatrième, nous y en ajoutâmes un de celle de Lasserre. Les urines devinrent dès-lors plus abondantes, plus jaunâtres ; les selles devinrent bilieuses, et enfin plus régulières. Le teint et les parties du corps qui étaient de couleur jaune acquirent celle qui leur était naturelle, et la malade fut guérie après trois mois de traitement. Les bains de la Gutière, le régime presque végétal, l'exercice journalier furent mis en usage. La malade, ayant encore éprouvé quelque mal-aise à l'occasion de la bile, revint l'année suivante et acheva de se guérir radicalement, ce dont elle nous donna l'assurance en nous écrivant pour nous témoigner sa satisfaction.

IIIe. OBSERVATION. — M. L., livré depuis nombre d'années à l'étude des lois, avait un tempérament éminemment bilieux. Il était maigre et porté à la mélancolie ; il avait eu durant sa vie plusieurs fièvres bilieuses, et souvent ses digestions avaient été dérangées ; l'amertume de la bouche et des rapports nidoreux fatiguaient presque habituellement le malade. Sa salive était parfois abondante ; son estomac était au surplus fort capricieux : il passait des semaines entières avec une inappétence continuelle, tandis que parfois son appétit était dévorant. Des douleurs sourdes assez fréquentes se faisaient sentir dans la région de l'estomac, dans cette partie située au-dessous du cartilage xiphoïde. C'était sur-tout après avoir pris un repas, ou lorsqu'il restait long-temps sans manger, que ce mal-aise se manifestait. Dans d'autres circonstances, il rapportait ses douleurs, qui redoublaient parfois, à divers intervalles, du côté de l'hypocondre droit. Après avoir fait à Paris, durant l'espace de quatre ans, divers traitemens sans succès, on lui conseilla le voyage et les eaux de Bagnères. Il y arriva le 2 août 1823. Il était âgé de trente-trois ans lorsque je le vis. Son teint était légèrement jaune, sa bouche habituellement amère, et il n'éprouvait aucun goût pour les alimens de viande. Ses urines étaient peu citrines, il se plaignait d'une constipation déjà ancienne. Le toucher m'assura que la région de la vésicule du fiel et du canal cholédoque était celle où se trouvait le siége du mal. Après deux jours de repos, je le mis à l'usage, d'abord de trois, puis de quatre verres de l'eau de Salut. Les bains tempérés furent ajoutés à ce traitement. Le malade s'étant dégoûté des eaux thermales au bout de dix à douze jours, il prit le petit-lait avec les sucs amers durant huit jours. Dès les premiers momens de l'emploi des eaux, le malade ressentit de vives douleurs vers la région de l'estomac; des espèces de coliques le tourmentèrent dans cette partie ; les bains dont il fit usage tous les jours paraissaient calmer les souffrances. La constipation devint moins opiniâtre, les urines moins crues et plus conformes à leur nature. L'appétit devint aussi moins capricieux. Dès la cinquième semaine, le malade ayant ressenti, durant deux jours, de plus vives douleurs que de coutume, toujours au lieu ordinaire, il nous rapporta avoir éprouvé, pendant plusieurs heures, une plus forte angoisse que les jours précédens. L'ayant mis dans le bain, où il séjourna deux heures, parce qu'il s'y sentit beaucoup soulagé, tout-à-coup les parties malades se détendirent, le malaise s'apaisa et le malade crut ne plus avoir de mal. Les selles ayant été observées, nous y trouvâmes deux calculs biliaires de la grosseur d'une fève. Dès ce jour, le malade, éprouvant beaucoup de soulagement, désira plus que jamais avoir recours à l'usage des eaux et à celui des bains, qu'il continua encore pendant six semaines. Les urines devinrent plus jaunes, les selles se régularisèrent, l'appétit reparut. Ce fut sur-tout dans ce second état que nous eûmes recours à l'ensemble de tous les moyens hygiéniques. Ce jurisconsulte quitta les Pyrénées avec regret, se promettant de venir encore faire usage de ses sources salutaires.

Réflexions. —Les symptômes que les malades éprouvèrent, et qui se trouvent consignés dans ces observations, ne laissent aucun doute sur l'existence des vices de la bile, sur l'embarras qui avait lieu dans le foie pour sa sécrétion et pour son excrétion dérangées. Ils avaient tous un tempérament bilieux ; l'habitude de leur corps était assez souvent jaunâtre ; ils éprouvèrent presque tous des coliques plus ou moins intenses, des rapports nidoreux et de l'amertume à la bouche, etc. Ce que les traitemens les plus sages et les mieux indiqués n'avaient pu opérer fut obtenu par les eaux et les bains de Bagnères. Le jurisconsulte fut délivré de deux calculs biliaires qui menaçaient ses jours.

CHAPITRE X.

Obstructions gélatineuses du Foie.

Parmi les espèces d'obstructions dont le système hépathique peut être atteint, et dont on peut espérer d'obtenir la guérison par l'usage des eaux thermales de Bagnères, nous pouvons, sans contredit, ranger celles qui sont caractérisées par des congestions gélatineuses. Glisson, Bianchi, Lancisi, ont suffisamment établi, par l'ouverture des cadavres, l'existence de ces sortes de congestions dans le foie. Quoique nous ne puissions fournir qu'une observation de guérison, que nous sommes fondé à considérer comme produite par cette cause, elle suffira, sans doute, pour admettre que les eaux thermales peuvent parfois avoir des succès sur elle, succès que l'on obtiendrait peut-être difficilement par d'autres remèdes ; ce que la raison médicale doit avouer.

Ire. OBSERVATION. — M. D., négociant de Paris, âgé de cinquante-quatre ans, d'un tempérament bilieux sanguin, avait joui d'une fort bonne santé durant toute sa vie. Depuis cinq ans il lui était survenu plusieurs loupes à la tête, qui, dans l'espace de trois ans, acquirent un développement tel, qu'il crut devoir se les faire extirper, sans trop de préparation, parce que toutes ses fonctions se faisaient selon ses désirs. Environ un mois après l'opération, il commença à éprouver un mal-aise dans la région du foie. Une douleur gravative le tourmentant, il s'adressa à un médecin qui lui fit appliquer des sangsues et lui fit suivre un régime approprié. La douleur, qui avait d'abord paru se calmer, se renouvela ; l'appétit se perdit, la langue devint parfois épaisse, les digestions furent laborieuses, la constipation opiniâtre, les urines peu colorées. On le fit aller à la campagne et on le mit à un régime végétal. Les eaux minérales artificielles salines furent employées de même que les bains. Le malade ne se trouvant pas mieux, on lui conseilla les eaux de Bagnères plutôt que celles de Vichy, à cause de la longueur du voyage, dont on espérait tirer un plus grand avantage. Arrivé aux Pyrénées en 1825, nous reconnûmes au toucher l'intumescence du foie du côté de l'hypocondre droit et tous les autres symptômes qui caractérisent l'existence des embarras hépatiques.

Dès le second jour de son arrivée, nous lui fîmes prendre deux verres d'eau de Salut. La digestion s'en étant bien opérée, nous doublâmes la dose dès le lendemain. Les bains tous les jours et huit onces de sucs amers durant deux semaines furent ajoutés à ce traitement, qui dura près de trois mois. Ce ne fut qu'après quinzaine que le malade commença à sentir la douleur de côté s'apaiser, puis diminuer chaque jour. L'appétit reparut enfin, les selles devinrent plus fréquentes et finirent par ce régulariser, les urines acquirent leur couleur naturelle, et le malade, après avoir fait un usage convenable de tous les moyens hygiéniques usités, se retira de Bagnères après avoir récupéré sa santé. Pour compléter cette observation, nous croyons devoir ajouter que le troisième mois nous fîmes usage des eaux ferrugineuses de la fontaine d'Angoulême. Le convalescent en prit le matin à jeun quatre verres, et autant à chaque repas.

Réflexions. — Quoique les symptômes qui caractérisent ce genre d'obstruction soient les mêmes que ceux qui appartiennent aux autres espèces d'engorgement du foie, cependant il est permis de soupçonner la nature de l'obstruction, toutes les fois que les malades qui ont joui d'une fort bonne santé ont un ou plusieurs stéatômes ou, çà et là, des loupes, sans éprouver aucun dérangement dans les fonctions, si ce n'est, vers la fin, des douleurs dans la région du foie , des digestions plus ou moins laborieuses et des selles rares. Le doute même sur la nature du mal peut se changer en certitude lorsque les sujets qui éprouvent ces accidens ont, comme le malade dont nous venons de citer l'observation , fait extirper une ou plusieurs loupes, des stéatômes, sans ou même avec quelques précautions. Ici, comme dans toute autre espèce d'obstruction, nous conviendrons toujours, avec la même bonne foi, qu'il faut appliquer l'aphorisme de toutes les écoles, c'est dans leur principe que l'on peut espérer de guérir les maladies graves des organes.

CHAPITRE XI.

Obstructions séreuses.

Des observations nombreuses consignées dans les ouvrages de Bonnet , de Morgagni, de Haller, de Lieutaud, attestent que les engorgemens du foie peuvent provenir de la stagnation de la matière muqueuse ou séreuse dans les membranes ou dans la propre substance de ce viscère , qu'il est quelquefois très-grossi dans toute son étendue, tandis que, dans d'autres circonstances, il ne l'est que dans quelques-unes de ces parties ; et puisque , d'autre part , on a souvent trouvé des hydatides , des tumeurs enkystées dans le foie , on ne peut pas nier l'existence de ce genre d'obstruction.

Des douleurs dans la région du foie, des nausées, des vomissemens , des diarrhées , parfois la jaunisse , un certain tempérament lymphatique, peuvent signaler ce genre d'obstruction. Nous avons pu le soupçonner dans plusieurs malades qui nous ont été adressés. Deux d'entre eux ont succombé quelques mois après leur retour dans leur pays natal. Un troisième, dont nous citerons l'observation, fut guéri dans l'espace de trois mois de traitement, d'abord par les eaux salines , puis par celui des eaux ferrugineuses. Comme on va s'en convaincre , les moyens hygiéniques ne contribuèrent sans doute pas peu à la guérison du sujet.

OBSERVATION. — Une demoiselle de Paris , âgée de trente-six ans , éprouva une suspension de règles qui dura plusieurs mois ; elle avait un tempérament phlegmatique , lâche et disposé à l'œdème. Diverses incommodités se succédèrent : les digestions se dérangèrent , le dévoiement la fatiguait souvent ; des lassitudes, des douleurs vagues, parfois des vomissemens la tourmentèrent long-temps. Son teint devint jaun e. Les douleurs parurent se fixer dans l'hypocondre droit et se prolonger du côté de l'estomac. La malade maigrit et fut presque habituellement privée du sommeil. Un état de langueur générale s'était emparé d'elle depuis plusieurs mois ; la respiration était devenue difficile. La malade, après avoir subi plusieurs traitemens peu efficaces, nous fut adressée à Bagnères l'année 1824. A son arrivée, nous lui trouvâmes les extrémités inférieures légèrement œdématiées, la respiration difficile, la douleur de l'hypocondre droit constante. La diarrhée avait cessé durant le voyage. En explorant le ventre, je tâchai de découvrir le siége de la maladie. La matrice ne m'offrit aucun phénomène remarquable, la région épigastrique était très-tuméfiée et inégale, l'hypocondre droit paraissait soulevé par l'épaisseur, ou mieux par l'intumescence du foie, la sensibilité de ses parties n'était pas grande ; le pouls de la malade était dur, serré et fréquent. Elle me raconta qu'on avait essayé en vain de faire revenir ses règles, qu'on lui avait appliqué plusieurs fois des sangsues au fondement, qu'elle avait fait usage des apéritifs savonneux, des cataplasmes émolliens sur l'estomac, de l'emplâtre de ciguë, etc. Dès le lendemain de son arrivée, elle prit deux verres de l'eau de Salut. L'estomac les ayant bien digérés , nous lui en fîmes prendre trois le lendemain. La dose fut ensuite portée jusqu'à six verres durant un mois ; seulement nous y ajoutâmes, une fois par semaine, deux gros de magnésie. Les bains tempérés tous les deux jours, l'exercice à pied et à cheval furent mis en usage , de même que les douches, durant six minutes, dirigées sur l'hypocondre droit. Dès le dixième jour les digestions devinrent meilleures, l'appétit se manifesta , on ne vit plus reparaître le dévoiement. Des hémorroïdes se manifestèrent le vingt-quatrième jour du traitement; les selles devinrent aussi très-fréquentes , la malade en comptait deux et trois par jour; les urines sur-tout devinrent abondantes ; la douleur diminua peu-à-peu avec l'intumescence du foie, que nous explorions de temps en temps , et dont le gonflement nous paraissait diminuer à vue d'œil et au toucher. Enfin , après avoir continué cette méthode de traitement durant deux mois, après avoir fait appliquer six autres sangsues pour soulager les vaisseaux hémorroïdaux, convaincu que la malade avait récupéré une grande partie de ses forces , que le foie était rentré dans sa sphère ordinaire, que les fonctions digestives s'étaient toutes régularisées ; le teint s'étant éclairci, les forces étant réparées , l'œdème des extrémités inférieures ayant aussi disparu , nous la mîmes à l'usage des eaux ferrugineuses à la dose de six verres par jour. Les bains chauds furent continués tous les deux jours. Trois semaines suffirent pour raffermir si bien les organes souffrans de cette intéressante malade , qu'elle fut à même de retourner dans la capitale pour faire jouir sa famille de son parfait retour à la santé.

Nous eûmes la satisfaction de la revoir l'année suivante pour se soumettre encore au régime des eaux dont elle avait éprouvé un si grand avantage. Sa santé ne fit que se raffermir de plus en plus.

Réflexions. Pour peu que l'on fasse des rapprochemens sur l'ensemble de cette observation et sur les phénomènes qui accompagnent les engorgemens muqueux ou séreux du foie, on se convaincra facilement que la demoiselle qui en est le sujet, avait un engorgement de cette dernière nature , engorgement qui fut guéri par l'usage des eaux de Bagnères : certes, ce n'est pas l'obstruction la plus facile à détruire.

CHAPITRE XII.

Engorgemens du foie par la graisse.

Quoique le foie ne soit pas naturellement pourvu de graisse dans son intérieur, et qu'il y en ait aussi fort peu ordinairement entre ses membranes, il est néanmoins constant que par un état de maladie, d'obésité ou de corpulence, il se ramasse autour de ses vaisseaux, même dans le parenchyme de cet organe, une matière graisseuse qui se fond dans l'eau bouillante, qu'il surnage et qui s'enflamme.

On a souvent trouvé à l'ouverture des corps une quantité plus ou moins considérable de cette substance sur ou dans le foie, au point qu'elle formait des tumeurs, des obstructions, qui, durant la vie, avaient vicié la bile.

Au surplus, le foie n'est pas le seul viscère dans lequel se ramasse la graisse; on sait que des congestions semblables ont lieu dans presque tous les organes abdominaux. Tout le monde connaît la manière dont on augmente considérablement le volume du foie des oies et des canards, en leur donnant des alimens outre mesure, et en les maintenant dans une profonde obscurité et dans la contrainte du repos.

6*

Or, si des nourritures trop exquises ou trop abondantes, si l'oisiveté, l'inaction ou des dispositions particulières produisent parfois des engorgemens, des obstructions du foie occasionées par des amas de graisse, ce dont il nous paraît assez facile de s'assurer, nous ne doutons pas que l'exercice, les voyages, un régime approprié et les eaux minérales salines puissent guérir ceux qui sont atteints de ce genre d'obstruction, lorsqu'elle n'est pas portée à l'excès ou qu'il n'existe point encore de symptômes qui présagent une destruction des forces vitales.

Quoique nous n'ayons pas eu occasion d'observer à Bagnères ce genre d'obstruction, convaincu qu'elle peut y être traitée avec succès, nous n'hésitons pas de conseiller aux personnes qui en sont atteintes de se rendre dans nos montagnes, parce qu'elles y trouveront fort souvent de nombreux moyens de guérison.

Avant de terminer ce qui a rapport aux obstructions qui peuvent être traitées par les eaux minérales, nous observerons que, si nous ignorons les causes directes qui engendrent les diverses perturbations délétères du foie, nous savons cependant que les substances dont cet organe est fourni sont susceptibles de différentes altérations, dont les unes sont primitives, les autres secondaires.

Quelle que soit, au surplus, la nature ou le caractère de l'obstruction, le médecin doit employer tous les moyens qui sont en son pouvoir pour retarder, intervertir et changer la mauvaise disposition de ces engorgemens ; il doit, s'il est possible, chercher à la détruire ou du moins empêcher qu'elle prenne une détermination funeste. Aucun moyen ne nous paraît plus efficace pour remplir ces diverses indications que les voyages et les eaux minérales salines.

CHAPITRE XIII.

Ictère ou jaunisse.

Cette maladie, qu'on la considère comme primitive ou secondaire, est encore une de celles qui se traitent avec le plus de succès par les eaux thermales de Bagnères. Après être convenu, avec Arétée, qu'il existe une grande variété dans la couleur de la peau qui caractérise cette sorte d'affection : *Innumeræ possunt esse colorum varietates in variis icteri speciebus,* nous ajouterons qu'elle est, en général, produite par les mêmes causes qui donnent naissance aux obstructions du foie ou à celles de tout autre viscère de l'abdomen. Ainsi, la pléthore sanguine, la pléthore bilieuse, les maladies des organes voisins du foie, la diminution ou la suppression des évacuations naturelles ou morbifiques, les vives ou trop longues douleurs, les chagrins profonds, les poisons âcres, la morsure des animaux venimeux, les vives affections de l'âme, les fièvres, les chutes, les contusions, les fortes compressions du bas-ventre peuvent la produire.

Cette maladie n'est pas seulement, comme l'on croit, l'effet des altérations du foie, elle l'est encore souvent des engorgemens de la rate ; elle peut être aussi produite par des dilatations excessives de l'estomac ou par des tumeurs de ce viscère, par des engorgemens de l'épiploon, graisseux, stéotomateux, etc., par de pareils engorgemens du mésentère, du duodénum ou des autres intestins, par ceux du pancréas, des reins, qui peuvent être très-considérables et produire le même effet sur le foie; enfin, par des épanchemens divers dans le bas-ventre, qui, non-seulement déterminent des dérangemens, des congestions dans ce viscère, mais qui, de plus, produisent la congestion de cet organe ou celle de ses canaux excréteurs.

Elle peut aussi provenir de quelques affections convulsives des organes avec lesquels le foie a des correspondances, par les nerfs ou autrement. Ces causes étant très-multipliées, de plus grands détails deviendraient superflus ; il nous suffit d'observer que l'ictère qui survient après les chutes, les coups, les contusions sur la région du foie ou sur des parties plus ou moins éloignées, est un des plus faciles à guérir avec les eaux minérales.

La connaissance de cette variété de causes devient nécessaire pour déterminer le régime et le traitement qui lui conviennent, à part même l'usage et le choix des eaux minérales conseillées, dans la plupart des cas dans lesquels l'ictère se présente. Sans entrer ici dans des détails inutiles à notre objet sur la manière dont cette maladie se manifeste, sur son histoire générale, nous observerons seulement qu'on ne peut jamais bien obtenir sa guérison, si l'on ne commence pas par se convaincre ou s'assurer de la cause qui lui a donné naissance ; c'est peut-être ici l'occasion, assez commune d'ailleurs en pathologie, d'appliquer l'adage vulgaire : *Sublatâ causâ tollitur effectus.* En effet, si la jaunisse était produite, par exemple, par la suppression des évacuations naturelles chez une femme, avant tout il faudrait, sans doute, chercher à rappeler le flux périodique.

La diversité des causes de la jaunisse et les différens âges et dispositions des malades qui en sont atteints, tout en prouvant que son traitement doit varier et être approprié aux diverses circonstances qui se présentent , permet aussi d'admettre l'efficacité des eaux minérales, tantôt salines, tantôt ferrugineuses, pour combattre la plus grande partie des espèces d'ictère, lorsque leur cause n'est pas esssentiellement incurable.

L'énumération de ces diverses causes de la jaunisse nous a paru nécessaire pour prouver que nous ne nous sommes pas laissés imposer sur la guérison de cette maladie par les eaux de Bagnères. Nous n'ignorons pas que si elles la guérissent souvent , il est aussi une foule de cas où ces causes occasionelles ne pouvant être détruites, son incurabilité est dès-lors démontrée, dans des circonstances données. Après les remèdes généraux ou particuliers employés pour le traitement de chaque espèce ou variété d'ictère, lorsque cette maladie est opiniâtre, nous pouvons, sans craindre de contradiction, proclamer les eaux minérales salines comme le remède le plus efficace pour sa guérison ; ce que prouvent chaque année les cures nombreuses qu'elles opèrent dans ce genre d'affection. Nous sommes loin, cependant, de présenter celles de

Bagnères comme préférables à celles de Vichy, de Barèges, de Bonnes, de Cauterets, d'Aix en Savoie, d'Aix-la-Chapelle, et autres. Elles ont toutes des propriétés qui leur appartiennent ; mais ce qui nous paraît devoir militer en faveur du séjour à Bagnères, c'est que les eaux ferrugineuses, c'est que les eaux sulfureuses dont cette contrée est, en outre, dotée, ont aussi, dans certains cas d'ictère, une efficacité bien prononcée. Après l'usage des eaux salines qui ont servi à relâcher les organes, il est facile de concevoir que les légers toniques produisent à la fin du traitement les meilleurs effets. Aussi, est - ce pour remplir ces diverses indications salutaires que Bagnères offre des variétés de moyens curatifs que l'on ne trouve pas ailleurs. Ce n'est donc pas sans fondement que le docteur Boin, inspecteur - général des eaux minérales de France, qualifie cette ville de métropole du royaume, sous le rapport de la multiplicité de ses eaux thermales.

On ne saurait donc trop préconiser le précieux avantage de trouver sous sa main, comme cela a lieu à Bagnères, des sources salines, ferrugineuses et sulfureuses, sources variées quoique leur degré de composition ne soit pas aussi différent que celui de température. Nous allons maintenant citer quelques observations de gué-

risons de l'ictère par les eaux minérales de Bagnères-Bigorre.

1re. Observation. —Madame de M., âgée de
quarante ans, était née au Mexique. Sa constitution était fort bonne, et ses règles ne lui
avaient jamais manqué. Mère de plusieurs enfans, elle habitait la France depuis plusieurs
années. A Londres, elle fut soignée par le docteur Holand, et à Paris par le premier médecin du Roi, M. le baron Portal, qui avaient
fort bien reconnu l'un et l'autre l'embarras
du foie dont elle était affligée depuis plus
d'un an. A son arrivée à Bagnères où elle fut
envoyée, nous apprîmes que la douleur du
côté du viscère malade était permanente, qu'elle
se propageait jusques sur l'épaule droite. La
couleur de la peau était jaune sur toute la
surface du corps. Il existait une constipation
opiniâtre que rien n'avait pu vaincre. Durant
tout l'hiver qui précéda l'arrivée de la malade
à Bagnères, les déjections alvines n'avaient jamais eu lieu qu'à la faveur des lavemens. Les
urines étaient peu abondantes et l'appétit nul.

Après s'être reposée deux jours, la malade
prit, le matin à jeun, trois verres d'eau de la
fontaine de Salut.

Elle en continua l'usage pendant quatre jours

consécutifs; deux bains furent pris dans le même établissement : le cours des urines en fut bientôt augmenté, mais point de selles encore. Le cinquième jour, l'eau de Salut fut remplacée par celle de Lasserre. Dès le second jour de l'usage des eaux minérales, deux selles eurent lieu dans la matinée. La même eau fut continuée pendant dix jours et produisit une ou deux selles. Les bains tous les deux jours. Les règles, qui depuis l'invasion de la maladie avaient souffert diverses altérations, parurent alors sans le moindre accident. Les boissons et les bains furent suspendus durant cinq jours, et repris le sixième, de même que les bains tous les deux jours. Nous ne pouvons omettre de dire que les selles n'eurent pas lieu pendant l'intervalle que durèrent les menstrues; elles ne se rétablirent que le jour où la malade reprit encore les eaux minérales. Durant vingt-huit jours ce traitement fut continué. Suivant la disposition des premières voies et les effets que les eaux produisaient, nous augmentâmes ou diminuâmes les doses. Les règles ayant reparu pour la seconde fois, la malade ne reprit son traitement qu'après leur parfaite cessation. Alors l'appétit commença à s'ouvrir : il s'améliora de jour en jour. La douleur latérale et celle de l'épaule avaient disparu peu - à - peu.

Les déjections alvines commencèrent à se régulariser chaque matin, même pendant la
durée des règles. A cette époque, la malade,
entrant en convalescence, prit alternativement
deux verres d'eau saline et deux verres de la
fontaine d'Angoulême, ce qui dura huit jours.
Durant ce temps, l'appétit était décidé, les
fonctions digestives s'exécutèrent à merveille;
le ventre devint libre et les urines abondantes.
La douleur de l'hypochondre droit avait aussi
disparu, et la peau avait repris sa couleur naturelle. Trois jours de repos s'étant écoulés, madame de M. se remit à l'usage de l'eau ferrugineuse. Je fis remplacer les bains par la douche
d'aspersion avec l'eau de la Guttière dirigée sur
l'abdomen. Le troisième et le cinquième jour,
une douche fut donnée durant trois minutes
dans l'intestin rectum. Je crus devoir recourir à
ces derniers moyens pour soutenir et fortifier le
mouvement péristaltique du tube intestinal.

Madame de M. prit de l'exercice à pied et à
cheval, durant sur-tout le dernier mois de son
séjour à Bagnères, et se sépara de nous ayant
si bien récupéré sa santé, qu'elle revint l'an dernier pour profiter encore de l'avantage de nos
eaux minérales.

IIe. Observation. — M. M., âgé de trente-deux ans, d'un tempérament bilioso-sanguin, était affligé d'un ictère partiel, effet d'un empâtement du foie, lorsqu'il nous fut envoyé par les médecins de Barèges, le 30 juin 1825. A son arrivée, nous observâmes que le malade avait la conjonctive injectée d'une teinte jaune assez intense. L'oppression était habituelle. L'hypocondre droit était douloureux au toucher et rénitent. L'inappétence et la constipation tourmentaient depuis long-temps le malade. Le 8 août, nous lui fîmes prendre quatre verres d'eau de Salut. Dès ce premier jour les urines furent beaucoup augmentées. Après avoir continué la même dose durant cinq jours, le sixième nous ajoutâmes deux verres de la fontaine Lasserre. Le second jour de ce nouveau traitement, trois évacuations bilieuses eurent lieu dans la matinée. Cette évacuation se soutint quelque temps et sans colique ; les urines devinrent aussi, chaque jour, plus abondantes. Les bains de Pinac toutes les quarante-huit heures. Les hémorroïdes s'étant manifestées, nous ordonnâmes l'application des sangsues à l'anus. Le traitement ayant été suspendu pendant quarante-huit heures, fut repris et continué jusqu'au moment où vers la fin du second mois, nous ajoutâmes la boisson d'eau de

Lasserre à la dose de deux verres. La couleur jaune disparaissait peu-à-peu. L'estomac reprit ses fonctions, les selles se régularisèrent. Les mêmes bains, mais plus tempérés, furent administrés. Le malade, qui avait été quelque temps privé de l'exercice à pied et à cheval, s'y livra de nouveau, avec d'autant plus de satisfaction, qu'il sentait son état s'améliorer sensiblement. Deux mois environ de séjour à Bagnères suffirent pour rétablir entièrement la santé du malade.

IIIe. OBSERVATION.—Mademoiselle de ***, âgée de trente-quatre ans, avait une constitution lympatique sanguine. Son caractère était vif. Depuis environ deux ans elle avait éprouvé une céphalalgie fort douloureuse, accompagnée d'une fluxion des glandes maxillaires et cervicales. A la même époque, elle avait eu la fièvre sans type régulier, et un engorgement sanguin aux gencives. Ces divers phénomènes, quoique combattus par des moyens appropriés, ne se dissipèrent pas totalement. Des douleurs sourdes dans le bas-ventre et dans la région hypocondriaque droite se manifestèrent. A ce malaise général se joignirent une fièvre continue, des lassitudes, des crampes fréquentes aux extrémités inférieures, un plus grand mal de tête qu'autrefois, une fluxion vague, tantôt aux gencives, tantôt aux joues, un désordre habituel dans les fonctions digestives. A ces symptômes se joignirent encore la jaunisse, l'accablement et la prostration des forces. L'insomnie vint aggraver l'état pénible de la malade. Sa sensibilité générale s'était si fortement accrue, qu'elle ne pouvait supporter la lumière du jour. Ce qui alarmait davantage sa famille, c'est que des spasmes, des convulsions, dont la durée avait lieu pendant environ une demi-heure, la tourmentaient fréquemment. Malgré tout ce désordre, l'évacuation menstruelle ne s'était jamais troublée. Envoyée dans cet état à Bagnères, le 25 juin 1826, l'examen du ventre nous fit reconnaître un engorgement du foie et de la rate. Le surlendemain de son arrivée, je lui fis prendre un bain chaud à la Guttière. A peine vingt-cinq minutes se furent écoulées que la figure se couvrit de sueurs. La malade sortit du bain avec un léger mal de tête et la peau froncée aux mains et à l'extrémité des doigts. Bientôt elles devinrent plus souples et le mal de tête se dissipa. Dès le septième jour nous lui fîmes prendre trois verres de l'eau de Salut. En ayant continué l'usage durant quelques semaines, nous augmentâmes jusqu'à cinq verres par jour. Dès le cinquième, les urines devinrent plus abondantes que de coutume et se chargèrent d'un limon épais. Les selles eurent lieu tous les matins. On y observait beaucoup de matières bilieuses. Ce traitement fut suspendu, parfois, durant vingt-quatre heures. L'état de la malade s'améliorait à mesure que celui-ci s'avançait. Plus de crampes, plus de convulsions. Les douleurs de l'hypocondre se dissipaient, de jour en jour, avec la jaunisse.

Les sucs amers à la dose de quatre onces; une heure après, deux verres d'eau de Salut. Les bains furent continués toutes les quarante-huit heures.

Les règles ayant paru, tout remède fut suspendu pendant cinq jours. Les sucs amers furent continués. L'eau de Lasserre, à la dose de quatre verres, remplaça celle de Salut. Les bains de cette première source furent aussi administrés durant douze jours. Les urines continuèrent à être toujours fort abondantes. Deux selles chargées de bile soulagèrent la malade dans l'intervalle de vingt-quatre heures et pendant plus de quinze jours.

L'époque des menstrues fit encore supendre toute prescription. Le lendemain de leur cessation, les eaux, les bains ferrugineux de Pinac et les aspersions de même nature, dirigées du côté de l'hypocondre droit, achevèrent de consolider la guérison de la malade. Trois mois suffirent pour obtenir cet heureux résultat.

IVe. Observation. — M. N***, âgé de quarante-huit ans, avait habité les colonies durant plusieurs années. Son tempérament était bilieux et mélancolique. Atteint tout-à-coup d'un ictère général, depuis cette époque, tous les cinq jours, il éprouva des mouvemens fébriles ; la langue devint saburrale; le ventre se resserra; l'appétit se perdit. Cet état ayant duré quelque temps, le malade fut envoyé aux eaux de Bagnères. Après deux jours de repos il but deux verres d'eau de Lasserre, que l'estomac ne put supporter; le lendemain, un gros d'extrait de pissenlit ; une heure après, un seul verre d'eau de la même source que la veille. Le vomissement n'eut pas lieu ; l'extrait amer fut continué durant seize jours; la dose de l'eau de Lasserre, fut élevée peu-à-peu jusqu'à quatre verres, tous les matins à jeun. Le ventre devint plus libre, les urines plus abondantes. Dès le dix-septième jour l'appétit s'améliora ; le malade prit plusieurs bains tempérés à Pinac. Ce traitement, qui dura vingt-six jours, fut remplacé par celui des eaux ferrugineuses, dont deux verres furent pris tous les matins à jeun. La jaunisse s'était peu-à-peu dissipée. Quinze jours de convalescence ayant suffi pour nous assurer de la disparition de tous les symptômes, M. N*** quitta Bagnères plein de santé.

V^e. Observation. — M. D***, ancien lieutenant-colonel, âgé de cinquante-deux ans, d'un tempérament bilieux, était, depuis quatre ans, atteint d'un ictère assez intense. Envoyé à Bagnères après divers traitemens infructueux, nous trouvâmes l'hypocondre droit douloureux au toucher et renitent; l'appétit était nul; les alimens les plus légers fatiguaient le malade. Nous fîmes d'abord usage de deux verres de l'eau du Grand Pré; les jours suivans, la dose fut augmentée jusqu'à quatre verres. Ce traitement détermina des selles et des urines abondantes. Les bains tempérés furent employés tous les dix jours. Pour modérer les effets des eaux salines, nous fîmes prendre par fois, et durant plusieurs jours, les eaux ferrugineuses. Après environ deux mois de traitement tous les symptômes de cette affection se trouvèrent dissipés. Les facultés digestives furent rétablies, et M. D. quitta Bagnères en se félicitant du séjour heureux qu'il y avait fait.

VIe. Observation. M. T., âgé d'environ trente ans, maigre et sec, sain d'ailleurs, fut peu-à-peu atteint d'une jaunisse qui fut la suite de profonds chagrins. Divers traitemens qui lui furent faits assez inutilement, déterminèrent son médecin à lui conseiller le voyage et les eaux de Bagnères. A son arrivée, nous lui reconnûmes un certain dégoût pour toute espèce d'alimens ; l'hypocondre droit était tuméfié et le ventre fort paresseux. Les eaux de la fontaine de Salut, qu'il but le matin et même dans le courant de la journée, lui rendirent l'appétit, régularisèrent les selles, augmentèrent le cours des urines, dissipèrent peu-à-peu la jaunisse. Deux bains de la Gutière par semaine, ajoutés au traitement, suffirent, après quarante jours, pour rétablir les fonctions du foie et pour rendre la santé.

VII⁰. Observation — M. O., mélancolique, était âgé de quarante ans lorsqu'il nous fut envoyé de Marseille avec une jaunisse assez intense. Sa constitution était robuste. Il était sujet à des hémorrhoïdes depuis environ douze ans ; leur suppression lui avait causé l'ictère pour lequel on l'avait décidé à venir prendre les eaux de Bagnères. Depuis plus d'un an il éprouvait tous les symptômes décrits lorsqu'il existe un embarras, des obstructions du foie. Les eaux de

la fontaine Lasserre et les bains de la Gutière
lui procurèrent des selles noires et abondantes
qui débarrassèrent le foie et les intestins, et
régularisèrent l'harmonie des fonctions hépatiques. Ce travail réparateur ne se passa pas
sans qu'il éprouvât parfois des coliques fatigantes, même de l'abattement. Il eut encore
durant dix jours quelques accès de fièvre ; mais
les hémorrhoïdes reparurent dès le vingtième
jour du traitement, et le malade guérit.

VIIIe. OBSERVATION. — M. J***, âgé d'environ
trente-six ans, d'un tempérament bilieux, fut
atteint d'une jaunisse presque noire à la suite
d'excès de débauche. Le foie devint douloureux,
la rate s'enfla, et tout l'abdomen se tuméfia ;
le sommeil se perdit ; les selles devinrent parfois rares, et le plus ordinairement le dévoiement tourmenta le malade. Attristé sur son état
de mal-aise continuel, il se décida, après divers
modes de traitement, à se rendre à Bagnères.
Les eaux de la fontaine de Salut et les bains
du Grand Pré, dont il fit usage durant environ
quarante jours, le rendirent à la santé.

Réflexions. — Le petit nombre d'observations
que nous venons de présenter n'offre, il est
vrai, que fort peu de variétés dans les causes de

la jaunisse , tandis que nous savons qu'elles sont si nombreuses. Mais convaincu que le plus grand nombre des ictères est dû à des dérangemens dans le système digestif, quelle que en soit la cause, nous nous sommes fait un devoir de nous borner à ne relater que celles de ces causes qui, chaque année, sont le plus ordinairement traitées à Bagnères. Rien de plus commun, en effet, que de reconnaître des engorgemens ou des obstructions dans les viscères abdominaux de ceux qui ont la jaunisse, soit que celle-ci ait paru avant qu'on les ait reconnus, soit qu'elle soit survenue secondairement. Mais les organes qui sont alors le plus souvent affectés , sont ceux qui appartiennent au système de la veine porte. Le foie particulièrement, quelquefois seul , est malade avec d'autres organes. Il l'est tantôt primitivement, tantôt secondairement. Or, les altérations du foie, comme nous avons déjà eu occasion de l'observer, sont presque toujours suivies de jaunisse. On a vu aussi que le traitement était peu varié. Les eaux minérales salines, les bains, les sucs amers, la terre foliée de tartre, le régime végétal, l'exercice à pied et à cheval, ont suffi et suffiront, chaque jour, pour obtenir des succès. Nous n'ignorons cependant pas que si la jaunisse est due uniquement à la diminution ou à la suppression de quelque évacuation, telle serait la suppression ou diminution du flux hémorrhoïdal, elle ne guérit que lorsque le cours des évacuations est rétabli. Or, chaque évacuation a sa manière d'être rappelée. Ici la variété des moyens curatifs est relative à la diversité des causes : si l'ensemble des moyens hygiéniques ; si les boissons adoucissantes, relâchantes, les bains, les eaux minérales thermales salines sont utiles, lorsque l'ictère est déterminé par des affections morales ou par un état spasmodique, il ne peut pas en être de même lorsque la jaunisse est causée par un état de langueur, par un commencement d'œdème général, par la suppression des règles accompagnées d'écoulemens plus ou moins abondans en blanc. On doit alors avoir recours à un régime fortifiant et aux eaux minérales ferrugineuses, etc.

CHAPITRE XIV.

Phthisie hépatique, suite des affections catarrhales, des affections éruptives, scorbutiques et morales.

Peu de médecins ignorent que certaines phthisies pulmonaires sont traitées avec beaucoup de succès à la faveur des eaux thermales du Mont d'Or. L'excellent et savant ouvrage de notre confrère Bertrand, inspecteur des eaux minérales de cette contrée, ne laisse aucun doute sur cette importante vérité de thérapeutique. Nous osons assurer qu'il en est de même de la phthisie hépatique qui, dans son principe, c'est-à-dire lorsque le foie n'est pas encore fortement altéré, peut aussi être guérie par les eaux thermales de Bagnères dans des circonstances données. Quelques réflexions suffiront pour mettre cette dernière vérité dans une évidence incontestable.

Des observations nombreuses cliniques et anatomiques attestant l'existence de cette maladie, on n'ignore pas non plus qu'elle est une suite très-fréquente des mêmes causes qui occasionent la phthisie pulmonaire. Il existe néanmoins des causes moins nombreuses qui sont particulières au foie, et qui donnent naissance à la maladie dont il s'agit.

Si nous pensons devoir exposer en peu de mots un certain nombre des causes communes qui peuvent donner naissance aux deux phthisies pulmonaire et hépatique, c'est pour offrir encore la preuve que nous sommes loin de croire que les eaux de Bagnères sont encore efficaces pour guérir toutes les variétés de phthisie hépatique, puisque, au contraire, nous restreignons leur efficacité, jusques à ce jour, à un très-petit nombre d'espèces, comme nous allons l'exposer.

Parmi les causes qui sont communes aux deux maladies, on comprend la pléthore sanguine, les affections éruptives, scrophuleuses, vénériennes, scorbutiques, les fièvres, les excrétions supprimées, les convulsions, les contusions, etc. On sait encore que les deux phthisies sont aussi la suite des couches, comme aussi elles la précèdent. Les affections de l'âme ne jouent pas ici le rôle le moins fréquent.

Si le foie est, toutefois, beaucoup moins souvent affecté par ces causes que les poumons, c'est sans doute parce qu'il est d'une texture plus forte, qu'il ne reçoit pas autant de sang, qu'il n'est pas soumis aux impressions immédiates de l'air plus ou moins chargé d'élémens nuisibles, et parce qu'il jouit d'un plus grand repos que les poumons. On sait d'ailleurs que ces derniers sont plus immédiatement affectés par les maladies graves du cœur, et par cela même par celles du foie.

Quant aux causes plus particulières de la phthisie hépatique fondées sur l'observation, nous admettrons les maladies de la rate, de l'estomac, du canal alimentaire, du pancréas, celles du mésentère, etc. Enfin nous devons y joindre les affections du cœur, celles de ses gros vaisseaux, celles des poumons qui ont tant d'influence sur le foie; de plus, les maladies qui proviennent de la bile trop abondante fermentée ou diversement altérée, etc. Hé bien, de cette nombreuse variété d'espèces de phthisies hépatiques, nous bornons les vertus de nos eaux de Bagnères à celles qui sont produites par les affections catarrhales, éruptives, scorbutiques, et morales.

Il en est de la phthisie hépatique comme de la phthisie pulmonaire; l'une et l'autre ne peuvent être curables que dans leurs commencemens. S'il y a peu d'espérance à concevoir, même dans les cas les plus simples, lorsque la maladie est avancée, s'il en est d'incurables, telles sont celles d'origine chez les personnes dont l'habitude du corps est exténuée, celle qui est réunie au carreau, au rachitisme, au mœlena et autres complications, il en est aussi que les connaissances acquises, que l'expérience nous prouvent susceptibles d'être guéries par des méthodes connues, comme elles peuvent l'être aussi, avec avantage, par les eaux minérales de Bagnères et par celles de France qui possèdent des propriétés analogues.

Pour confirmer cette dernière vérité, nous nous faisons un devoir de la sanctionner par quelques observations de cures heureuses.

Iʳᵉ. Observation. — Madame de M*** était
douée d'une bonne constitution. Sa santé n'a-
vait jamais été troublée que par quelques catarrhes pulmonaires qui finissaient par céder
à quelques précautions curatives. Parvenue à
l'âge où les règles commencent à diminuer, la
disposition au catarrhe devint plus fréquente;
la malade maigrit sensiblement. Elle éprouva
de la gêne, de la tension dans la région épigastrique, la douleur s'y fit sentir. La respiration
devint pénible; la toux, souvent opiniâtre, souvent violente, était parfois suivie d'hémoptisie.
La fièvre, qui devint continue, était tous les
soirs accompagnée de redoublemens. Des sueurs
plus ou moins abondantes fatiguaient tous les
matins la malade. Ses yeux et son teint devinrent jaunes, l'appétit se perdit presque totalement. Divers traitemens ayant été employés
sans succès, madame de M*** fut envoyée à
Bagnères.

A son arrivée, elle nous déclara qu'elle était
depuis deux ans dans l'état où nous la trouvâmes,
état qui était semblable à celui que nous venons
de décrire. Le voyage nous parut l'avoir fati-
guée beaucoup; le dévoiement survenu dans
cet intervalle l'avait forcée, plusieurs fois, à prolonger son séjour dans les auberges.

Après quelques jours de repos et d'examen,

nous fûmes convaincu que les poumons étaient malades moins que le foie. Il nous fut bien facile de nous assurer que ce dernier viscère était même assez fortement affecté. En effet, la région hépatique était tuméfiée et fort douloureuse. La diarrhée continuait.

Nous prescrivîmes une nourriture légère, des crêmes de riz, des potages au vermicel, et pour boisson l'eau ferrugineuse d'Angoulême. Le dévoiement se calma au bout du sixième jour. Encouragé par ce premier succès, nous persistâmes dans ce traitement durant une douzaine de jours. Pendant cet espace de temps la toux parut diminuer. L'insomnie qui avait long-temps tourmenté la malade cessa peu-à-peu, les sueurs nocturnes devinrent moindres; l'appétit, quoique capricieux, se maintenait. La malade désirant prendre de l'exercice, nous lui permîmes celui du cheval. Le quinzième jour nous crûmes pouvoir essayer de lui faire prendre, le matin à jeun, trois verres d'eau de Salut, qui produisirent trois selles assez copieuses, dans lesquelles la bile était abondante. Le lendemain, l'eau d'Angoulême, à la dose de deux verres, le matin à jeun, et environ quatre verres dans les repas, fut continuée pendant un mois. Les règles ayant paru sans irrégularité, tout traitement fut suspendu durant six jours. La malade parut mieux. La tension et la douleur de l'épigastre se faisaient déjà moins sentir. Plus d'hémoptysie. L'expectoration muqueuse devenait de jour en jour moins abondante, la toux moins fréquente. Alors seulement nous lui fîmes prendre un bain tempéré par semaine. La malade s'en trouvait beaucoup soulagée; son teint s'éclaircissait à vue d'œil; la maigreur diminuait à mesure que la malade se nourrissait davantage. Enfin, après trois mois de médication, nous eûmes l'avantage de voir madame de M. parfaitement rétablie. Elle quitta Bagnères en se promettant d'y revenir la saison suivante, ce qu'elle a fait l'année dernière. Elle nous assura que depuis son dernier séjour sa santé s'était maintenue en fort bon état, et qu'elle n'avait éprouvé durant l'hiver qu'un seul catarrhe de peu de durée.

IIᵉ. Observation. M. P., homme de lettres, d'une fort bonne constitution, se plaisait, depuis nombre d'années, à faire souvent bonne chère et à boire du bon vin, jusques à la gaîté. Dès l'âge de cinquante ans, il commença à avoir des éruptions à la face, qui parurent d'abord érésypélateuses. C'était sur-tout dans l'hiver et dans les temps humides, qu'elles se produisaient en plus grande abondance. La chaleur les dissipa durant deux étés. A ces éruptions il en succéda d'autres, qui furent permanentes. Le visage resta couperosé et les yeux teints de rouge. Une toux se joignit bientôt à cet état ; elle se faisait sur-tout sentir durant la nuit. Une expectoration copieuse de mucosités parfois jaunâtres tourmentait chaque matin le malade. Ayant modifié son régime de vie, les symptômes se calmèrent. Les hémorrhoïdes auxquels, il avait été autrefois sujet se manifestèrent. Son embonpoint parut même augmenter. La toux se maintint presque habituellement durant l'hiver et les temps pluvieux ; l'expectoration était abondante. Plusieurs fois il lui arriva à cette époque de cracher du sang. Le visage continuait à être couperosé. Cet état dura plusieurs années. Parvenu à près de soixante ans, les hémorrhoïdes se supprimèrent ; l'amaigrissement survint ; la difficulté de respirer se manifesta au point que le malade ne pouvait se tenir couché qu'étant presque assis dans son lit. L'inappétence, l'insomnie vinrent aggraver son mal. Les digestions devinrent laborieuses, des coliques trop fréquentes assaillirent le malade. Il se plaignit de douleurs dans la région de l'estomac ; elles devinrent permanentes et se prolongeaient jusque sous l'hypocondre droit. Une jaunisse assez intense se manifesta avec la fièvre. Tel était l'état du malade, lorsqu'il nous fut adressé à Bagnères.

Je m'assurai, dès son arrivée, que l'abdomen était proéminent, rénitent, surtout du côté de la région épigastrique. Nous n'eûmes pas de peine à juger que le foie était tuméfié et dur, et que c'était de l'état pathologique de ce viscère que dérivaient les dérangemens gastriques. Sans doute c'était encore la lésion du foie qui produisait le mal-aise des poumons. Le pouls était fréquent, dur et serré ; l'expectoration, assez abondante , était glaireuse, jaunâtre et parfois sanguinolente. Pensant que le malade était atteint d'une phthisie hépatique compliquée de catarrhe pulmonaire et de répercussion partielle d'éruptions cutanées, je fis d'abord appliquer quelques sangsues à l'anus. Le pouls continuant à être plein et dur, je conseillai une seconde application de sangsues ; un large vésicatoire fut placé sur la région du foie. Je prescrivis, tous les matins à jeun, deux verres d'eau de Salut (*ii*) et quatre onces des sucs amers pris séparément avec du sirop des cinq racines apéritives. Ce traitement ayant duré une quinzaine, avec une amélioration dans les symptômes , nous prescrivîmes l'exercice du cheval durant environ deux heures par jour, un bain tiède deux fois par semaine. Les hémorrhoïdes reparurent avec abondance. Les selles, devenues fréquentes, se chargèrent de bile , de même que les urines.

Les eaux de Grandpré remplacèrent, durant un mois, celles de Salut. Les quinze derniers jours, les selles continuant à être trop fréquentes, nous fîmes usage des eaux ferrugineuses, qui les régularisèrent. A mesure que le traitement avançait, les digestions se rétablirent, la douleur de l'hypocondre se dissipa peu-à-peu ; la toux se calma ; l'expectoration devint chaque jour moins abondante, la respiration plus libre. Ce traitement, qui dura près de trois mois, ayant suffi pour améliorer infiniment l'état du malade et lui assurer une guérison très-prochaine, nous lui fîmes promettre de continuer encore quelque temps le régime frugal que nous lui avions indiqué, et l'usage des sucs amers, en les interrompant parfois, durant huit ou dix jours. Nous avons appris depuis que la santé du malade s'était parfaitement rétablie, et qu'il se disposait à revenir l'an prochain à Bagnères.

IIIe. OBSERVATION. — M. P., âgé de quarante ans, avait joui d'une fort bonne santé jusqu'à trente-six ans. Son tempérament était bilieux et sec. A cette dernière époque de sa vie, il lui survint, sur plusieurs parties du corps, une éruption dartreuse qui commença d'abord par une rougeur plus ou moins intense. Elle devint de jour en jour plus animée ou plus foncée.

Elle donnait encore lieu à des démangeaisons insupportables, et finissait par se couvrir d'une espèce de matière qui s'épaississait et se soulevait par écailles. Dans cet état, il suintait une humeur d'abord séreuse, ensuite plus épaisse, jaunâtre et d'une âcreté extrême. Des coliques violentes, des troubles dans la digestion, des douleurs autour de l'estomac et vers l'hypocondre droit tourmentaient tour-à-tour le malade. Une teinte jaune du visage, du col et de plusieurs autres parties du corps se manifestait depuis plus de deux ans. On lui fit faire usage Des pilules savonneuses, des tisanes de racine de patience, de chicorée sauvage, et parfois de quelques purgatifs. Ce premier traitement n'ayant pas réussi, on essaya des frictions mercurielles et diverses autres préparations de ce genre, parce qu'on soupçonna quelque vice syphilitique. Le malade maigrissait depuis plus d'un an. Les selles étaient rares et les urines claires. Envoyé à Bagnères en l'an 1825, nous le trouvâmes presque dans l'état que nous venons de décrire. Il portait un cautère au bras gauche. Le tact de la région du foie nous attesta l'engorgement de ce viscère et sa sensibilité extrême. Après trois jours de repos, nous lui fîmes prendre deux verres de la source de Carrère. Le malade les ayant bien digerés, nous

augmentâmes peu-à-peu la dose jusques à quatre verres par jour. Dès le troisième, le ventre
se relâcha, les urines devinrent plus colorées
et plus abondantes que de coutume. Des bains
du Foulon, et quatre onces de sucs amers par
jours furent administrés pendant un mois ; seulement nous cessions ce traitement tous les dix
jours, durant vingt-quatre heures. Le mois suivant, nous mîmes le malade à l'usage de pilules
d'extraits amers auxquels nous fîmes joindre six
grains d'antimoine cru ; le malade en prenait
quatre tasses le matin à jeun, et, par-dessus,
deux grands verres d'eau du Grand Pré ; les bains
tous les deux jours. Ce traitement, qui dura
trois mois passés, fut si efficace, que l'éruption
disparut. Les digestions se rétablirent, le gonflement de la région du foie se dissipa avec la
jaunisse. Les selles se régularisèrent ; les urines
devinrent naturelles ; l'embonpoint revint avec
la santé du malade, qui quitta Bagnères parfaitement rétabli. Nous lui conseillâmes de garder
son cautère tout l'hiver, de suivre un régime
végétal et de prendre parfois des bains, et de
revenir l'année suivante.

Réflexions. — Nous nous abstenons de rapporter plusieurs autres observations de phthisies
catarrhales hépatiques que nous avons re

cueillies, ainsi que des phthisies hépatiques, suite d'éruptions cutanées. On sait que les complications de cette maladie sont fréquentes ; on sait que les symptômes de la phthisie pulmonaire précèdent parfois ceux de la phthisie hépatique, *et vice versâ*. Quelquefois aussi ces deux phthisies sont réunies, sinon à leur commencement, du moins à la fin de la maladie, autant qu'on peut en juger par la nature des symptômes qui se manifestent. Encore faut-il supposer qu'il existe des dispositions antérieures à ces deux sortes d'affections. Dans ces cas, si les eaux de Bagnères obtiennent quelque succès, nous ne saurions trop convenir que ce n'est que lorsque les symptômes sont légers, lorsque le mal n'a pas fait de grands progrès. Alors le changement d'air, l'influence de la belle saison, celui des voyages, l'exercice, contribuent, peut-être autant que les eaux, à la guérison. Nous savons que l'on a proposé les vomissemens légers réitérés pour dégorger les membranes muqueuses ; mais encore la guérison de ces sortes de cas par les eaux thermales ne prouverait - elle pas que les mouvemens journaliers qui s'opèrent dans l'estomac et les intestins, par l'action des eaux, y attire la fluxion qui se porte vers les poumons et vers le foie, que cette dernière finit par débarrasser l'un et l'autre organe de la trop grande abondance d'humeur qui s'y portait, en la dirigeant vers le tube intestinal et vers les voies urinaires ; ce qui peut parfois être préférable aux vomitifs. Qui ignore la communication que les membranes ont entre elles ? Si on conçoit que cette méthode ne pourrait pas convenir, serait même funeste, s'il existait une pléthore sanguine , s'il y avait de l'inflammation , de l'irritation au foie, nous pensons aussi qu'elle peut au moins valoir celle indiquée par Shaw et par plusieurs autres habiles médecins, qui ont proposé des vomituritions dans ces sortes de cas. La toux qui accompagne cette complication, bien loin d'être funeste, sert encore à l'expulsion de la matière catarrhale dont les poumons et le foie sont surchargés, et la chaleur que répandent les eaux thermales dans le trajet qu'elles parcourent sert de doux diaphorétique proposé par Fernel (*jj*). En y joignant, comme nous l'avons fait, l'usage des bains thermaux, qui, selon Baillou, peuvent convenir dans diverses affections catarrhales, comme l'a si sagement remarqué cet habile praticien, nous croyons avoir fait une médecine aussi rationnelle que nous prescrivait l'exigence des soins curatifs que les malades étaient venus chercher à Bagnères.

Quant à la phthisie hépatique, qui est une suite fréquente des maladies éruptives, la pra-

tique journalière prouve depuis long-temps,
d'une manière incontestable, que le foie est
rarement dans son état naturel, dans la plupart
des maladies de la peau, avant qu'elles se manifestent, pendant leur apparition, et quelquefois après qu'elles ont disparu. Ainsi, le foie
joue souvent le plus grand rôle dans les maladies
cutanées de toute espèce. Quelle que soit la
variété d'opinion des anciens et des modernes
sur la formation de la bile, heureusement
qu'elle n'influe pas sur la pratique. On est toutefois généralement tombé d'accord que les affections de la peau sont fort souvent le résultat
immédiat de celles du foie. Aussi, puisque ce
viscère, par la bile qu'il sécrète, a une influence
marquée sur les humeurs, soit en s'y mêlant directement, soit en les altérant, parce qu'elle est
mal élaborée, on ne saurait trop applaudir à la
méthode des praticiens, qui ne traitent aucune
maladie cutanée sans s'occuper à reconnaître le véritable état du foie. Nos observations
justifient chaque année la thérapeutique qui
prescrit, dans ces circonstances, dans celles de la
phthisie hépatique, suite des affections éruptives, les extraits amers, les eaux minérales de
diverse nature, appropriées, les bains thermaux non moins variés, les antimoniaux
sous forme de pilules, enfin quelques purga-

tifs , de loin en loin, et plus encore la réunion d'un plus ou moins grand nombre de moyens hygiéniques. Au résumé, quoique les causes des affections de la peau soient fort diverses , et qu'il faille aussi en varier le traitement , il reste toujours certain que les lésions du foie , les altérations de la bile en étant la cause la plus fréquente , dès-lors l'usage des eaux thermales ne peut, en général, que leur être fort avantageux. Si nous n'avions pas craint d'être accusés de surcharger un peu trop le tableau des maladies qui peuvent être guéries par les eaux minérales, il nous eût, encore, été facile de produire des observations qui attestent que la phthisie hépatique scrophuleuse, que celle qui est aussi produite par des affections morales , peuvent être traitées , également avec succès, par les eaux thermales et par le concours de tout ce qui en accompagne l'usage ; peut-être aussi pourrions-nous en dire autant de la phthisie hépatique , suite des affections arthritiques et rhumatismales. Nous nous bornerons, dans ce moment, à faire quelques réflexions sur les maladies du foie qui sont l'effet des scrophules ou des affections morales. On concevra , généralement parlant , que, lorsque ces dérangemens n'ont pas encore acquis une gravité qui les met hors de tout espoir de guérison, les eaux minérales thermales appropriées, les eaux ferrugineuses, les moyens adjuvans, favorisés par l'efficacité des influences hygiéniques, sont de puissantes ressources, et peut-être les plus puissantes, pour détruire les scrophules et leurs conséquences, et pour dissiper les affections morales et les nombreuses altérations qu'elles produisent.

La même raison qui nous fait garder le silence sur le traitement de ces dernières affections par les eaux thermales ou par les eaux ferrugineuses nous détermine à ne pas nous engager dans l'histoire d'une foule d'autres obstructions des viscères abdominaux, qui peuvent être traités et guéris par leur secours. On conçoit, en effet, que la nature des lésions des autres organes étant bien connue, et les causes de leur lésion ne pouvant être que celles dont nous avons présenté un tableau général, les mêmes moyens doivent nécessairement réussir.

CHAPITRE XV.

Quelques espèces d'hémorrhoïdes.

Quoiqu'il soit assez souvent impossible de reconnaître les causes qui ont donné naissance aux hémorrhoïdes, il est néanmoins quelques notions utiles, même nécessaires, dans le détail desquelles nous devons entrer pour fixer la thérapeutique médicale sur l'emploi des eaux minérales pour leur traitement.

Considérant d'abord les hémorrhoïdes comme une fluxion sanguine établie à l'extrémité du rectum, nous observerons que cet écoulement se conciliant parfois, fort bien, avec l'état de santé, lui étant même, parfois nécessaire, il ne peut dès-lors pas être ici question de ces dernières sortes d'hémorrhoïdes.

Mais pour parvenir à reconnaître les causes de la marche que suivent ces fluxions, pour les savoir bien apprécier sous leurs divers traitemens ; pour bien comprendre l'influence qu'elles peuvent avoir sur la totalité des fonctions , et spécialement sur certains organes ou sur tel ou tel systèmes, il ne faudrait rien moins qu'un traité entier pour développer ces divers objets importans. La fluxion hémorrhoïdale est, dans son état de simplicité, un acte vital auquel ne saurait convenir le nom de maladie : car non-seulement il n'empêche , ni ne gêne l'exercice d'aucune fonction , mais au contraire, sans causer ni douleur , ni incommodité notable, il assure en quelque sorte la conservation de la santé. Cet acte vital est alors comparable, sous ce rapport, à l'écoulement périodique du sang (*kk*);

il n'acquiert le nom d'affection ou de maladie que dans les cas où il se trouve aggravé par des complications. L'altération que sa périodicité porte aux parties dont l'organisation n'était ni destinée, ni disposée favorablement à cet acte, en contribuant à le rappeler, augmente à chaque récidive le mal-aise des vaisseaux qui le subissent, et devient ainsi une cause progressive d'intensité dans les symptômes. Tant que ces derniers sont modérés, on s'en aperçoit à peine; s'ils acquièrent de l'intensité, de la gravité, c'est alors que d'une affection bénigne, même salutaire et compatible avec la meilleure santé, naît une maladie plus ou moins fâcheuse; c'est alors que l'art devient utile, même nécessaire; c'est alors enfin qu'il peut être avantageux d'avoir recours aux eaux minérales. Le flux hémorrhoïdal est actif ou passif. Le premier n'a lieu, en général, qu'au moment des efforts que l'on fait pour aller à la garde-robe ou pour satisfaire au sentiment d'un faux besoin excité par le flux du sang dans les environs du fondement. Nous observerons, toutefois, que dans cet état, qui est une des crises les plus communes et les plus salutaires des fluxions hémorrhoïdales, il arrive, parfois, que le sang afflue avec une telle abondance de toute la surface de l'intestin, que la perte s'élève, dans quelques minutes, à plusieurs livres. Devenue tout-à-coup dangereuse, elle prend le caractère actif. Si les ressources de la nature ou les efforts de l'art ne venaient alors interrompre la perte, le malade pourrait périr en peu d'heures. Ces sortes de cas n'invoquent pas encore les vertus des eaux minérales. Comme ce flux hémorrhoïdal actif sert aussi quelquefois de crise à des maladies aiguës, il ne peut donc pas non plus être question de ce genre d'hémorrhoïdes pour nos eaux minérales. Avant de quitter cet article, qu'il nous soit permis d'observer que, parmi les phénomènes accessoires ou complications de l'affection hémorrhoïdale, phénomènes que l'on ne peut ni ne doit jamais confondre avec l'affection elle-même, il en est de deux sortes : les uns sont immédiats, les autres sont consécutifs.

Les premiers résultent immédiatement des récidives ou de l'intensité des mouvemens fluxionnaires; ce sont les hémorrhagies telles que celle que nous venons de citer, les tubercules, les tumeurs et marisques, l'inflammation et la douleur qu'elle produit ; la leucorrhée ou écoulement blanchâtre par l'anus.

Les phénomènes consécutifs sont eux-mêmes la suite des précédens; ce sont les fissures, les rhagades ou crevasses, les douleurs fixes et nerveuses , la constriction et le rétrécissement de l'anus ; les ulcérations , abcès et fistules , le ténesme, le relâchement ou la chute du rectum ; l'endurcissement du tissu cellulaire, le squirrhe et le cancer , l'irritation et l'inflammation de la vessie et des organes environnans. Or, de tous ces phénomènes, soit primitifs , soit secondaires, il n'en est qu'un petit nombre, comme nous le verrons bientôt , qui puisse être traité par les eaux minérales. Nos lecteurs jugeront si, en traitant des espèces d'hémorrhoïdes qui peuvent être guéries par ces dernières, je n'ai pas dû exposer, au moins, les principaux accidens qui se lient plus ou moins aux affections hémorrhoïdales portées à l'excès , puisque , d'ailleurs, nous avons admis pour principe général que les eaux minérales n'étaient employées que pour la guérison des affections chroniques. N'avons-nous pas dû éviter la confusion qu'emporte encore avec lui le mot d'hémorrhoïde, comme le présente aussi celui d'obstruction ? Au surplus, nous sommes si loin de vouloir donner de l'étendue aux propriétés des eaux minérales de quelque nature qu'elles soient, qu'il est au contraire dans nos vues les plus impérieuses , de la borner , de la restreindre au développement de leur simple usage journalier. Mais encore , pour ne pas être accusé de trop d'exagération dans nos assertions sur la diversité de leur vertu, sommes-nous, ici, obligé, comme nous l'avons été et le serons encore ailleurs, de faire ressortir, dans chaque genre de maladie, celles qui peuvent être spécialement traitées et guéries par les eaux de Bagnères. Eh ! comment pourrions-nous être taxés de vouloir donner trop d'extension à nos prétentions, sous le rapport de la guérison des hémorrhoïdes ? Ne savons-nous pas que s'il fallait indiquer toutes les maladies qui peuvent en naître immédiatement, nous serions obligé de récapituler le plus grand nombre des infirmités humaines ; ce qui justifierait cette espèce de jeu de mots employé par l'illustre Stahl, qui disait, en considérant la veine porte comme l'origine, la source des hémorrhoïdes : *Vena portæ, porta malorum.* D'ailleurs, pour bien constater les espèces d'hémorrhoïdes auxquelles nous restreignons l'efficacité de nos eaux, nous avons dû les présenter d'abord avec le plus grand nombre de complications dont elles peuvent être accompagnées. C'était le seul moyen de faire la part des eaux minérales. C'est dans le même but qu'il doit aussi nous être permis de les considérer comme périodiques et régulières, et comme anomales et irrégulières. C'est en établissant nos distinctions, que nous pouvons resserrer de plus en plus le tableau ou la sphère à laquelle nous sommes forcé par devoir de nous borner. En effet, en établissant ces deux derniers ordres d'affections hémorrhoïdales, nous déclarons, encore une, fois que nous n'entendons nullement parler des hémorrhoïdes périodiques, si ce n'est pour faire ressortir la nécessité de leur rappel ; encore moins entendons-nous parler de celles qui sont accidentelles ou passagères. On sait qu'elles sont, en général, constitutionnelles, et qu'on ne peut tenter de les guérir qu'avec beaucoup de réserve, de prudence ou de circonspection. Reste maintenant à trouver notre lot principal dans l'ordre des hémorrhoïdes anomales ou irrégulières, qui en reconnaît plusieurs espéces, présentant presque toutes quelques variétés. Sans prétendre les énumérer, nous croyons encore nécessaire d'observer que ce serait en vain qu'on viendrait chercher à Bagnères la guérison des hémorrhoïdes liées à la constitution toute entière. Ne sait - on pas que les hémorrhoïdes périodiques préviennent souvent un grand nombre de maladies funestes, notamment la phthisie pulmonaire ? Et combien plus souvent encore cette dernière maladie ne serait - elle pas écartée, si les hémorrhoïdes ne paraissaient pas postérieurement à son invasion ! C'est ici que se placent les propriétés des eaux minérales, sur-tout de celles qui sont thermales salines. Elles peuvent souvent rappeler les hémorrhoïdes supprimées, comme nous le prouverons par nos observations. Mais, avant même de le tenter, on doit prendre les moyens de faire cesser l'influence des causes prédisposantes, telles que, par exemple, le genre de vie et les habitudes, etc.; car tant que cette influence agit, on doit regarder les hémorrhoïdes moins comme une maladie, que comme une ressource de la nature contre de plus graves accidens. Il est aussi des causes occasionelles ou déterminantes, telles que la nature des alimens, les travaux de cabinet, l'abus des purgatifs, les lavemens et irritations intestinales, la constipation, l'orgasme vénérien, l'usage d'un siége percé, etc., auxquels il faut renoncer.

Nous n'ignorons pas non plus que dans le traitement des hémorrhoïdes, qui peut être fort différent, suivant que l'on considère l'affection elle-même, ou au contraire lorsqu'on n'a égard qu'aux seuls accidens, il doit importer beaucoup d'établir de nombreuses distinctions entre ces deux sources d'indications différentes. Nous avons vu, dans plusieurs de nos observations relatives aux obstructions, plusieurs guérisons opérées par le retour des hémorrhoïdes ; si, dans ces sortes de cas, nous

avons reconnu, avec tous les médecins praticiens, que leur apparition était, parfois, nécessaire, qu'il était, parfois, rationnel de chercher
à les rétablir, de les pallier, de les entretenir;
si, par nos observations, nous avons déjà
prouvé que les eaux minérales salines remplis-
saient cette dernière indication, nous allons
démontrer aussi, que les eaux minérales ferrugineuses sont un moyen précieux que l'art peut
employer pour guérir les hémorrhoïdes dans
d'autres circonstances.

Avant de nous occuper des espèces d'hémorrhoïdes passives, qui sont presque les seules
pour lesquelles on peut avoir recours aux
eaux minérales ferrugineuses, thermales ou
froides, nous ne croyons pas inutile de faire
observer, en passant, que lorsque les hémorrhoïdes sont dues à la constipation, il est rationnel de penser que l'usage des eaux thermales salines, en détruisant cette disposition,
peut aussi faire cesser la fluxion hémorrhoïdale : elles ne disparaîtront pas moins lorsqu'elles seront dues à des alimens de haut goût,
à l'abus des purgatifs, à la grossesse, etc. , et
que les causes prédisposantes seront anéanties.

Tout écoulement sanguin passif étant le produit d'une maladie générale ou locale qui tend
à s'aggraver, il est urgent d'y porter remède.

Dans le premier cas, il est caractérisé par la débilité, qu'il augmente encore, par la faiblesse du pouls, la langueur de toutes les fonctions. Qu'il résulte d'une débilité générale ou locale, il a toujours lieu sans inflammation préliminaire, et par conséquent sans la tension, la chaleur, les démangeaisons, et les autres symptômes qui précèdent ce flux lorsqu'il est actif. De plus, le flux passif est continu et ne s'arrête que par l'action des moyens appropriés.

Les causes locales qui le produisent sont l'affaissement qui succède à la distension violente, à des engorgemens répétés, ou qui suit une hémorrhagie abondante, la laxité des vaisseaux exhalans, trop souvent traversés par le sang auquel ils ne donneront pas naturellement passage; ou enfin la rupture des vaisseaux qui pouvaient former quelque tumeur intérieure, ou se trouver compris dans une ulcération.

Les causes générales sont la débilité universelle qui résulte d'une maladie aiguë ou chronique, ou qui succède à des fièvres intermittentes, ou à de grandes déperditions de toutes espèces. Or, les moyens généraux pour combattre ces dispositions sont : 1°. les toniques, dont l'action d'abord momentanée, peu marquée, d'abord ménagée, se porte, en se prolongeant, sur le tissu des parties, les vivifie, les fortifie, et finit par y rétablir l'énergie vitale nécessaire à l'harmonie des fonctions ; 2°. les excitans, dont l'effet plus marqué est passager.

Au nombre des ressources de l'art pour remplir ces diverses indications, les médecins savent que si les préparations martiales sont contre-indiquées dans les hémorrhagies, dans les hémorrhoïdes actives, elles conviennent parfaitement contre celles qui ont un caractère passif. La vertu des eaux ferrugineuses, et il en est, comme l'on sait, un assez grand nombre en France, est alors d'une efficacité reconnue. Si les eaux de Spa, de Forges, de Bressany, de Contrexeville, sont indiquées, nous pouvons ranger parmi elles les eaux ferrugineuses de Bagnères.

Ici viennent encore, dans des circonstances données, se placer les propriétés des eaux sulfureuses, même froides, comme celles d'Enghien, de la Roche-Poray, ou thermales, comme celles d'Aix en Savoie, d'Aix-la-Chapelle, de Barèges, de Cauterets, de Plombières, etc.

Loin de nous l'idée qu'il n'y a que les eaux minérales pour obtenir la guérison du flux hémorrhoïdal passif : nous savons qu'il existe d'autres remèdes, tels que le quinquina, l'opium, différens sucs d'herbes, etc. ; mais tous ces objets n'étant pas de notre ressort, nous terminerons ici cet article.

Quels que soient, au surplus, les remèdes que l'on emploie dans les cas d'hémorrhoïdes, ils auraient peu d'efficacité, ou du moins leur effet ne serait que passager, si l'on n'y joignait un régime convenable, une nourriture adaptée à l'état des organes de la digestion et des boissons non moins propices. Cette règle générale est toujours observée dans toute espèce de traitement.

Quant aux moyens locaux, nous pensons que presque tous ceux dont il vient d'être question, notamment les eaux minérales, thermales ou froides, conviennent en application, en injections et en douches. Les deux observations que nous allons rapporter suffiront, sans doute, pour établir les espèces d'hémorrhoïdes passives dans lesquelles on peut employer avec succès les eaux de Bagnères intérieurement et extérieurement.

Ire. OBSERVATION. — Mademoiselle C. était âgée de vingt-huit ans et avait été fort bien réglée jusques alors, lorsqu'il lui survint tout-à-coup une diarrhée qui la tourmenta plusieurs semaines. Elle avait joui, jusques à cette époque de sa vie, d'une fort bonne santé. On combattit d'abord cette maladie assez faiblement; un flux de sang s'étant manifesté, on eut recours à un traitement curatif un peu plus actif, qui soulagea la malade, mais qui n'empêcha pas l'écoulement sanguin de se reproduire plusieurs fois dans le cours de l'année. Les toniques, les adoucissans, les mucilagineux, les astringens, furent tour-à-tour mis en usage et sans succès. La malade ayant beaucoup maigri, et ses digestions s'étant souvent dérangées, un état de langueur s'était emparé d'elle. Après plus de deux ans de souffrance on l'envoya à Bagnères. A son arrivée, je m'assurai que des hémorrhoïdes internes étaient cause de tous les accidens qui avaient paru depuis plusieurs années. Je fus convaincu que le relâchement des parties, que celui du rectum, qui sortait parfois, produisaient seuls le flux presque habituel qui tourmentait la malade, opinion qu'elle-même me déclara être conforme à celle des médecins qui l'avaient soignée. Après lui avoir fait prendre un bain tempéré à la source de Versailles, je la mis à l'usage intérieur de l'eau ferrugineuse, à la dose, d'abord, de quatre verres par jour, à jeun. Dès le cinquième, l'écoulement sanguin, qui durait depuis plus de quinze jours, commença à se calmer. Encouragé par ce premier succès, nous crûmes pouvoir ordonner de prendre la même boisson dans les repas : les bains furent continués tous les deux jours. A peine deux mois de ce traitement se furent-ils écoulés, que les digestions commencèrent à aller mieux; l'appétit, qui souvent avait été dérangé, se rétablit peu-à-peu ; le flux sanguinolent diminua sensiblement, et finit par disparaître ; la maigreur se dissipa de jour en jour, la malade reprit ses forces. Au bout de six semaines, nous lui fîmes administrer, tous les trois jours, et durant quatre minutes, des douches ascendantes dans le rectum. Son séjour pendant trois mois à Bagnères nous ayant permis de les lui faire continuer trois semaines, elle en éprouva un mieux sensible. Les règles, qui depuis quelque temps n'étaient plus si abondantes, se régularisèrent; les digestions continuèrent à s'améliorer et les selles devinrent journalières. Alors, en environnant cette intéressante malade de toutes les ressources hygiéniques qui étaient en notre pouvoir, nous la vîmes, après trois mois et demi de séjour, se retirer de nos contrées avec une santé presque égale à celle dont elle jouissait il y a trois ans ; nous crûmes néanmoins nécessaire de lui prescrire un régime à suivre dans son éloignement.

IIe. Observation. — M. B., capitaine de cavalerie, avait une constitution sanguine excellente ; seulement il avait été tourmenté, trois ou quatre fois dans sa vie, d'hémorrhoïdes qui avaient fini par disparaître depuis plus de dix ans. Il était âgé de quarante-huit ans lorsqu'il éprouva une fièvre adynamique qui le mit à deux doigts de sa perte. Cette maladie lui laissa un flux hémorrhoïdal presque habituel. Une foule d'accidens se manifestèrent durant plusieurs années que dura cet état, qui parfois se calmait des mois entiers, mais qui reparaissait aussi pour durer, chaque fois, quinze jours ou trois semaines. Quelque soin que le malade prît de sa santé, s'étant vu forcé de quitter le service, il se voyait maigrir, sans appétit habituel. Sentant ses forces s'affaiblir de jour en jour, il vint à Bagnères. Son teint était alors un peu jaune, sa maigreur extrême ; le bas-ventre était souvent douloureux, les selles fréquentes, liquides et parfois coliquatives, et teintes de sang. Le pouls, quoique assez régulier, était petit, dur et serré. Le malade dormait peu. L'appétit était fort capricieux. L'écoulement sanguin, qui s'était arrêté durant le voyage, reparut après six jours de repos, à domicile, et cela par l'usage, dès le troisième jour, des eaux ferrugineuses prises à l'intérieur. Nous crûmes alors devoir nous assurer si l'écoulement sanguin provenait du système hémorrhoïdal. L'inspection du rectum nous fit apercevoir plusieurs vaisseaux sanguins fort relâchés , tandis que d'autres étaient déchirés ; nous en vîmes sortir le sang. Dès le dixième jour , le malade nous déclara que l'écoulement avait une teinte d'un rouge plus vermeil ou moins noirâtre qu'autrefois ; son appétit se soutenait déjà davantage ; ses selles prenaient plus de consistance. Lui ayant fait prendre alors des bains tempérés tous les deux jours, il se sentit encore aller mieux. L'espérance vint l'environner de ses charmes. L'écoulement hémorrhoïdal ne dura pas autant de temps que de coutume. A mesure que la continuité du traitement avait lieu , les forces revinrent, l'embonpoint renaissait, le mal-aise des entrailles se dissipait ; tous les accidens se calmaient de jour en jour. Parvenu au second mois , les hémorrhoïdes parurent à peine se manifester durant trois jours. Une douche ascendante d'eau très-tempérée de la Gutière fut dirigée vers le rectum durant six minutes ; le malade en parut satisfait. Nous la réitérâmes tous les deux jours, jusqu'à six fois, et continuâmes l'usage des bains tempérés combinés avec l'usage intérieur de l'eau ferrugineuse.

Arrivé à la sixième semaine, nous fîmes diriger des douches froides ascendantes dans le rectum. Ce remède parut donner plus de ton à ce viscère, qui, examiné de nouveau, ne nous offrit qu'un aspect naturel : le flux sanguin avait disparu. Les mêmes douches furent administrées; mais, encore, tous les deux jours. L'exercice à cheval, durant quelques heures, et tous les autres moyens hygiéniques indiqués , furent mis en usage pour favoriser le traitement thérapeutique minéral, qui fut diminué peu-à-peu, à mesure que la fin de la saison approchait. Moins de quatre mois employés à cette cure suffirent pour l'obtenir de la manière la plus satisfaisante. Le malade se retira dans sa patric, en se promettant de revenir à Bagnères, pour peu que sa santé se dérangeât. Ne l'ayant pas vu revenir, nous pensons qu'il n'avait plus ressenti d'infirmité hémorrhoïdale.

Les deux observations suivantes attestent l'efficacité des eaux minérales salines, lorsqu'il s'agit d'obtenir le rappel des hémorrhoïdes, rappel nécessaire, lorsque ce flux périodique peut seul entretenir le bon état de toutes les fonctions ; cette efficacité, que nous avons déjà prouvée à l'occasion des affections du foie, est si constante, si remarquable, que nous croyons pouvoir avancer que l'emploi des eaux thermales salines, dans ces sortes de cas, est préférable à tout autre moyen curatif, qui, d'ailleurs, ne pourrait pas être secondé par le grand nombre d'influences hygiéniques qui accompagnent leur usage, influences dont nous ne cesserons jamais de proclamer le précieux avantage pour favoriser leur action.

III°. OBSERVATION. — M. B., âgé de trentequatre ans, d'une forte constitution, fut sujet, même dans sa jeunesse, à un flux hémorrhoïdal périodique. Entré de bonne heure au service, il se livra à des excès de plus d'un genre, qui heureusement n'altérèrent pas la bonté de son tempérament. Ayant gagné plusieurs fois la gale, et ayant été mal traité, il lui survint une éruption considérable qui occupait le ventre, les cuisses et les jambes. Durant plusieurs années elle fut périodique, se manifestant à l'approche de l'hiver, et disparaissant à l'arrivée du printemps. A la suite d'un violent emportement, auquel il se livrait trop souvent par caractère, il eut une attaque convulsive qui menaça ses jours et qui lui laissa un mal-aise général dont les suites augmentèrent de jour en jour le dérangement de sa santé. Ce fut à cette époque que l'éruption cutanée disparut peu-à-peu. On était dans un temps d'hiver. Alors des douleurs d'abord vagues, qui se fixèrent ensuite à la région dorsale, à celle de l'estomac, tourmentèrent le malade. Les hémorrhoïdes, qui avaient toujours coulé assez régulièrement, disparurent. Des tranchées, des borborygmes fréquens, des éructations habituelles, sur-tout après le repas, précédaient ou accompagnaient des digestions plus ou moins laborieuses. Une constipation parfois opiniâtre rendait nécessaire l'usage des lavemens. Cet état dura plusieurs mois, non sans altérer beaucoup la santé du malade. Ce fut au mois de mai 1823 qu'il lui survint un écoulement hémorrhoïdal considérable, dont les accidens furent calmés et non guéris totalement, malgré les soins éclairés du docteur Saint-Laurent. Le reste de l'été et l'hiver suivant le malade languit beaucoup. L'écoulement sanguin continuant, M. B. fut envoyé à Bagnères. Sa maigreur était extrême ; son maintien était triste et abattu ; le ventre était douloureux, la région épigastrique était plus sensible que le reste de l'abdomen ; la bouche était mauvaise ; il existait un dégoût prononcé pour les alimens ; le pouls était faible et la constipation toujours opiniâtre.

Le surlendemain de son arrivée, il fut mis

dans un bain chaud. Le quatrième jour, ce remède parut consoler beaucoup les intestins ;
le ventre devint moins sensible. Mis ensuite à
l'usage de deux verres d'eau de Lasserre, il n'en
éprouva pas grand soulagement durant la première semaine. Ayant augmenté peu-à-peu la
dose jusqu'à six verres, les urines commencèrent à être plus abondantes ; des selles bilieuses eurent lieu ; la langue parut plus naturellement colorée ; l'appétit se prononça ; le
pouls acquit plus de développement ; les hémorrhoïdes externes augmentèrent de volume.
Au lieu de six verres d'eau de Lasserre, nous
n'en fîmes prendre que quatre, dès le quinzième jour ; les deux autres furent remplacés
par une quantité égale de l'eau de la Reine. Peu
de temps après, une selle copieuse eut lieu. Les
hémorrhoïdes, devenues plus sensibles, fluèrent
peu de jours après. Les bains, qui avaient été
suspendus depuis plusieurs jours, furent repris.
Le flux hémorrhoïdal devint plus abondant ; les
déjections alvines commencèrent à se régulariser avec la disparition de la constipation. Ce
traitement, continué plusieurs jours, fit entièrement cesser la sensibilité abdominale. Les
fonctions digestives s'améliorèrent avec le bon
état général du malade.

L'écoulement hémorrhoïdal nous ayant paru

avoir été assez abondant, nous crûmes devoir prescrire les eaux ferrugineuses de la fontaine d'Angoulême. Quoique dans les premiers momens le flux sanguin en fût augmenté, assuré que les autres fonctions acquéraient plus d'harmonie, plus d'énergie, nous persistâmes dans le même régime et dans l'emploi des mêmes moyens. Parvenu au deuxième mois, nous revînmes aux eaux thermales salines, qui furent administrées alternativement avec les eaux ferrugineuses. Deux bains chauds par semaine. Quelques jours de repos étaient parfois accordés. Les hémorrhoïdes cessèrent de couler sans que le malade en éprouvât le moindre dérangement. L'exercice à pied et à cheval acheva de consolider sa santé.

Revenu à Bagnères la saison suivante, M. B. nous déclara que les hémorrhoïdes avaient flué durant l'hiver à des intervalles de plusieurs mois, ce qui l'avait beaucoup soulagé. Aucune éruption ne s'était plus manifestée. Comme nous lui avions prescrit l'usage d'une tisane amère à laquelle il devait ajouter une demi-once de crême de tartre, il avait eu soin de se conformer à cette ordonnance aux époques fixées.

M. B. continuant à se bien porter et n'étant venu une seconde fois à Bagnères que pour consolider, que pour raffermir sa santé, à quelques modifications près, nous jugeâmes convenable de lui prescrire un traitement analogue à celui de l'année précédente.

IVᵉ. Observation. — M. P., âgé de quarante-huit ans, avait fait plusieurs campagnes. Admis à la retraite pour cause de blessures graves, il obtint un emploi à l'administration des contributions indirectes. Ce changement trop rapide d'état ne tarda pas à déranger de jour en jour sa santé. Des pesanteurs de tête, parfois des éblouissemens, le tourmentèrent long-temps. Enfin, après avoir souffert plusieurs mois des douleurs de lombes, des hémorrhoïdes non fluentes se manifestèrent au dehors et le forcè-rent de suspendre les devoirs que lui imposait sa place. Son médecin, après plusieurs tentatives, d'abord inutiles, pour établir le cours du flux hémorrhoïdaire, en ayant enfin, après plu-sieurs mois, obtenu l'écoulement, M. P. finit par se rétablir assez bien pour pouvoir re-prendre ses occupations ordinaires. A peine huit mois se furent-ils écoulés, que M. P. res-sentit de nouveau les accidens qu'il avait éprou-vés l'année précédente. Envoyé à Bagnères le 2 juillet 1816, nous lui trouvâmes la figure ani-mée ; il se plaignait de pesanteur de tête et de fréquens éblouissemens. La douleur des lombes était presque permanente et le ventre resserré. Quoique l'appétit fût assez bon, le malade éprouvait, après le repas, une pesanteur d'estomac qu'accompagnait presque toujours un tel engourdissement général, qu'il lui était impossible de ne pas se livrer au sommeil. Les hémorrhoïdes s'étant manifestées sans écoulement, je fis pratiquer une saignée du bras. Mis à l'usage de l'eau de Lasserre, quelques borborygmes tracassèrent le malade sans résultat pour les selles. Deux gros de sulfate de magnésie, ajoutés à l'eau minérale, procurèrent le relâchement du ventre. Ce traitement, continué plusieurs jours, améliora sensiblement les fonctions alvines, qui, d'abord abondantes, finirent par se régulariser. L'usage des eaux salines ayant eu lieu, durant trois semaines, à des doses variées, selon l'état du malade, les hémorrhoïdes parurent et fluèrent au dehors dès le troisième jour de leur manifestation. Fort abondantes d'abord, elles diminuèrent bientôt à la faveur de l'action des eaux ferrugineuses, dont l'emploi fut encore alterné avec celui des eaux thermales salines en boissons et en bains. Le ventre continuant à être libre, les maux de tête ne se faisant plus ressentir, ni les douleurs aux lombes, la santé du malade se

rétablit de jour en jour avec le retour hémorrhoïdal. Satisfait de son séjour, qui dura deux
mois, il se retira bien décidé à revenir la saison
suivante, et à suivre les conseils que je lui don-
nai en partant. Ayant eu recours de nouveau
aux eaux de Bagnères, il les prit durant un
mois, conformément à son état présent. Nous
observerons que M. P. nous avoua que, dans
l'intervalle de son absence, les hémorrhoïdes
avaient paru plusieurs fois, ce qui l'avait mis
dans le cas de continuer les fonctions sédentaires qui lui étaient confiées, fonctions qui se
trouvaient, toutefois, peu en harmonie avec ses
goûts et le besoin d'exercice habituel qu'aurait
exigé sa santé.

Réflexions. — On ne peut ici se refuser d'admettre l'efficacité des eaux thermales salines de
Bagnères, qui, en relâchant le ventre, soit en
boissons, soit en bains, finissent par procurer
la distension des veines hémorrhoïdales, et par
produire enfin l'écoulement salutaire qui ramène la santé. L'avantage signalé qu'on trouve
dans le même lieu, c'est d'y pouvoir balancer
les effets relâchans des eaux thermales salines et
de leurs bains, par celui des eaux ferrugineuses,
qui, prises alternativement, comme nous venons
de le décrire, achèvent de rétablir l'harmonie

des fonctions digestives, réconfortent tout le système des premières voies, corroborent les veines hémorrhoïdales, les resserrent et les disposent à des régularités d'action plus favorables à la santé, si d'autre part elles n'empêchent pas la récidive (*ll*).

Tout indique dans nos observations le trouble, les dérangemens survenus dans l'économie à l'occasion de la suppression des hémorrhoïdes; tout indique aussi le besoin d'une crise nouvelle, celui d'une sécrétion nouvelle et le danger d'en différer le rétablissement.

CHAPITRE XVI.

Affections nerveuses.

Ce serait ici en vain, comme dans un grand nombre d'autres affections, que le malade appellerait le secours de l'art, si, pour combattre une maladie nerveuse, le médecin auquel il s'adresse, en remontant à la véritable origine, à la vraie source du mal, ne cherchait à reconnaître sa vraie cause. Sans cette recherche préliminaire, on ne ferait qu'une médecine de tâtonnement et d'ignorance. On exposerait la vie du malade. On fournirait souvent à la cause délétère de nouveaux moyens pour s'aggraver.

En diminuant, par-là même, les forces de la nature médicatrice, on éloignerait le travail de la crise, on le rendrait plus difficile, on compromettrait les lumières acquises. C'est ainsi que trop souvent, après avoir tourmenté de mille manières un malade atteint d'une affection nerveuse qui eût pu se guérir facilement, dans son principe, par des distractions agréables, par des voyages pittoresques, par une température douce, par des eaux minérales, par des bains tempérés, par un régime calmant, par le rappel d'une sécrétion supprimée, on voit les accidens finir par s'exaspérer, par s'enraciner, par des irritations et des manœuvres mal entendues, par une variété de remèdes de toute espèce trop long-temps employés. Si le fameux médecin Pomme eut, de son temps, un succès si constant dans la guérison des affections nerveuses, devenues si communes, il ne le dut, à coup sûr, qu'à la bénignité, à la douceur du traitement dont il fit constamment usage. Son système, qui ne tend, en général, qu'à soulager, qu'à calmer, qu'à favoriser la nature dans la cure de ses aberrations, est aussi celui que paraît nous offrir, de toutes parts, cette mère commune pour la curation des affections nerveuses, vaporeuses, hypocondriaques de toute espèce. Aussi, plein de bonne foi, nous pensons être des interprètes fideles de celle dont nous ne sommes que les ministres, en considérant les eaux minérales et les moyens hygiéniques qui en sont une sorte d'annexe, comme le remède le plus assuré, le plus précieux pour leur traitement, sur-tout chez ce sexe aimable et consolateur, trop souvent aigri de mille manières, qui a, parfois, besoin de se soustraire à des peines domestiques et à des traitemens perturbateurs. Que pourraient les eaux minérales, lorsque le découragement, le désespoir, le détraquement nerveux qu'accompagnent des désordres moraux et un état voisin de l'aliénation mentale, viennent se réfugier, en dernier recours, dans leur asile solitaire? Si nous sommes convaincu, d'une part de leur efficacité, de la variété de leur propriété dans le traitement des affections nerveuses, nous ne le sommes pas moins que l'étude approfondie de tout antécédent, celle de toutes les causes primitives et secondaires, est une condition sans laquelle on espérerait en vain du succès. Ainsi, dans la recherche des affections chroniques nerveuses qui se présentent aux médecins chargés de l'administration des diverses classes d'eaux minérales, ils doivent essentiellement avoir égard, non-seulement à l'état des solides et des liquides existans, mais encore aux causes primitives ou secondaires qui les ont produites.

C'est ici qu'il est permis aux médecins d'aller
fouiller, pour ainsi dire, dans les archives de la
santé des familles, dans celles des père et mère,
parce que c'est souvent là que l'on peut découvrir les traces, la source de l'affection nerveuse que l'on a à traiter ; c'est souvent là que
l'on rencontre la vraie cause des dépravations
nerveuses, vaporeuses et hypocondriaques,
celle qui produit des phénomènes si nombreux
et si dissemblables, qui, par le seul fait de leur
anomalie peut induire si facilement en erreur
et faire diriger le médecin vers une médication
contraire à la vraie marche qu'il faudrait
suivre.

Comment encore pouvoir fixer le sage emploi des eaux minérales, auxquelles les médecins éclairés s'accordent aujourd'hui à donner
la plus grande efficacité pour la guérison des
maladies nerveuses de tout genre, si les praticiens qui en sont chargés ne font pas un examen approfondi de l'état actuel de la fibre du
malade, s'ils ne considèrent pas avec Thémisson, chef de la secte méthodique, si elle est
dans le resserrement ou la laxité, ou même
dans un état mixte ; si, avec les médecins dog-
matiques, et contre l'avis de Thémisson, ils
n'ont pas égard à l'âge, aux forces, au sexe du
malade, à ses habitudes, à son caractère, à ses

passions, à l'organe ou au système malade, à la saison de l'année, à l'influence du climat,etc.; si, avec Brown, ils n'apprécient pas le degré actuel d'excitabilité, la faiblesse directe ou indirecte; avec Boerhaave l'idiosyncrasie humorale. Ce petit nombre de réflexions suffira, sans doute, pour prouver que c'est dans le résultat de ces divers examens que nous devons trouver des données pour bien juger, d'abord, la nature et la vraie cause des phénomènes qui se présentent dans les affections nerveuses, et les seuls motifs qui doivent déterminer du choix des fontaines minérales auxquelles il faut avoir recours, et de celui des autres moyens thérapeutiques et hygiéniques qui peuvent disposer à leur action, les modifier ou les seconder. A quoi servirait de bien connaître les vertus et les divers degrés d'action ou d'activité des eaux minérales, si on ne saisissait pas aussi l'indication précise à suivre? Si les eaux minérales, de quelque nature qu'elles soient, ont en quelque sorte des propriétés spécifiques pour telle ou telle espèce de maladie, tout praticien instruit conviendra facilement qu'elles ne l'auront que tout autant que, dans l'état spasmodique nerveux, on fera usage intérieurement des eaux, des bains et du régime qui relâche. Elles ne seront efficaces, dans les cas où l'atonie, la faiblesse , le relâchement prédomineraient ; que tout autant qu'on aurait recours aux eaux minérales ferrugineuses et au régime qui fortifient tout le système. Dans ceux qui sont dus à l'embarras habituel, à des lésions spéciales des premières voies, à leur détraquement, il est aussi un choix d'eau minérale à faire. En un mot, une irritation nerveuse produite par des évacuations supprimées , par des éruptions cutanées répercutées; celle qui reconnaît pour cause l'abus des plaisirs ou du régime , des chagrins plus ou moins profonds, un excès ou une diminution de forces, ne peuvent point invoquer le même concours de moyens curatifs, et, par conséquent, les mêmes sources minérales.

Ce serait en vain que l'on attendrait du succès de leurs vertus, si, avant de soumettre les malades à l'influence de leur action , on n'avait pas commencé encore par calmer le système, par corriger ou détourner les causes irritantes , si on n'avait pas disposé l'action vitale à l'évacuation, par différens moyens; si enfin on n'a pas mis tout en œuvre pour opérer une coction, une crise, un jugement salutaire de la maladie que l'on a à combattre. Puisqu'il s'agit ici d'affections nerveuses occasionées par des causes morales ou physiques , il me semble qu'il est utile de faire remarquer que l'efficacité des eaux minérales appropriées doit être d'autant plus assurée, dans les circonstances où elles sont jugées nécessaires, que tout ce qui environne ou précède leur administration captant plus spécialement l'attention des buveurs, est fait pour obtenir plus de succès que tout autre moyen, à qui les mêmes avantages manqueraient. Or, on sait qu'en général les phénomènes nerveux de notre organisation sont soumis à une force existante en nous, inconnue dans son essence, rendue seulement apparente par ses effets ; c'est à cette force, mal-à-propos confondue avec l'imagination (parce que cette même imagination la met fréquemment en jeu), que sont dues presque toutes les maladies nerveuses ; c'est elle qui les produit, les entretient, les renouvelle ou les fait disparaître, suivant des lois qu'il n'est presque jamais possible de reconnaître : c'est en faisant agir cette cause sans doute, que l'imagination, que les passions produisent en nous des effets si variés. (*mm*)

L'expérience acquise, auprès des eaux minérales, nous atteste qu'une volonté ferme, que l'exécution de cette même volonté, en venant se confier à l'efficacité reconnue des eaux minérales, ne contribue pas peu à soustraire les malades à l'influence des mouvemens nerveux,

au lieu que les dispositions opposées les en rendent souvent les jouets. Combien de sujets nombreux et intéressans des deux sexes se présentent
à nous chaque année, qui, atteints d'affections
nerveuses diverses, trouvent leur guérison dans
le concours d'une foule d'influences morales !
et combien les annales de l'art ne nous four-
nissent-elles pas d'observations de ce genre,
depuis Porsenna, qui se rendit maître de la
douleur au point de la faire taire, jusqu'à celui qui se commande de s'éveiller précisément
à une heure déterminée d'avance ; depuis le
guerrier intrépide , qui reste impassible sous
le feu de ces machines meurtrières, jusqu'à
l'enfant ou la femmelette, que l'aspect d'une
araignée , d'une souris ou d'une ombre, fait
évanouir !

Nous ne cesserons de le répéter , afin de
prouver de plus en plus que nous savons faire
la part de l'efficacité des eaux minérales, et
celle de toute influence qui en favorise puissamment l'action. On ne peut sans doute rien attendre de ces diverses influences , lorsque le
mal est entretenu par des vices importans des
solides ou des fluides ; mais, au contraire, lorsqu'il est produit par les accidens plus ou moins
nombreux qui dépendent d'une simple aberration du système nerveux, on peut tout espérer,

soit par le renouvellement , ou le changement total des sensations, des effluves, des impressions extérieures , soit par les sentimens consolateurs qui animent les buveurs d'eaux minérales. Qui ignore la puissance de la paix , de la tranquillité, de la joie, de la gaîté, et sur-tout celle de la céleste espérance , pour la guérison des affections nerveuses ? (*nn*)

Quelques observations de traitemens heureux de ces sortes de maladies, obtenus à Bagnères, confirmeront les vérités que nous venons d'émettre.

Ire. OBSERVATION. — Madame la comtesse de B..., âgée de dix-neuf ans, avait une constitution éminemment lymphatico-nerveuse. Mariée depuis quatre mois , elle n'avait encore jamais été bien réglée. Ce dernier état, bien loin de lui être favorable, sous ce dernier rapport, avait, au contraire, mis de nouveaux obstacles à l'évacuation des menstrues. Délicate, sensible, elle éprouvait une lassitude extrême au moindre exercice. L'appétit était habituellement languissant. Des digestions presque toujours laborieuses tourmentaient la malade. Le ventre était ordinairement paresseux. Son teint était pâle, même entièrement décoloré. L'intérieur de la bouche, empreint du même caractère, attestait la faiblesse, la langueur des premières voies. Des engorgemens lymphatiques s'étaient parfois manifestés çà et là, dans son enfance; il en existait un, depuis long-temps, sur un des seins. A tous ces désordres se joignaient ceux du système nerveux. Des spasmes fréquens, parfois des mouvemens convulsifs, généraux, des crampes aux extrémités inférieures, des lipothymies précédaient trop souvent la perte presque totale de l'appétit, ou du moins un caprice continuel pour le choix des alimens. Une atonie, une prostration des forces, qui accablaient la malade durant plusieurs heures, une insomnie affligeante, ajoutaient encore à ses maux. Ce fut dans cet état pénible que madame la comtesse de B... fut envoyée à Bagnères par M. le docteur Cagnac, médecin à Bordeaux. A son arrivée, nous ne tardâmes pas à lui faire prendre les eaux ferrugineuses, à la dose progressive de quatre à six verres par jour, en y comprenant celle prise au diner. Leur usage rappela bientôt le goût des alimens. Dès le sixième jour nous ajoutâmes les bains de Salut, qui furent continués, ainsi que la boisson des eaux ferrugineuses, durant deux semaines. Les menstrues ayant paru, pour la première fois, plus abondantes que de coutume, nous crûmes devoir nous borner à prescrire l'eau ferrugineuse coupée avec du vin dans les repas. Les bains furent aussi suspendus durant l'époque des règles. Aussitôt après leur cessation, le traitement précédent, continué durant un mois, améliora sensiblement la santé de la malade. Son appétit acquérait, chaque jour, plus de régularité ; les forces croissaient ; les mouvemens nerveux s'éloignaient ; la tumeur glanduleuse du sein disparaissait sensiblement. L'écoulement menstruel s'étant manifesté de nouveau, avec autant de régularité que d'abondance, toute curation fut aussitôt suspendue. Mise à l'exercice du cheval et à celui de pied, dès le second mois, déjà la malade les soutenait beaucoup plus facilement que le mois précédent. La persévérance dans les mêmes moyens fortifia de plus en plus la malade. Le sommeil réparateur vint enfin la consoler. Les fonctions digestives devenues excellentes rappelèrent la vigueur générale. Tous les organes abdominaux ayant repris leur ton, leur énergie naturelle, le système nerveux acquit, peu-à-peu, cette fixité qui le mit à l'abri des accidens auxquels il était exposé depuis trop long-temps. Enfin, l'embonpoint assura le bon état général de toutes les fonctions. Madame la comtesse devint enceinte, sa santé continua à se soutenir dans le meilleur état possible. On ne peut pas plus satisfaite de l'usage des eaux de Bagnères, elle revint les prendre au mois de juillet de l'année suivante. S'environnant alors de tous les avantages, de tous les agrémens qu'offre le séjour de Bagnères, les eaux minérales ne furent employées, en boissons et en bains, qu'avec cette modération, avec cette prudence, avec cette réserve, que mes collègues et moi nous nous faisons un devoir de suivre, toutes les fois qu'il n'est question que d'une médecine prophylactique.

IIe. Observation. — M. P., âgé de trente ans, avait un tempérament bilieux sanguin. A l'âge d'environ vingt-cinq ans, il s'était livré à plus d'un genre de désordres. Des accidens convulsifs se manifestèrent, des spasmes fréquens, des crampes le tourmentèrent durant plusieurs années. Souvent son appétit éprouva des dérangemens notoires ; tantôt une constipation opiniâtre, plus ordinairement le dévoiement, l'affligeaient. L'insomnie était fréquente. Une affreuse mélancolie s'empara de lui.

L'état du malade ne s'améliorant pas, malgré la variété des traitemens auxquels on le soumit durant plusieurs années, il arriva à Bagnères, frappé de l'idée qu'il périrait, si les eaux minérales ne lui étaient pas favorables. Le voyage l'avait beaucoup fatigué. Il nous parut dans un mal-aise général, qui nous inspira d'abord quelque doute sur le résultat de ses espérances. L'abattement était peint sur sa figure. La constipation existant depuis plusieurs jours, nous prescrivîmes, d'abord, un bain chaud. Le lendemain, deux verres d'eau de Salut suffirent pour procurer une selle assez abondante. Le premier bain ayant paru le soulager, nous en ordonnâmes l'usage tous les deux jours. On les suspendait chaque quinzaine, durant deux fois vingt-quatre heures. Une semaine s'était à peine passée, que le malade éprouva, à plusieurs reprises, les phénomènes nerveux qui depuis trop long-temps faisaient son tourment. Ce fut alors que nous passâmes à l'usage des eaux ferrugineuses. Nous les fîmes prendre le matin à jeun, et dans les repas, à des doses variées. Toutefois le soir, en se couchant, nous prescrivions un verre d'eau saline. Un mois de ce traitement s'était à peine passé, que les digestions devinrent meilleures. L'espérance commença à renaître dans son cœur. Avec un peu moins de tristesse, la paix de l'âme ramena le contentement de soi-même. La gaîté vint ensuite caresser le malade de ses charmes. L'affection nerveuse se produisit moins fréquemment ; le sommeil reparut. Le malade pouvant enfin se livrer à l'exercice à cheval, il en usa, peu-à-peu, deux ou trois heures par jour. Des selles plus régulières suivirent bientôt des digestions plus satisfaisantes. Dès le second mois, tout était déjà changé dans l'état du malade. Il prenait ses repas avec plaisir. Les crampes étaient beaucoup moins fréquentes ; les convulsions générales s'éloignaient ; leur intensité diminuait d'une manière sensible. Enfin, les eaux ferrugineuses, combinées avec l'emploi des bains et celui des eaux salines, tous les dix à douze jours, finirent, vers le troisième mois, par changer tellement la situation de ce malade, qu'il pouvait à peine croire qu'il fût le même homme que les années précédentes. Après trois mois et demi de séjour il quitta Bagnères, délivré de tous les maux pour lesquels il était venu recourir à ses eaux minérales.

IIIᵉ. Observation. — M. L., négociant, doué d'une bonne constitution, se livrait depuis long-temps aux excès, aux jouissances de la table et aux voluptés du mariage. Sujet à des emportemens violens, on avait été obligé, plusieurs fois, de le saigner, parce que le sang se portait fréquemment à la tête. Souvent cette métastase sanguine, après avoir produit durant quelques minutes une sorte d'assoupissement, occasionait un état convulsif général accompagné de tremblemens de tous les membres. Les saignées ayant été trop multipliées, soit par les sangsues, soit avec la lancette, le malade finit par tomber dans une prostration de force si considérable, que les fonctions digestives s'affaiblirent au point qu'il perdit presque totalement l'appétit : parfois le vomissement survenait. Mis à un régime trop débilitant, sous prétexte de calmer les phénomènes nerveux, le dévoiement s'empara fort souvent de lui. Son moral s'affecta. De violentes pulsations de cœur se faisaient apercevoir même à l'extérieur. Le malade pouvait à peine se soutenir, lorsqu'il arriva à Bagnères. Ne désirant aucune espèce de nourriture, nous lui prescrivîmes le lait d'ânesse. La région épigastrique et précordiale éprouvait des douleurs habituelles. Nous fîmes appliquer et renouveler souvent des fomentations émollientes et calmantes. Le premier aliment ayant réussi, nous le remplaçâmes par des potages légers, tantôt au gras, tantôt au maigre. L'estomac, au bout de quinze jours, les digérant fort bien, nous crûmes pouvoir ajouter à ce régime une nourriture un peu plus solide, telle que des viandes blanches, la truite et un peu de bon vin vieux coupé avec une de nos eaux ferrugineuses.

Plus de vomissement au bout de huit jours ; l'appétit commençait à se manifester ; le dévoiement avait cessé ; le teint devenait meilleur. Les convulsions se calmèrent et finirent par ne plus paraître. Le mal-aise précordial ainsi que les palpitations cédèrent à mesure que les digestions devenaient meilleures ; l'émaciation disparaissait avec la mélancolie qui s'était depuis long-temps emparée du malade. Les bains de Santé, administrés, tous les trois jours, durant le second mois ; l'usage des eaux des fontaines ferrugineuses varié selon les forces du malade, rendirent la cure aussi complète qu'elle pouvait l'être, dans un individu dont la constitution avait été altérée par des traitemens erronés.

IV*. Observation. — Madame la comtesse de R., mariée depuis plusieurs années, était parvenue à l'âge de trente ans avec une santé souvent dérangée. Son tempérament lymphatique nerveux l'avait toujours maintenue dans un état de langueur qui lui faisait considérer l'exercice comme une action pénible. Devenue plusieurs fois enceinte, elle avait toujours éprouvé des fausses couches, sans cause bien déterminée, et à des distances plus ou moins éloignées, mais jamais passé six mois. Elle avait des convulsions plus ou moins fréquentes, d'une durée plus ou moins grande. L'appétit était fort capricieux ; les digestions, souvent dérangées, étaient presque toujours laborieuses. La constipation tourmentait parfois la malade, plus souvent encore le dévoiement. Dans ce dernier état, des borborygmes, des spasmes, des coliques venteuses la tracassaient beaucoup.

Après avoir subi plusieurs traitemens inefficaces, madame la comtesse arriva à Bagnères. Considérant que la faiblesse était générale et le dévoiement presque habituel, nous crûmes devoir prescrire, d'abord, les eaux ferrugineuses d'Angoulême et un choix d'alimens appropriés, qui, après un intervalle de dix jours, apaisèrent le dévoiement et tous les symptômes abdominaux. Des promenades variées, les agrémens d'une société intéressante et nouvelle, l'usage de quelques bains tempérés pris à des distances éloignées, parfois quelques verres d'eau saline, pour provoquer une ou deux selles, lorsque les intestins paraissaient se resserrer, eurent le succès le plus complet. Nous eûmes souvent occasion de varier l'administration des eaux salines et ferrugineuses.

Madame la comtesse ayant obtenu une grande amélioration dans sa santé, se fit un plaisir de revenir, durant trois ans, pour la consolider de manière à ne plus craindre, disait-elle, le retour d'âge.

V^e. OBSERVATION. — M. D., ingénieur, d'un tempérament lymphatico - sanguin, était parvenu à l'âge de quarante ans, à travers un assez grand nombre d'indispositions qui lui avaient beaucoup affaibli la santé. Depuis plusieurs années, ce qui le tourmentait le plus était d'éprouver fréquemment des coliques d'estomac et des intestins, des crampes, parfois des tremblemens, plus ou moins prolongés, des extrémités inférieures. Des flatuosités, des vents tracassaient encore assez ordinairement le malade. Il était obligé, lors des accès, qui duraient plusieurs jours, de suspendre ses travaux. Cet état nerveux se prononçait parfois du côté de la poitrine et occasionait un resserrement spasmodique considérable des poumons. La difficulté de respirer et, souvent, la constriction des bronches et du canal aérien étaient si fortes que le malade craignait alors la suffocation. Il survenait des quintes de toux qui n'étaient presque jamais accompagnées d'expectoration. L'état du malade ne s'étant pas amélioré par des boissons relâchantes et sédatives, ni par quelques saignées, ni même par un régime tempéré, il se rendit à Bagnères. Mis de suite à l'usage des eaux ferrugineuses, d'abord le matin à jeun, puis dans ses repas, il se soumit à un choix d'alimens de facile digestion. Ayant, en outre, fait usage de plusieurs bains, à des intervalles propices, il récupéra sa santé, à un tel point, qu'il nous écrivit l'hiver suivant qu'à la faveur du régime continué que je lui avais prescrit, il n'avait plus éprouvé les accidens si douloureux pour la guérison desquels il était venu chercher des secours à Bagnères.

Réflexions. — Tous les phénomènes développés dans les observations qui précèdent furent éminemment nerveux et dus à des causes variées, qui toutes avaient affaibli le système qui préside à la sensibilité de l'homme. Un traitement analogue, quoique diversifié, sous le même rapport, a suffi pour guérir des affections qui ne tenaient toutes qu'à une mobilité extrême acquise et accidentelle. Le concours des influences toniques et de diverses eaux minérales ferrugineuses couronnèrent toujours, ici, l'attente des malades et celle du médecin.

Dans la cinquième observation, l'alternative de l'affection gastrique et pulmonaire, l'ensemble des accidens qui les accompagnaient, démontraient assez qu'il n'existait, au fond, aucune lésion organique des viscères, que tout était le résultat de mouvemens nerveux qui se développaient dans des circonstances données, souvent inconnues et inappréciables. L'efficacité du dernier traitement n'a, au surplus, laissé aucun doute sur la nature du mal et sur le véritable état des organes, qui, à la faveur d'une foule d'influences fortifiantes, ont récupéré leur énergie, leur ton naturel. Cette espèce de remonte des forces vitales, dans des organes affaiblis, a suffi pour les modifier en faveur d'une permanence de régularité.

C'est ici que je devrais placer naturellement ces nombreuses guérisons de névroses du conduit alimentaire qui s'opèrent chaque année à Bagnères ! Puisque l'estomac exerce une si puissante influence sur la tête et sur les principales fonctions de la vie, *ignota actio regiminis*, c'est à Bagnères, c'est dans tous les lieux où sont situées les eaux minérales, qu'on sent combien il est important d'user de toutes les ressources de l'art pour rétablir l'action harmonique de ce centre principal et primitif, d'où se propagent tant de désordres dans l'économie animale. Or, le trouble dans les fonctions du système digestif peut être local ; seul il peut être aussi, parfois, la cause de l'hypocondrie, et même de l'hystérie. Ces dernières affections, n'étant alors que symptomatiques, on peut les guérir par l'influence de tout ce qui accompagne l'emploi des eaux minérales et par leur action sur l'organe détraqué. En nous arrêtant un moment aux dérangemens des fonctions du conduit alimentaire et à ses effets, dérangemens qui tiennent presque tous à des erreurs de régime ou à la manière de vivre, dont la latitude est immense, quel moyen plus efficace serait-il possible de mettre en usage, pour se soustraire à l'empire du luxe, à celui de la somptuosité de la table, à ceux de l'intempérance, aux débauches, aux voluptés de tout genre, aux excès même d'une abstinence fanatique, et à toutes ces extravagances qui dégradent la raison de l'homme, en l'entraînant, avant le temps, à sa destruction, qu'en se rendant aux eaux minérales, pour y mener une vie plus conforme à la nature, et pour y boire, selon les circonstances, telle eau réparatrice? Là, le fantôme des folles illusions de la vie s'évanouit, au moins pour quelques mois, ce qui tourne toujours au bénéfice de la restauration ; là, l'exemple, le calme de la raison rappellent à la vie patriarcale et à une heureuse habitude de sobriété et de frugalité des repas ; là, peut-être plus facilement qu'ailleurs, on apprend avec Pythagore que les fonctions de l'estomac doivent être considérées comme le premier mobile de l'économie animale, le plus ferme soutien de la santé, de la sérénité de l'âme et du bonheur. C'est vers leur harmonie qu'il convient de fixer toute attention. Là, des médecins philosophes apprennent au buveur d'eau minérale à dérider le plus possible son front avec des amis choisis, et à imiter le divin Horace, dont la sagesse marchait entre deux extrêmes également destructeurs, en se plaçant avec eux autour d'une table où règne, non une profusion fastidieuse, mais le goût, l'élégance, une nourriture saine et la sobriété.

Les médecins des eaux minérales, plus convaincus qu'on ne l'est ailleurs, mais aussi convaincus avec Hippocrate que les principales règles d'une sage diététique suppléent souvent à l'emploi de tant de substances médicamenteuses, dont les malades ont parfois abusé ou usé inutilement, n'ont rien de plus à cœur que de les rappeler sans cesse à l'importance du régime de Pythagore, qui prescrivait l'abstinence de viandes et des liqueurs fermentées; régime si salutaire dans une foule de cas, où il convient de se borner à l'usage des végétaux, à celui des racines potagères, à celui des fruits et à la culture des fleurs. N'est-ce pas encore aux eaux minérales où on peut apprendre combien

Rousseau a eu tort d'accuser la médecine de ne pas savoir assez mettre à profit la gymnastique qui comprend toute sorte d'exercices ; gymnastique dont les médecins des eaux tirent un si grand avantage? Une grande partie des affections nerveuses n'étant due qu'au séjour des grandes villes, séjour si propre à les produire ou à les fomenter, combien doit se trouver heureux celui qui, arrivant à Bagnères, rencontre à chaque pas l'oubli du passé, *oblivia vitæ*, et y reçoit, *largis haustibus*, les élémens d'une nouvelle existence !

Pour guérir les hypocondriaques et les hystériques, Montanus voulait que ceux qui étaient atteints de ces maladies fuyent les médecins et les médicamens. En venant aux eaux minérales, n'est-ce pas suivre les sages conseils de ce célèbre médecin, qui voulait qu'ils entreprissent des voyages, qu'ils allassent habiter la campagne, qu'ils se livrassent à des exercices variés, qu'ils fissent choix de sociétés agréables et nouvelles; en un mot, qu'ils fissent usage des préceptes de l'hygiène et usassent des eaux minérales à l'intérieur et à l'extérieur? N'est-ce pas sortir des laboratoires pharmaceutiques, pour n'user que des boissons salutaires préparées par l'auteur de la nature que de venir aux Eaux?

En reconnaissant, ici, que les eaux thermales

peuvent contribuer à rétablir l'harmonie des fonctions digestives , à diminuer d'abord , puis à détruire le spasme qui produit parfois l'hypocondrie et l'hystérie, nous ne pouvons nous refuser aussi d'admettre que leur efficacité peut encore s'éten dre sur des anomalies différentes , telles que celles qui affligent les personnes qui éprouvent des tremblemens dans un ou plusieurs membres, qui ont de la gêne dans la respiration, des resserremens spasmodiques variés, parfois des palpitations de cœur habituelles , des suffocations passagères , mais fréquentes, des aberrations du sentiment de l'appétit et de la soif, la boulimie , la pyrose, la cardialgie et une foule d'autres accidens nerveux qui font le tourment de l'existence de ceux qui en sont frappés. Il serait, toutefois, injuste d'exiger du pouvoir de la médecine de redresser toute erreur, toute aberration nerveuse , de remonter toujours des ressorts trop détériorés, et de réparer tous les ravages de l'abus des plaisirs ou de tout régime le moins naturel ou le plus extravagant. De nouvelles sensations physiques et morales, un changement prompt dans la manière de vivre , des bains sédatifs et des eaux minérales apéritives , conviennent donc dans certaines anomalies nerveuses, comme nous allons le prouver par deux observations de guérisons opérées, dans ce genre, par les eaux minérales de Bagnères.

1ere. Oᴮsᴇʀvᴀᴛɪᴏɴ. Une jeune dame d'une constitution délicate, à la suite de quelques profonds chagrins était affligée depuis deux ans de tremblemens fréquens des extrémités inférieures. Agée de vingt ans, elle avait déjà eu deux enfans, dont le dernier était mort, depuis sept ou huit mois, au milieu des convulsions. Chaque fois que cette jeune dame recevait quelque nouvelle désagréable ou qu'elle éprouvait quelque contrainte, les mouvemens convulsifs se faisaient sentir avec plus d'intensité que lorsqu'ils se manifestaient spontanément. Le ventre était souvent relâché, des boulimies, des coliques avaient lieu. Le sommeil était léger et souvent accompagné de rêves pénibles. Une inquiétude vague agitait la malade. Elle n'était bien nulle part. Après plusieurs traitemens infructueux, elle eut recours aux eaux de Bagnères. Les bains de Santé, l'eau ferrugineuse des demoiselles Carrère, les moyens diététiques et hygiéniques la guérirent entièrement dans l'intervalle de deux mois et demi de traitement.

IIe. Oᴮsᴇʀvᴀᴛɪᴏɴ. M. F., âgé de vingt-quatre

ans, d'un tempérament délicat et nerveux, s'était marié à vingt ans. Ayant eu le malheur de perdre son épouse adorée, il se livra au désespoir et se condamna à un grand nombre de privations. Plus de plaisirs. Des peines, des chagrins pour tout sentiment. Il vécut isolé plusieurs mois, et dans une profonde mélancolie. Près d'un an s'étant écoulé dans cette triste position, les digestions se dérangèrent : l'estomac entrait en convulsion presque chaque fois que le malade prenait les alimens les plus légers. Des tremblemens, des spasmes, fatiguaient encore parfois le malade, qui avait à peine quelques heures de sommeil. La maigreur fit bientôt des progrès, l'hypocondrie, le dégoût de la vie s'emparèrent de l'esprit du malade. Alarmés par la crainte de perdre leur fils, les parens l'envoyèrent à Bagnères. Après avoir tout employé pour ramener sa raison à des sentimens consolateurs, après avoir passé près d'un mois à ne lui prescrire que les règles d'une prudente hygiène, il fut admis à l'usage des bains de Santé tous les deux jours. Les eaux salines à la dose de deux verres, tous les matins, ayant rappelé l'appétit et régularisé les selles, nous lui prescrivîmes, au bout de quinze jours du second mois, un seul verre d'eau de la fontaine des demoiselles Carrère, dans ses repas. Parvenu à la fin du deuxième mois, le malade se trouvant déjà mieux, nous insistâmes sur les promenades journalières, sur l'exercice à cheval et sur des distractions de toute espèce. Les accidens s'étant calmés en très-grande partie, les affections tristes de l'âme s'étant beaucoup effacées, le malade, se voyant soutenu par une espérance fondée de retour à la santé, se retira de Bagnères à la fin de la saison, bien déterminé à suivre les conseils qui lui furent donnés. Nous apprîmes, au commencement du printemps suivant, que le mieux sensible obtenu à Bagnères n'avait fait que s'accroître et que toutes les fonctions s'étaient rétablies. La santé la plus parfaite s'en était suivie.

CHAPITRE XVII.

Quelques paralysies.

Dans le traitement des paralysies pratiqué à la faveur des eaux minérales de Bagnères, comme dans celui qui a lieu par tout autre moyen, il est bien essentiel d'avoir égard aux divers degrés qui affectent la sensibilité des organes moteurs, à l'âge, à la constitution et aux causes qui ont amené la maladie que l'on a à combattre. Un événement subit peut donner naissance à une paralysie générale ou partielle chez un individu bien constitué d'ailleurs ; comme aussi cette maladie peut se manifester à la suite d'une attaque d'apoplexie. — Une motilité primitive suffit, dans les deux cas, pour produire ces désordres dans les nerfs qui servent au mouvement. La guérison, lorsqu'elle est possible, est soumise à bien des circonstances multipliées, mais sur-tout au degré de conservation du sentiment dans les parties affectées. Sans nous permettre d'entrer dans aucun développement des causes multipliées qui frappent l'action motrice de tel ou tel organe, il est certain que plus elles sont légères, plus elles sont susceptibles d'être détruites, plus le sujet malade a de force et de vigueur ou est dans un âge moins avancé, plus aussi la guérison est présumable. — Nous serons, sans doute, d'accord avec tous les praticiens, lorsque nous dirons que les paralysies qui sont dues à la suppression de quelque évacuation, à la répercussion de quelque éruption cutanée, à certaines congestions sanguines, à des chutes, à des rhumatismes, etc., sont susceptibles d'être guéries, comme le prouvent les observations que nous allons présenter.

1re. OBSERVATION. — Le nommé Jean B.....,

matelot, âgé de vingt-deux ans, d'un tempérament bilieux, fut blessé dans la rade de Naples par la vergue d'un bâtiment. Les lombes du côté droit jusqu'à la fesse et le bras du même côté subirent de fortes contusions. La paralysie des deux extrémités droites en fut le résultat. Après avoir subi divers traitemens, il vint à Bagnères, environ dix-huit mois après son accident. La jambe était traînante, le mouvement du bras presque nul : trente bains et dix-huit douches à Bellevue suffirent pour lui rendre l'usage des membres affligés. A peine en eut-il pris vingt qu'il commença à mieux aller ; il se retira après avoir complètement récupéré sa santé.

IIe. Observation. — M. le comte de R..., âgé de trente-cinq ans, d'un tempérament nerveux sanguin, et d'une susceptibilité extrême, devint tout-à-coup hémiplégique, à la suite d'excès de boissons spiritueuses prises dans un repas. Envoyé d'abord à Barrèges, il y prit quelques bains, et malgré l'avis contraire de MM. Dassieu et Delpit, il prit aussi des douches. Les eaux de cette contrée étant excitantes, le malade ne tarda pas à éprouver une pesanteur considérable, un assoupissement, qui jetèrent quelque inquiétude sur son état. Le calme survenu, mes honorables confrères dirigèrent le malade vers Bagnères. La jambe paralysée était maigre ; la marche était difficile, même à l'aide d'une béquille ; les digestions languissaient; le ventre était resserré. Après deux jours de repos le malade fut mis à l'usage de l'eau de Lasserre, à des doses variées. La liberté du ventre s'établit dès le quatrième jour ; les selles devinrent régulières. Nous passâmes à l'emploi des bains de Salut, qui furent continués quelque temps. Pendant les repas, le malade buvait son vin coupé avec l'eau d'Angoulême. Ce traitement, qui dura sept semaines, améliora sensiblement l'action des mouvemens musculaires affaiblis. Suspendus parfois durant un jour ou deux, les mêmes moyens, avec de la persévérance, finirent par rétablir enfin l'harmonie des fonctions digestives, et rendirent à M. le Comte l'usage de ses membres, de manière à pouvoir s'en servir assez facilement à la faveur d'une canne.

M. le Comte étant revenu à Bagnères l'année suivante, prit successivement, dans l'espace de trois mois de séjour, douze bains à Salut, vingt-trois à la Gutière, les douches à Cazaux, et par intervalle quelques verres d'eau de Lasserre. Le résultat de ce traitement fut si favorable, que M. le Comte en obtint l'embonpoint naturel de l'extrémité inférieure qui avait été paralysée, et la force nécessaire pour s'en servir comme de l'autre ; quant au bras, il acquit plus promptement encore son volume.

III⁰. OBSERVATION. — M. P***, ancien pharma-cien aux armées, était depuis plusieurs années retiré à la campagne, lorsqu'après avoir éprouvé quelque temps une violente migraine et quel-ques autres accidens, il se sentit tout-à-coup frappé de mutité, de surdité et d'une hémiplégie complète du côté droit. Perte de mémoire au point de ne plus se rappeler le nom de ses en-fans. Divers moyens curatifs furent employés. Le seul avantage qu'il en retira fut de récupérer un peu l'usage de la parole, ce dont il se servit pour apprendre de nouveau à lire. L'embarras de la langue, la surdité, l'oubli du passé, subsistaient encore lorsqu'il arriva à Bagnères en 1824. La face étant animée, les digestions difficiles, ac-compagnées d'aigreurs, le ventre paresseux et douloureux, je lui fis appliquer des sangsues au fondement. Les eaux de Lasserre avec ad-dition de trois gros de sulfate de magnésie lui furent administrées. Dès le lendemain de la sai-gnée locale, des selles abondantes survinrent. La même dose d'eau minérale ayant été conti-nuée plusieurs jours, nous obtînmes les mêmes résultats. Les bains de la source Cazaux, qu'il commença à prendre, cinq ou six jours après son arrivée, le soulagèrent, le consolèrent beaucoup. Il se sentait mieux à leur sortie. Guidé par ce premier succès, les douches de la même source furent dirigées pendant vingt-huit jours sur la partie paralysée. Dès les premières impressions de ce remède, dont je fis varier le degré de température et de pression, le malade éprouva de jour en jour une amélioration dans son état. D'abord le bras , puis l'extrémité inférieure récupérèrent peu-à-peu leur mouvement naturel. Deux mois de traitement dissipèrent tous les accidens qu'il avait éprouvés ; il ne lui restait, en partant de Bagnères, qu'une légère difficulté de prononcer certains mots.

IV°. Observation. — M. M...., capitaine d'infanterie, âgé de trente-trois ans, ayant une constitution éminemment sanguine, et des dispositions paralytiques, fut envoyé à Bagnères le 13 août 1824, par le docteur Delpit. A son arrivée , la tête était lourde, embarrassée, la figure animée; les extrémités droites éprouvaient des difficultés à se mouvoir. Le malade eut une saignée du bras. Le lendemain, il fut mis à l'usage de l'eau de Lasserre et prit aussi un bain tempéré à Théas. Le régime diététique fut léger. Ce traitement continué durant cinq semaines, relâcha le ventre, qui depuis long-temps était très-resserré et paresseux. La pléthore sanguine parut beaucoup diminuée, et quoique M. le capitaine ne se soit pas retiré de Bagnères parfaitement guéri, il est constant que l'hémiplégie avait beaucoup diminué, que les membres paralysés exécutaient beaucoup plus facilement leurs fonctions, et que les forces du malade étant augmentées, il eut tout lieu d'espérer une guérison prochaine.

V^e. OBSERVATION. — M. D..., lieutenant des gardes-du-corps du roi, eut une attaque d'apoplexie à l'âge de quarante-cinq ans, à la suite de laquelle il lui survint, huit mois après, une hémiplégie, dont les effets se manifestèrent sur la face du côté affecté. Le bras atteint était entièrement pendant et sans mouvement ; la difficulté de parler était extrême, et la bouche un peu ouverte du côté paralysé. Les vésicatoires, le liniment volatil, différentes autres frictions sèches ou autres, le vin de cochléaria, l'arnica, la noix vomique tant préconisée, furent employés tour-à-tour, sans succès, durant trois mois. Le malade ayant été d'abord envoyé à Barèges, et y ayant consulté MM. Dassieu et Delpit, ces habiles praticiens furent d'avis que M. D... ne pouvait pas faire usage des eaux minérales thermales sulfureuses, dont ils dirigent l'administration avec un talent si distingué. Ils lui conseillèrent de se rendre à Bagnères, où il arriva le 8 juin 1823. Lorsque je le vis pour la première fois, aux accidens décrits ci-dessus s'étaient joints un dégoût total pour toute sorte d'alimens, une constipation opiniâtre. La figure était fortement animée. Une propension continuelle au sommeil affligeait le malade. Mis à une diète convenable et à l'usage des eaux de Lasserre, il ne tarda pas à sentir son ventre se relâcher; l'appétit revint peu-à-peu. La figure, moins colorée, annonçait que le cerveau se débarrassait. Le sommeil commença à revenir et les selles se régularisèrent. Ce fut alors que je crus pouvoir lui prescrire les bains tempérés. Peu de jours après leur usage journalier, qui le soulagea beaucoup, je prescrivis, graduellement, les douches d'aspersion sur les membres paralysés. Ce traitement, que nous interrompions parfois pour accorder quelques jours de repos, dura trois mois. Vers le milieu de la sixième semaine le malade commença à marcher avec moins de difficulté. A peine arrivé à la fin du second mois, les forces musculaires de l'extrémité malade lui permirent de monter à cheval plusieurs heures par jour. Cet exercice améliora sensiblement son état. Le rétablissement devint dès cet instant plus rapide. Pour ne pas trop fatiguer le malade, nous ne permîmes d'abord la promenade à cheval que tous les deux jours. L'appétit s'étant régularisé, ainsi que les fonctions alvines, les membres paralysés se fortifièrent de jour en jour et finirent par permettre la marche sans le secours de personne.

VIe. OBSERVATION. — M. B., capitaine au 29° régiment d'infanterie de ligne, atteint pour la seconde fois d'hémiplégie, fut envoyé à l'hôpital militaire de Barèges peur la seconde fois. Les bons effets qu'il avait retirés l'année précédente des eaux de Bagnères furent un motif de plus pour déterminer les médecins du premier établissement à le renvoyer à Bagnères. L'hémiplégie dont il était atteint avait été précédée d'une attaque d'apoplexie. Il fut beaucoup soulagé par les eaux de Bagnères, et en partit éprouvant une amélioration sensible dans son état. Les forces musculaires des membres paralysés s'étaient tellement accrues, qu'il ne douta pas qu'avec le temps sa guérison deviendrait radicale.

VIIe. OBSERVATION. — M. le colonel C., âgé

d'environ soixante-cinq ans, ayant un tempérament sanguin et hémorrhoïdaire, fut atteint,
dans le courant de mars 1821, d'une attaque
d'apoplexie qui, heureusement combattue à
temps, n'eut pas les suites qu'on pouvait
craindre. Seulement il lui resta une paralysie
d'une extrémité supérieure et une faiblesse de
l'inférieure du même côté. Arrivé à Bagnères
au mois de mai de la même année, il fut mis à
l'usage de l'eau de Lasserre, dont il prit progressivement six verres par jour. Les bains
de la source Cazaux furent ajoutés à ce traitement, qui dura pendant près de deux mois.
Les douches pratiquées avec les eaux de la
même source furent administrées alternativement avec les bains, tous les deux jours. Le
malade récupéra beaucoup la force musculaire
du bras paralysé ; l'engourdissement de l'extrémité inférieure fut complètement dissipé. Quoiqu'il ne fût pas radicalement rétabli, M. le
Colonel quitta Bagnères dans une amélioration de santé assez satisfaisante.

VIIIe. Observation.—M. de B., âgé de vingt-
six ans, jouissait d'une fort bonne santé. Marié
depuis dix-huit mois, il s'était livré aux jouissances de son nouvel état avec un tel excès, qu'il lui
survint une si grande faiblesse dans les parties

de la génération, qu'il se vit enfin frappé d'une impuissance absolue.

D'habiles praticiens, après avoir épuisé long-temps les ressources de l'art, lui conseillèrent de se rendre à Bagnères pour s'y livrer à l'innocence des distractions et des plaisirs qui, dans la belle saison, font les délices des étrangers, et pour y prendre sur-tout les bains de la source de Pinac. Trois semaines étaient à peine achevées, que M. B. sentit peu-à-peu les forces viriles se reproduire. L'ensemble des moyens diététiques et hygiéniques, qu'on lui prescrivit, conjointement avec l'usage des eaux thermales, eurent un si heureux effet, que son aimable et jolie épouse devint enceinte. Il s'était si bien trouvé des bains, qu'il voulut, dans les derniers temps de son séjour, en prendre deux dans l'intervalle de vingt-quatre heures.

IXe. Observation. — M. F., lieutenant au 29e. régiment de ligne, atteint de paralysie de l'extrémité inférieure droite, pour laquelle il avait subi plusieurs traitemens sans succès, fut dirigé l'an dernier, 1826, à Bagnères, par MM. les docteurs Dueo et Delpit. Ce malade avait éprouvé fort peu de soulagement des eaux thermales de Barèges. A son arrivée, une atonie des fonctions digestives, la constipation et une

tristesse absolue accablaient les forces du malade. L'usage des eaux salines durant environ
cinq semaines, celui des douches et des bains,
celui des eaux ferrugineuses, dès le second mois,
suffirent pour dissiper peu-à-peu la faiblesse
des fonctions digestives et celle de l'extrémité
inférieure. Il quitta Bagnères en usant de la
marche, à peu de chose près, comme il le faisait avant de tomber malade.

X^e. OBSERVATION. — Mme. L., âgée de quarante-deux ans, mère de plusieurs enfans, avait
toujours joui d'une bonne constitution. — Ses
règles n'avaient point encore cessé. Après sa
dernière couche, qui avait eu lieu deux ans auparavant, elle avait éprouvé long-temps une douleur sourde dans la région lombaire et sacrée
D'abord un engourdissement, puis une paralysie des extrémités abdominales, succédèrent
à la douleur des lombes, qui perdirent leur sensibilité au point que la malade rendait ses excrémens, sans en sentir le besoin. Quoique conser-
vant assez d'appétit, elle maigrissait beaucoup
depuis quelque temps. Envoyée à Bagnères
le sixième mois après l'invasion de la paralysie, je prescrivis, dès les premiers jours, la douche de la source de Cazaux, que je fis diriger
sur le rachis. Des bains toutes les vingt-quatre

heures et deux verres d'eau de la Bassère améliorèrent sa situation, fortifièrent l'économie entière, et rétablirent le ton et l'énergie du tube intestinal : la présence des selles et des urines se faisait sentir; la malade exécutait ses fonctions par le seul acte de sa volonté. Ce premier succès obtenu fut le précurseur d'un plus grand encore. La malade ressentit parfois des mal-aises, des douleurs aux mollets, qui étaient encore restés paralysés. La sensibilité motrice se fit enfin sentir dans toute l'étendue de la jambe; l'action musculaire finit par se réveiller presque totalement; la maigreur se dissipa; l'embonpoint et la fraîcheur reparurent.

Mme. L. revint à Bagnères l'année suivante, espérant cette fois y achever sa guérison; l'appétit s'était toujours bien soutenu. Un traitement analogue à celui de l'année précédente lui fut encore administré. Les douches dirigées sur les lombes et dans le trajet des nerfs sciatiques, et l'usage des bains et des eaux ferrugineuses, achevèrent de faire reconquérir une plus grande portion de force que Mme. L. n'en avait en arrivant. Les extrémités inférieures acquirent assez de vigueur pour permettre à la malade de marcher assez facilement à la faveur de béquilles.

XIe. OBSERVATION.—M. M. avait un tempérament sanguin ; il était âgé de quarante-huit ans
lorsqu'il arriva à Bagnères. Des douleurs rhumatismales, dont les accès se renouvelaient
trop souvent, l'avaient tourmenté durant toute
une année, lors de son séjour en Amérique.
Les mêmes accidens s'étant encore manifestés l'année suivante, M. M., à la suite
d'une forte contention d'esprit, éprouva une
attaque de paralysie de tout le côté gauche. Il
fut saigné. L'affection rhumatismale ne se fit
plus du tout ressentir. Néanmoins le col resta
incliné vers l'épaule gauche, il jouissait toutefois de sa motilité. Les urines devinrent rares,
le ventre paresseux, l'appétit presque nul, le
sommeil souvent interrompu ou presque toujours léger. La faiblesse devint si grande, que
le malade, ne pouvant plus se tenir debout,
avait besoin de soutien pour marcher.

Les eaux de la source de Salut lui furent d'a-
bord prescrites à la dose de trois verres, tous les
matins à jeun. Les urines furent plus abondantes. Le sixième jour, le malade prit un bain à
la Gutière et trois verres d'eaux de Lasserre. Une
semaine suffit pour rendre le ventre libre, tandis
qu'il ne l'était pas depuis longtemps. Les urines
continuèrent à être abondantes. Le traitement,
interrompu durant quarant-huit heures, fut

repris et dura deux mois, pendant lesquels M. M. prit des bains thermaux tous les deux jours. Les huit derniers de son séjour à Bagnères, il se servit lui-même, dans ses repas, de l'eau ferrugineuse coupée avec du vin de Bordeaux. L'appétit s'étant fort bien rétabli, l'engorgement, l'enflure des jambes disparurent et le ventre devint libre. L'énergie musculaire s'étant beaucoup réveillée, M. M. éprouvant parfois des mouvemens, des soubresauts nerveux des extrémités qui avaient été paralysées, nous l'envoyâmes passer le reste de la saison à St.-Sauveur, pour y faire usage des eaux minérales. Nous le vîmes à son retour jouissant d'une fort bonne santé.

Réflexions. — D'après l'histoire des traitemens heureux de paralysies obtenus par les eaux minérales de Bagnères, traitemens heureux auxquels nous aurions pu en ajouter un grand nombre d'autres tirés de notre journal d'observations, sans compter que nous eussions pu y joindre encore une série infinie de guérisons analogues tirées des auteurs qui ont écrit sur les propriétés des eaux thermales de Bagnères Adour, il doit être incontestable qu'elles guérissent, aussi, ordinairement, les anomalies nerveuses du mouvement musculaire, lorsque les causes n'ont pas produit une trop forte lésion des organes. Plus les névroses ont un type irrégulier, plus elles sont marquées par une distribution inégale et inconstante de l'influence nerveuse erronée, plus cette influence est resserrée dans un petit nombre de parties, moins la faiblesse d'action est grande; en un mot, plus la paralysie est partielle, moins l'abolition de la sensibilité est considérable, moins aussi la guérison doit être incertaine. La rapidité plus ou moins grande avec laquelle ces sortes d'aberrations du système du mouvement arrive, peut encore servir de base à l'espoir d'un traitement heureux. Il doit en être, ce me semble, d'une paralysie comme d'une apoplexie. Plus cette dernière affection est prompte, foudroyante, moins il y a d'espoir de guérir pour celui qui en est frappé. L'expérience nous paraît être là pour attester cette assertion.

La pauvre espèce humaine est assujétie à un assez grand nombre d'infirmités, il existe assez d'ateliers où la mort vient appesantir sa faux, pour nous croire très-heureux, lorsque l'art peut lui en dérober encore quelques-uns. Les paralysies sont assez fréquentes et assez souvent réputées incurables, pour que nous nous fassions un saint devoir de proclamer, ici, que des observations plus exactes ont assuré qu'elles sont mieux connues qu'autrefois, mieux approfondies. On sait aujourd'hui que les désordres du mouvement ont souvent un siége entièrement étranger au cerveau et que ce dernier n'est alors affecté que comme centre de réaction sympathique. Comme nous l'avons déjà remarqué, le mal part souvent de l'estomac ou du centre phrénique. On connaît les vues ingénieuses que Van Helmont a répandues sur leur influence puissante sur les principales fonctions de la vie et sur leurs altérations.

Au milieu de l'obscurité répandue sur les diverses explications données, jusqu'à ce jour, de l'action des nerfs, sur celle de la détermination du *sensorium commune*, au milieu des lacunes immenses qui existent encore et qui vraisemblablement existeront longtemps, avant de pouvoir décider toute question qui intéresse l'action et le désordre du sentiment, la science de l'homme paraissant destinée, comme celle de l'univers, à être éternellement le jouet des hypothèses, *tradidit mundum disputationibus eorum*, celle de leur versatilité, celle des contradictions ou de l'opposition qui règne entre les résultats de l'expérience et de l'observation des hommes les plus habiles et les plus dignes de confiance, il sera toujours agréable pour le médecin philosophe de s'appuyer sur les idées si heureusement développées par l'école de Montpellier et par Lacaze, par Bordeu, par Robert, par Barthez, Grimaud, par Cabanis, par Decèze , et par une foule d'autres médecins dont les écrits immortels offriront long-temps des données au moins utiles et raisonnables sur le principe des aberrations du mouvement et du sentiment qui nous anime.

Il résulte toutefois des observations recueillies à Bagnères avec loyauté , *probatâ fide ,* que les eaux minérales guérissent parfois les paralysies, au moins partielles , sur-tout celles dont la cause réside dans le dérangement des fonctions digestives , dans celui de quelque lésion des nerfs splanchniques. Mais une réflexion plus satisfaisante encore pour l'humanité, c'est que les expériences faites par M. Serres (1), dont l'ouvrage a été couronné si honorablement par l'Institut de France, paraîtraient aussi prouver que les paralysies produites par des ravages dans le cerveau peuvent encore être guéries par l'action vitale. En raisonnant d'après ce savant anatomiste, la plus grande partie des médecins, avant lui , considéraient comme

---

(1) *Anatomie comparée du Cerveau* dans les quatre classes d'animaux vertébrés, appliquée a la physiologie et à la pathologie du système nerveux.

incurable la paralysie, effet des atteintes portées dans les cavernes apoplectiques creusées le plus fréquemment dans le demi-centre ovale des hémisphères du cerveau, et cela, parce qu'ils pensaient que la matière blanche qui compose cette partie de l'encéphale, étant détruite en partie ou en totalité, ne pouvait plus se réparer, puisqu'elle était dépourvue de la matière grise, son organe nutritif supposé. Cet observateur profond croit avoir dissipé cette erreur par un grand nombre de faits qui paraîtraient prouver que la guérison de ces sortes de paralysies s'opère par la reproduction de la matière blanche, qui, indépendante de la matière grise, réunit, par une véritable cicatrice, les lèvres de solution de continuité que produisent les apoplexies. En généralisant ensuite cette vérité si importante, toujours fondée sur des recherches et des observations anatomiques, il atteste que toutes les solutions de continuité du système nerveux, de toutes les paralysies qui peuvent en dépendre, guérissent par le même mécanisme. Honneur au profond observateur qui par de nouvelles recherches contribue à augmenter la masse de nos connaissances sur la doctrine et les maladies des nerfs ! Honneur à l'homme éclairé qui console la pauvre humanité par des études si utiles ! Honneur au savant

qui recule ainsi les bornes de l'art de guérir, et
qui, en lui donnant plus de moyens pour préciser le traitement d'une affection grave, lui
assure plus de pouvoir pour tenter avec plus
de confiance la guérison de deux maladies qui
font si souvent son désespoir !

La guérison dont M. le comte R.... est le
sujet, et celle de plusieurs autres malades de
ce genre, m'avaient déjà, long-temps avant la
publication de l'ouvrage de M. Serres, m'a-
vaient déjà, dis-je, fait penser que les paralysies,
suites d'apoplexies , étaient curables : il m'est
agréable de pouvoir confirmer cette vérité
d'observation en assurant que l'usage des eaux
minérales de Bagnères, soit en bains, soit en
boisson, peut beaucoup contribuer, avec grand
nombre d'autres moyens hygiéniques et diététiques, à la guérison de cette seconde espèce
de paralysies.

CHAPITRE XVIII.

Rhumatisme chronique.

En parcourant le cadre nosologique des affections rhumatismales, ou mieux leur histoire,
sous le rapport qui nous intéresse, nous sommes
déterminé à admettre, avec tous ceux qui en

ont écrit , que beaucoup de douleurs de ce genre sont causées par des embarras gastriques, soit bilieux , soit muqueux. Stoll , qui est un des médecins qui a le mieux fait connaître ce genre de maladie, nous apprend que lorsqu'il exerçait en Hongrie , il a souvent observé , sur la fin de l'été ou au commencement de l'automne, pendant le règne des maladies bilieuses, que les rhumatismes bilieux étaient très-fréquens , sur-tout parmi les individus qui avaient eu une maladie bilieuse dans laquelle on n'avait point évacué par le vomissement et par les selles la saburre bilieuse , ou si on l'avait fait incomplètement. Il dit, aussi, avoir observé des douleurs rhumatismales opiniâtres et sans pyrexie, après des fièvres d'automne, étouffées par l'usage prématuré du quinquina, et sur-tout lorsqu'en provoquant mal à propos les sueurs, on avait déterminé la matière morbifique à se porter vers la superficie du corps. Au rapport de Grimaud, la fièvre mésentérique pituiteuse détermine des douleurs rhumatismales qui occupent le plus souvent les articulations. A cette occasion , il fait observer que beaucoup de faits établissent la corrélation entre l'estomac et les articulations. La conversion de la dysenterie en rhumatisme est encore un phénomène assez commun. Nul doute que les affections

cutanées de diverses natures, qui ont un caractère chronique, répercutées, ne produisent par
leurs métastases des douleurs rhumatismales.
La suppression de l'écoulement leucorrhéen
peut aussi donner lieu à la maladie dont il est
maintenant question.

La suppression de quelques hémorrhagies, et
sur-tout celle d'un flux hémorrhoïdal , est encore une des causes de rhumatisme. A l'appui
des observations de Stoll et de Fr. Hoffmann
constatant ce phénomène , il est important
pour la thèse que nous avons à soutenir, il
est important, dis-je, d'observer, avec James ,
qu'un flux hémorrhoïdal qui survient à propos
suffit pour guérir du rhumatisme. La suppression d'un flux hémorrhoïdal blanc ou muqueux peut encore déterminer la même maladie. Si , conformément aux assertions de
plusieurs savans médecins, tels que Macbride,
Sauvage, Bosquillon , etc. , il existe un rhumatisme nerveux , hystérique , convulsif ,
nul doute qu'il puisse être guéri par les eaux
thermales comme les précédens.

Nous en dirons autant des rhumatismes qui
sont, parfois, une sorte de crises de quelques
maladies aiguës , qui se manifestent vers le déclin des maladies ou vers la convalescence ; de
ceux qui surviennent à la suite de quelques ma-

ladies chirurgicales , telles que des fractures, des luxations, des contusions , des amputations. Nous rangerons aussi dans cette classe des rhumatismes qui peuvent être guéris par les eaux thermales ceux qui se manifestent à la suite d'anciennes cicatrices formées par la guérison des grandes plaies , et principalement par celles produites par des armes à feu. Et puisque nous sommes obligé d'admettre, avec de savans médecins, que le rhumatisme peut être la cause de traitemens erronés, de moyens thérapeutiques mal administrés, ou celle d'un traitement perturbateur ; en convenant encore qu'il survient quelquefois, lorsqu'on cesse de se soumettre à certains remèdes dont on a contracté l'habitude ; ainsi l'omission des saignées habituelles, ainsi celle des ventouses scarifiées, comme Sthal en rapporte des exemples ; ainsi , comme le remarquent Ponsart et Pierre Desault, la suppression des lochies par une cause quelconque, celle des exutoires, tels que sétons, cautères, vésicatoires, etc., entretenus depuis plusieurs années ; nous convenons , par-là même , qu'on doit considérer les eaux thermales comme un des plus puissans moyens de guérison. Les excrétions naturelles peuvent être dérangées, soit par défaut, soit par excès, et, dans ces deux cas, donner naissance au rhumatisme. Mais de toutes

les excrétions dont le dérangement ou la suppression sont le plus souvent suivis de l'apparition du rhumatisme, la transpiration est
celle que tous les auteurs, d'accord avec les faits,
placent en première ligne. La suppresion de
la sueur proprement dite est aussi une de
ses causes très-fréquentes. Combien n'en est-
il pas d'autres qui ont attribué le rhumatisme chronique à cette dernière cause !
Maintenant, que les diverses espèces de rhumatisme chronique dont nous venons de présenter le tableau soient dues à la faiblesse des
parties lésées, à leur sympathie avec les organes
primitivement affectés, ou à une modification
spéciale de la sensibilité, peu importe à notre
cause. L'usage intérieur et extérieur des eaux
minérales contribue chaque jour ou au retour
de la sensibilité, ou à ramener la force et l'é-
nergie des parties affaiblies.

Sans entrer dans aucun détail relatif aux
circonstances qui peuvent favoriser, modifier
ou déterminer le développement du rhumatisme, circonstances qui se tirent de l'âge, du
sexe, du tempérament, de la constitution atmosphérique, de l'idiosyncrasie, de la disposition héréditaire, des habitudes, des professions,
de celle des agens extérieurs sur notre économie, et celle de toutes les choses dites si im-

proprement non naturelles, nous nous contenterons d'observer que toutes ces puissantes considérations doivent être appréciées dans tout traitement, et dès-lors dans celui des eaux minérales. Leur influence est telle, que les accès de rhumatisme aigu ou chronique surviennent d'autant plus facilement, que l'on se trouve placé sous l'une d'elles.

Nul doute que la connaissance des causes qui développent le rhumatisme chronique, soit souvent en opposition avec celles qui donnent naissance à celui qui est aigu. Or, des causes de nature entièrement différentes doivent produire des phénomènes, sinon opposés, au moins fort divers : tels sont l'âge viril et la vieillesse, le tempérament sanguin et la constitution nerveuse, la suppression et la diminution de certains flux sanguins ; l'omission de saignées habituelles et les hémorrhagies, ou les émissions sanguines trop abondantes ; les exercices violens et l'oisiveté, etc. C'est cette même opposition qui établit les deux sortes de rhumatisme ; c'est elle qui non-seulement fait ressortir les prédispositions et les causes de chacune de ses affections, mais qui signale les accidens qui accompagnent le rhumatisme aigu et celui qui est chronique ; distinctions si remarquables, si utiles, si nécessaires dans le traitement que chacun d'eux exige. Ces deux états diffèrent si fort entre eux, que beaucoup de médecins les ont considérés comme formant deux caractères pathologiques fort distincts. Ajoutons à cela que, dans beaucoup de circonstances, la nature produit des résultats identiques par des moyens qui nous paraissent opposés. Ainsi, par exemple, le sujet robuste et l'individu affaibli se trouvent également prédisposés au rhumatisme, l'un par son développement des forces vitales, qui l'expose aux maladies inflammatoires, ou au rhumatisme aigu, et l'autre à cause du peu d'activité de ces mêmes forces, ce qui le rend plus impressionnable par tous les agens extérieurs. Les exercices violens et l'oisiveté deviennent aussi causes du rhumatisme : ces deux oppositions de circonstances, qui seraient susceptibles de beaucoup de développemens, suffisent sans doute pour justifier sur-tout la diversité de traitement.

Si nous avions à établir l'existence du rhumatisme, celle de toutes ses variétés, celle de ses causes, etc., il est une foule de questions relatives à son histoire que nous croirions devoir présenter et chercher à résoudre. Ainsi, nous chercherions à discuter quelles sont les proportions dans lesquelles le froid et l'humidité ont besoin d'exister pour produire le rhumatisme ; quelle doit être la durée de leur impression et celle de leur intensité sur l'économie animale ; pourquoi les causes du rhumatisme qui agissent sur tout le corps, telles que l'impression générale d'un froid humide, ne déterminent pas toujours cette affection dans toutes les parties de l'économie qui en sont susceptibles ? Souvent il n'en résulte qu'un rhumatisme partiel, tandis que, mais rarement à la vérité, la même cause, agissant sur une seule partie, produit un rhumatisme général, etc. Nous ne chercherons pas non plus à expliquer avec Gianini, avec Marie Saint Ursin, comment s'effectue la répercussion de la transpiration ou celle de la sueur, si c'est par un effet mécanique ou par les lois de la vitalité, et ce que l'on doit penser de l'opinion de Brown, qui établit que le froid n'agit point ici comme astringent ; sur quelle partie se porte l'humeur transpiratoire, si ce transport a lieu ou s'opère par les artères, les vaissaux hymphatiques, etc. Toutes ces connaissances intéressantes, sans doute, dont la solution serait si difficile, ainsi que celle de tant d'autres, importent fort peu à notre sujet principal, qui est de déterminer, de préciser les maladies qui peuvent être guéries par les eaux de Bagnères.

Ainsi, sous tous les rapports qui précèdent, comme sous tant d'autres, pour lesquels ceux qui les ont traités n'ont pas toujours donné des explications bien satisfaisantes, trop pénétré de la faiblesse de nos moyens, nous ne nous hasarderons ni à remplir les lacunes, ni à rectifier ce qui nous a paru fautif. En parcourant ces considérations générales sur les causes du rhumatisme, nous finirons par avouer que toutes ces choses sont encore si peu éclaircies, qu'il est des circonstances dans lesquelles le rhumatisme survient sans causes connues, comme il en est aussi d'autres en revanche où toutes les causes capables de le produire échouent contre certaines constitutions.

Toutefois, la théorie des causes prochaines du rhumatisme chronique pouvant encore nous éclairer sur l'indication du traitement par les eaux minérales, nous croyons devoir en dire un mot. Selon les solidistes et les mécaniciens, toute maladie est fondée sur un état de relâchement et d'atonie, de rigidité ou de resserrement des solides ; sur un obstacle à la circulation du sang et à son retour par les veines ; sur un état de siccité ou d'inflammation des esprits. Les humoristes fondent leur théorie sur l'épaississement du sang et de la lymphe, sur un excès de sérosité, ou sur une sérosité viciée, sur un état d'acrimonie. Il est des médecins qui ont établi un état mixte, c'est-à-dire dans lequel ils ont fait jouer un rôle commun à un certain nombre de ces circonstances dont ils supposent la réunion. Il en est qui ne pouvant expliquer la formation du rhumatisme par la seule action du froid, pensent qu'on explique mieux la formation de cette maladie en admettant l'existence d'un spasme, ce qu'on croit plus conforme aux altérations plus connues du principe vital.

Des auteurs qui habitent des climats différens, l'un est Scudamore, qui exerce en Angleterre, l'autre est Gianini, qui habite le beau ciel de l'Italie, attribuent cette maladie à la débilité. L'un et l'autre en donnent des explications différentes qu'on peut voir dans leurs écrits. M. George établit aussi que la faiblesse forme le caractère essentiel de cette maladie, en se fondant sur la difficulté et même l'impossibilité que les muscles éprouvent à entrer en action, lorsque ces organes sont atteints de douleurs rhumatismales; secondement, sur les causes dé la maladie, qui sont, dit-il, toutes débilitantes, sur-tout des organes musculaires.

M. Broussais pense que quand l'action ou les fonctions de la peau diminuent, elles se portent ailleurs; ici c'est aux capsules, aux ligamens articulaires, aux tissus qui entourent les articulations, que se fixe l'irritation rhumatismale.

Le précis de ces diverses opinions hypothétiques sur la cause prochaine du rhumatisme est loin de nous convaincre de ce qui a lieu en réalité dans le développement de cette affection. Nous sommes porté, malgré toutes ces idées plus ou moins ingénieuses, qui auront sans doute le sort de toutes les hypothèses en matière de science; nous sommes porté à penser avec Grimaud, que le rhumatisme paraît dépendre d'une cause matérielle peu connue. Une opinion n'est pas un fait. La langue du médecin n'est que le produit de l'expérience et de l'observation, multiplié par le temps.

Si nous avions à nous occuper du rhumatisme aigu, nous passerions rapidement en revue les diverses opinions des médecins sur la nature et le caractère de cette maladie qui, sous ces rapports, a été considérée diversement par les auteurs qui s'en sont occupés; comme il ne peut être ici question que du rhumatisme chronique, nous dirons avec Barthez, qui est presque le seul auteur qui ait donné quelques conjectures, quelques notions sur sa nature, que cette affection paraît être de nature lente et accompagnée d'un effort de situation fixe des fibres affectées.

Maintenant, existe-t-il une humeur rhumatismale? Quel est son mode d'apparition et d'existence? Le rhumatisme est-il épidémique, sporadique, endémique? Sous quelle influence de vente se manifeste-t-il plus communément? Est-il idiopathique, parfois symptomatique, parfois critique? S'il nous est permis de répondre par l'affirmative, à ces trois dernières questions, il ne peut pas en être de même de celles qui précèdent, qui exigeraient un grand développement dont le résultat serait à-peu-près nul, ou au moins de peu d'importance pour la nature du traitement par les eaux minérales. Il ne peut pas en être de même relativement à la connaissance du siége qu'il occupe, parce qu'il peut contribuer pour beaucoup à faire juger de l'influence et de l'action des eaux thermales sur ce mal.

Selon Boerrhave et son savant commentateur, tous les tissus, tous les systèmes qui composent l'économie animale, peuvent devenir primitivement ou secondairement le siége du rhumatisme, soit aigu, soit chronique.

Néanmoins, la plus grande partie des médecins s'accordent à reconnaître que le système fibreux, si répandu sous des formes diverses dans notre organisation, est le siége principal, et selon quelques-uns, le siége unique de la maladie. Quoique le rhumatisme chronique soit ordinairement une maladie plutôt incommode que dangereuse, néanmoins, comme chez les sujets délicats et faibles, il peut entraîner des dérangemens graves dans les fonctions digestives et nutritives, et que selon la disposition des sujets, ou par suite de quelque erreur dans le traitement, le marasme, l'atrophie, l'ankilose, la luxation des membres peuvent en être le résultat immédiat, il doit toujours être important de chercher à s'en guérir.

Sans entrer non plus, ici, dans le détail des diverses terminaisons du rhumatisme chronique, on ne peut pas contester que celles que l'on peut obtenir par les eaux thermales soient les plus avantageuses. Or, ces sortes de terminaisons ont lieu, soit par les sueurs, soit en rappelant un écoulement supprimé. S'il existe une métastase du rhumatisme chronique sur les organes intérieurs, l'usage des eaux thermales est, sans contredit, plus avantageux que tout autre remède pour obtenir la crise la plus favorable.

Existe-t-il une complication de diverses névroses avec le rhumatisme, telle que la paralysie, ou cette dernière affection est-elle occasionée par la première, ce qui a quelquefois lieu, les eaux thermales ne peuvent être alors que fort utiles pour la guérison de l'une et de l'autre de ces maladies.

La généralité des médecins est d'accord que *les bains d'eaux thermales* sont les plus efficaces pour les rhumatismes chroniques. Or, il en est un grand nombre qui, comme ceux de Bagnères, peuvent remplir cette indication suivant l'espèce de rhumatisme à combattre. Rien n'est plus propre que ce remède, dit Barthez, pour changer l'action des forces vitales, principalement lorsque cette affection est accompagnée de roideur et de contraction. Lorsqu'il existe une débilité de l'appareil gastrique, on peut trouver dans leur usage intérieur un secours efficace pour combattre et détruire cette disposition, etc. Les bains de vapeurs, les fumigations d'eaux thermales, guérissent aussi fort souvent, ou du moins soulagent beaucoup dans un grand nombre de rhumatismes invétérés. Personne n'ignore qu'on peut y ajouter une grande variété de substances diverses qui ajoutent souvent à l'efficacité des eaux thermales en vapeurs ou en fumigations.

Quant à l'usage des douches qui peuvent être employées dans tous les cas où les bains le sont, leur action est beaucoup plus active, plus efficace, lorsqu'il s'agit d'un rhumatisme local qui a résisté à beaucoup d'autres moyens. On peut, à Bagnères comme ailleurs, les composer d'eaux chargées de toutes les substances susceptibles de se volatiliser par le calorique, comme aussi on peut les unir aux divers principes médicamenteux qui peuvent ajouter à leurs effets. On sait que les douches peuvent être élevées à un tel degré d'intensité, qu'il serait facile de produire, à l'aide de ce moyen, une escarre sur la partie qui le reçoit.

Nous ne dirons rien des moyens hygiéniques ou prophylactiques, dont on peut faire usage dans cette maladie, parce qu'ils appartiennent à tous les pays. Il nous reste à présenter quelques faits, des observations, qui, plus que tout raisonnement, prouveront les circonstances dans lesquelles les eaux de Bagnères ont guéri des rhumatismes.

Iʳᵉ. OBSERVATION. M. F., âgé de cinquante-six ans, d'un tempérament bilioso-sanguin, était atteint d'un rhumatisme articulaire depuis dix ans. Une éruption miliaire, durant l'été, survenue environ deux ans après la première invasion du rhumatisme, parut avoir dissipé cette dernière maladie. L'hiver suivant, les douleurs s'étant renouvelées, elles se reproduisi-

rent, durant douze jours consécutifs, principalement le long des muscles des deux cuisses.
Des hémorrhoïdes non fluentes s'étaient aussi
manifestées et tourmentaient beaucoup le malade. S'étant rendu à Bagnères dans le mois de
juillet de 1816, l'eau de la source du Grand
Pré, prise intérieurement et en bains, les
douches pratiquées avec l'eau de Bellevue,
dirigées sur les parties douloureuses durant
l'espace de six semaines, furent employées. Le
rhumatisme en fut d'abord calmé et finit par
se dissiper. Les hémorrhoïdes fluèrent, et M. F.
se retira satisfait de son séjour. Les mêmes accidens s'étant renouvelés, deux ans après, M. F.
revint à Bagnères. Le même traitement lui fut
administré comme par le passé : les hémorrhoïdes fluèrent abondamment, et les douleurs
rhumatismales disparurent. Etant revenu à Bagnères une troisième année, pour y consolider
les bons effets qu'il avait éprouvé les années
antérieures, il nous déclara n'avoir rien ressenti l'hiver précédent, seulement les hémorrhoïdes reparaissaient parfois à des intervalles
plus ou moins éloignés, ce qui le maintenait
dans un état de santé.

IIe. OBSERVATION. M. P. D., âgé de quarante-
deux ans, avait eu, dans l'espace de cinq ans,

trois attaques de rhumatisme chronique, dont la durée de chaque s'était prolongée plusieurs mois. A la suite de la dernière, qui datait de trois mois, il lui était resté un gonflement considérable aux articulations des deux genoux. Le ventre était fort paresseux. Les urines étaient rares et très - colorées. L'eau de la fontaine Lasserre, prise à l'intérieur, les bains et les douches à la Gutière, dont l'usage fut continué pendant un mois, rendirent la liberté du ventre, rétablirent le cours ordinaire des urines, et dissipèrent les douleurs et le gonflement articulaire.

IIIe. OBSERVATION. Le nommé P., âgé de quarante et un ans, fut atteint de douleurs rhumatismales générales, d'abord aiguës, puis fémorales, et qui finirent par se fixer autour des articulations tibio-tarsiennes et le long des muscles des deux jambes. Un empâtement douloureux dans toutes ses parties gênait beaucoup la marche du malade. Tourmenté depuis plus d'un an par cette affection, M. P. arriva à Bagnères, ayant en outre un dérangement des voies digestives. Plus d'appétit, le ventre resserré et un état de langueur générale. Dès les premiers jours, l'eau de Lasserre, prise en boisson à la dose de deux verres, tous les matins à

jeun, suffirent pour rétablir l'estomac et l'é-
nergie des intestins. Les bains tempérés, pris
au Petit Pricur, alternativement, avec les douches dirigées sur les parties engorgées, pendant
trois mois, et l'eau de Lasserre à la dose de
quatre verres dans le cours de la matinée, le
guérirent radicalement et des douleurs et du
gonflement des extrémités inférieures.

IVe. OBSERVATION. M. R. , âgé de cinquante-
six ans, d'un tempérament sanguin, avait été
atteint d'un rhumatisme d'abord aigu aux
extrémités inférieures , qui se termina par
une éruption miliaire. Environ deux ans après,
il ressentit des douleurs rhumatismales dans
l'étendue des cuisses et autour de leurs articulations avec la jambe. Des hémorrhoïdes non
fluentes se manifestèrent à-peu-près à la même
époque. Ces accidens s'étant renouvelés, durant
plusieurs années, pendant tout l'hiver, M. R. se
rendit à Bagnères au mois d'août 1818. L'hiver
précédent, les douleurs avaient été tantôt générales, tantôt dans une ou deux extrémités,
tantôt sur toutes. Il lui était resté une faiblesse,
un engourdissement fatigant aux extrémités
inférieures, qui se trouvaient légèrement engorgées, sans changement à la peau. Les fonctions
digestives étaient laborieuses, lentes, et le ventre

paresseux. Quelqus verres d'eau de Lasserre rétablirent la liberté des selles au bout de deux jours. Dès le troisième, l'appétit commença à aller mieux et s'améliora par degrés. Les urines devinrent non-seulement plus abondantes, mais plus naturelles qu'auparavant. Les bains chauds à Théas furent administrés, demi-heure chaque jour, pendant une semaine. Alors les sueurs, qui depuis fort long-temps n'avaient pas paru, se manifestèrent avec abondance; le malade s'en sentit chaque fois soulagé. Les extrémités inférieures acquéraient peu-à-peu de nouvelles forces, une plus grande facilité dans les mouvemens. Des démangeaisons, un prurit s'étant prononcés dans l'intérieur de l'anus, avec un sentiment de pesanteur, je fis appliquer douze sangsues. Pour rendre la perte de sang plus abondante, je fis recevoir des fumigations sur les petites blessures. L'usage de diverses eaux minérales, trente-quatre bains et vingt-huit douches dans l'espace de deux mois, rétablirent parfaitement la santé de M. R.

Étant revenu à Bagnères deux ans après, il nous déclara n'avoir eu que des boutons hémorrhoïdaux, sans autre effusion de sang que celle qu'il se procurait par l'application de quelques sangsues au fondement. Cette apparition n'ayant eu lieu qu'à des intervalles assez éloignés, n'avait nullement altéré sa santé.

Je me contentai de lui faire prendre quelques verres d'eau de Lasserre, quinze bains tempérés, et dix douches d'aspersion sur les membres qui avaient été autrefois le siége des douleurs rhumatismales.

V^e. Observation. — Le sieur J. L...., âgé de trente-huit ans, s'étant exposé une partie de la journée à une pluie abondante qui avait percé ses vêtemens, se sentit, dès le lendemain, tourmenté par des douleurs rhumatismales générales. Elles parurent ensuite se fixer principalement dans toute l'étendue des extrémités abdominales. Quoique soulagé par le traitement qui lui fut fait, il lui était d'abord resté une faiblesse des extrémités inférieures et des douleurs habituelles dans toute leur étendue. La difficulté de marcher n'ayant fait qu'augmenter, le malade arriva à Bagnères avec des béquilles. La boisson, les bains, les douches de nos eaux thermales dissipèrent tous les accidens qui n'avaient atteint que les fonctions du mouvement ; les voies digestives n'avaient souffert aucun dérangement. Huit ou dix douches de la source de Bellevue concoururent, avec les autres moyens curatifs et hygiéniques, pour rétablir les forces dans les parties qui les avaient perdues.

VIe. OBSERVATION.—M. de St. S..., officier d'artillerie, âgé de vingt-huit ans, se rendit d'abord à Barèges pour s'y faire traiter d'un rhumatisme vague, qui le tourmentait depuis plusieurs années, tantôt à la tête, tantôt vers la région précordiale. Lorsque cette maladie fixait son siége au cerveau, le malade éprouvait des céphalalgies violentes et une perte absolue de l'appétit. Le thorax devenait-il le lieu d'élection, une difficulté considérable de respirer, des palpitations rendaient le mal-aise de M. de St. S.... insupportable. N'ayant retiré aucun avantage des eaux de Barèges, M. le médecin en chef de l'hôpital militaire dirigea le malade sur Bagnères, où les bains, les douches, et les eaux prises intérieurement rétablirent complètement sa santé.

VIIe. OBSERVATION. — M. C. M...., capitaine d'infanterie légère, atteint depuis plusieurs années d'une affection rhumatismale irrégulière, compliquée de mouvemens convulsifs douloureux et assez fréquens, n'ayant pu supporter les bains de Barèges, fut envoyé à Bagnères le 28 juin 1824, par M. Delpit.

A l'arrivée du malade, j'appris que le rhumatisme chronique dont il s'était ressenti se portait tantôt à la tête, où il faisait éprouver des douleurs si aiguës qu'elles étaient alors augmentées par l'impression des sons et par celle de la lumière , tantôt aux lombes. La tête devenait libre dans cette dernière métastase, mais les digestions devenaient difficiles, le ventre paresseux, les urines crues. Mis d'abord à l'usage des bains de la source du Grand Pré, il éprouva du soulagement dès le huitième jour. Ce fut à cette époque de son traitement qu'il commença à prendre, de deux jours l'un, deux verres de l'eau de Lasserre, et tour-à-tour autant de celle de la Reine. Le ventre devint alors libre et les urines furent naturelles. Comme il existait toujours un embarras, un empâtement, une faiblesse à la région lombaire, je fis administrer sur cette partie des douches de la source Théas. Après la quatrième aspersion, les lombes furent tout-à-coup dégagées. La migraine ayant paru reprendre encore, quoiqu'avec beaucoup moins de force et beaucoup moins de douleur que les fois précédentes, nous fîmes suspendre le traitement durant trois jours. L'alternative des douleurs lombaires ayant encore succédé au mal de tête, les bains, les douches, de deux jours l'un, la boisson d'eau de Lasserre alternée tous les deux jours, et continuée durant près d'un mois, dissipèrent tous les accidens.

VIIIe. Observation. — M. F. , homme de couleur, âgé de quarante-deux ans , avait été blessé de deux coups de feu, à la jambe droite. Dans leur trajet , les balles n'avaient intéressé que les parties molles. Quoique les cicatrices fussent parfaitement consolidées , le malade , éprouvant des douleurs insupportables tout le long de l'extrémité cicatrisée, ne pouvait marcher qu'à la faveur de béquilles : il arriva à Bagnères en 1821. Vingt bains et quinze douches pris à la source Dauphin le rétablirent au point de lui faire quitter ses béquilles et de lui rendre entièrement la liberté du membre affligé. Les piscines et les douches de la source du Dauphin étant consacrées au traitement des personnes peu fortunées, je pourrais en citer un grand nombre qui y ont trouvé leur guérison dans une foule de maladies semblables à celles dont il vient d'être question.

IXe. Observation. — M. G..., capitaine, âgé de trente-quatre ans , souffrant depuis plusieurs années d'une affection rhumatismale qui avait son siége sur toute la région abdominale , sur les viscères de cette région, et principalement sur le système urinaire, fut envoyé à Barèges. Les médecins, ayant reconnu que les eaux de cette contrée ne pouvaient pas lui convenir, l'adressèrent à Bagnères le 28 août 1826. Ce militaire trouva sa guérison, dans l'espace de six semaines, par l'usage de nos eaux, qui furent administrées avec les précautions et les variations qu'exigeait l'état journalier du malade.

Xᵉ. OBSERVATION. — Mademoiselle L. D. M., âgée de vingt-deux ans, eut la rougeole dans le mois d'avril 1824. Au mois d'août de la même année, après s'être exposée à une pluie aussi abondante qu'elle fut de durée, elle se sentit, bientôt après, atteinte de douleurs abdominales, de coliques, de tranchées et de mal-aise dans l'étendue des extrémités inférieures. Divers moyens thérapeutiques ayant été mis en usage, les accidens qui étaient survenus dans les viscères se dissipèrent peu-à-peu. Il lui resta néanmoins une faiblesse de la hanche gauche et de fréquentes douleurs, dans cette partie, au point qu'elle ne pouvait plus marcher sans claudication. Espérant que l'exercice pourrait dissiper le mal, elle s'y livra, sans trop de ménagement. Alors, le siége du rhumatisme s'étendit. Toute la région dorsale et lombaire devint douloureuse. Une sorte d'empâtement, d'engorgement, se manifesta dans toutes ses parties; les fesses même participèrent à cet état pathologique. Mademoiselle De... vint à Bagnères au commen-

cement de la belle saison de 1825, par le conseil de M. Fouré, médecin distingué à Nantes.
Dès les premiers jours, je commençai par lui
faire prendre, toutes les vingt-quatre heures, un
bain à la source de la Gutière. Les douches
d'aspersion, dirigées sur les lombes et sur l'articulation coxo-fémorale, furent, au bout d'une
semaine, alternées avec les bains. Le succès ne
tarda pas à couronner ce traitement. Mademoiselle sentait chaque jour la faiblesse, la douleur des parties malades se dissiper. Comme à
la suite d'un peu d'exercice à pied la faiblesse
des parties affectées reparaissait de nouveau, je
conseillai de changer la nature des douches.
Celles de la source de Cazeaux furent choisies.
Au sortir de cette aspersion, Mademoiselle se
sentait, chaque fois, un mal de tête assez violent.
Nous eûmes encore recours aux eaux de la
Gutière, qui ne produisaient pas le même effet. L'exercice à cheval disposa pendant quelques jours à celui de pied, puis à la danse, qui
flattait beaucoup les goûts de la malade. Les
promenades champêtres lui devinrent d'autant
plus utiles qu'elle se les rendait agréables sous
plus d'un rapport; car elle se fit, entre autres, un
plaisir de peindre les plus beaux sites de nos
montagnes. En faisant les délices de la société
qui se trouvait alors à Bagnères, elle recueillit

34*

tous les avantages que procurent la grande nou-
veauté et la grande variété de distractions, chez
les personnes qui ont besoin de ces moyens
hygiéniques , pour concourir à leur guérison.

XIe. Observation. M. B. , âgé de trente-huit
ans , avait eu, dans les premières années de sa
jeunesse , un rhumatisme presque universel ,
qui , après divers traitemens infructueux , ne
céda qu'à l'usage des eaux minérales employées durant deux saisons. Déjà plusieurs
années s'étaient écoulées sans récidive , lorsqu'à
l'âge de vingt-quatre ans , il se sentit, presque
tout-à-coup , surpris par une nouvelle attaque
rhumatismale , qui se fixa quelque temps vers
la région précordiale. L'oppression , la sensibilité, la douleur des parties, étaient, avec la pal-
pitation , les accidens qui tourmentaient alors le
malade. Peine ou plaisir aggravaient beaucoup
ses souffrances. Le siége du mal devint ensuite
variable. Pour peu que les changemens atmo-
sphériques prêtassent leur influence , le mal-aise
se faisait sentir avec plus ou moins de violence.
Fatigué d'être dans cet état depuis trop long-
temps , M. B. se rendit à Bagnères en 1819 ,
dans les premiers jours de juillet. Le rhumatisme occupait alors l'étendue de la poitrine. Il
occupait aussi les lombes. Il siégeait parfois dans

l'une de ces parties et non dans l'autre. A ces phénomènes se joignaient l'anorexie ou perte d'appétit, des digestions laborieuses et une constipation opiniâtre. Après quelques jours de repos ,
M. B. prit, tous les matins à jeun, trois verres d'eau
de la source de Carrère-Lanes. Cinq ou six jours
après, il poussa la dose jusques à une pinte.
Les bains pris à la même source, au nombre
de trente-six, le soulagèrent de jour en jour, et
finirent , conjointement avec le traitement intérieur , par faire disparaître tous les accidens
qui avaient fait entreprendre le voyage aux
Pyrénées. M. B. fut parfaitement bien guéri.

Trois ans s'étaient déjà écoulés depuis sa
guérison , lorsque éprouvant encore quelques
douleurs , cependant beaucoup moins violentes qu'auparavant, il eut de nouveau recours
à l'efficacité des eaux de Bagnères. Après avoir
fait usage , pendant un mois , des bains et des
douches de Bellevue , il fut prendre ensuite
l'eau de la source de Lasserre ; ce qui com-
pléta entièrement sa guérison.

XIIe. Observation. — M. B. , docteur en médecine , exerce sa profession dans un pays
difficile , où la fatigue journalière est un tribut
habituel que reçoit son zèle , et où la fréquente
variation de l'atmosphère l'expose souvent aux

extrêmes des diverses températures. Dès les
commencemens de sa pratique dans la contrée
qu'il habite, il fut atteint, à des époques plus
ou moins rapprochées, de divers rhumatismes
dont les accidens furent plus ou moins aigus,
d'une durée plus ou moins longue, et dont il
finit par se délivrer à la faveur de traitemens
plus ou moins variés. En 1821, après s'être vu
exposé, pendant quelques heures, à un vent du
nord très-froid, il se sentit tout-à-coup saisi
par une certaine difficulté de respirer, par des
douleurs thorachiques qui furent suivies par la
perte de l'appétit. La soif et une fièvre continue
s'emparèrent de lui. Dès l'invasion de cette maladie, il se mit à la diète et à l'usage d'une infusion
théiforme de fleurs de sureau, tantôt de coque-
licot, qui provoquèrent seulement quelques
sueurs partielles au visage et autour de la poitrine, sans le soulager. Les urines étaient alors
rougeâtres, fréquentes et en petite quantité.
La dyspnée resta toujours la même durant plusieurs jours. La toux n'avait lieu que de loin en
loin, et le malade expectorait à peine, à des
intervalles éloignés, quelques mucosités dont la
sortie ne diminuait point le mal-aise thorachique. Les accidens redoublèrent, au point
que le malade, qui se couchait facilement des
deux côtés de la poitrine, ne put plus se tenir

que sur le dos , tant était grande l'oppression lorsqu'il essayait de se retourner latéralement. L'application d'un large vésicatoire sur le sternum rendit la liberté de respirer plus facile. La douleur parut se borner principalement au côté gauche de la poitrine. Il ne douta plus alors que le rhumatisme eût fixé son siége dans toute l'étendue du poumon gauche; et comme il éprouva, dès cet instant, des pulsations du cœur assez violentes, il pensa que cet organe participait à la nature de la maladie qui l'affligeait. Les parties qui entourent le thorax étaient sensibles au toucher ; le pouls était toujours fréquent. Cet état se prolongeant, le malade se fit encore appliquer un vésicatoire au côté gauche. N'en ayant éprouvé aucun soulagement , il commença à s'inquiéter sur son mal ; il craignit un commencement d'affection ou de lésion grave du cœur ou de ses gros vaisseaux. La perte de l'appétit ne fit qu'augmenter. L'excrétion des urines devint plus rare et le ventre paresseux. La maigreur et la faiblesse générale, et sur-tout celles des extrémités inférieures, augmentèrent les accidens.

Ce fut dans cet état pénible qu'après avoir attendu plusieurs mois pour se décider, M. B. arriva à Bagnères. Instruit sur les propriétés de ses eaux, tous les matins à jeun, il prit deux verres d'eau de Labasserre chauffée au bain-marie. Les bains thermaux et les douches lui furent administrés alternativement, toutes les vingt-quatre heures, durant une demi-heure. L'aspersion des douches s'exerça sur toute l'étendue de la région antérieure et latérale gauche de la poitrine. Les sueurs générales se manifestèrent, les urines devinrent plus abondantes et se chargèrent d'un sédiment rougeâtre, l'appétit reparut peu-à-peu et les selles se régularisèrent. Ce ne fut que lorsque la respiration s'opéra plus facilement que le sommeil vint, enfin, consoler le malade de ses longues souffrances et de son anxiété physique et morale. Ce fut alors, seulement, qu'il put se coucher indistinctement des deux côtés. La fréquence des pulsations du cœur diminua à proportion de celle des autres phénomènes. A peine un mois de ce traitement fut-il écoulé, que M. B. put parcourir nos montagnes. Enfin après avoir récupéré ses forces et son appétit, après avoir vu, tour-à-tour, se dissiper toutes ses douleurs, M. B. quitta Baguères fort satisfait du succès qu'il avait obtenu. Sa santé n'a souffert depuis aucune autre altération, ce dont j'ai été convaincu et par son propre témoignage et par la satisfaction de le revoir même dans ces derniers temps.

XIIIe. Observation. M. N., arpenteur géomè-
tre, âgé de vingt-huit ans, d'un tempérament
lymphatique, éprouvait, depuis trois ans, une
douleur rhumatismale dont tout le siége oc-
cupa d'abord toute l'étendue du bras droit.
La poitrine devint ensuite douloureuse, l'oppression se fit sentir et un catarrhe pulmonaire
aggrava les premiers accidens. Divers traitemens
employés apaisèrent un peu la gravité des symptômes, sans les guérir. Le malade continua à ressentir des douleurs dans la région thorachique.
Des quintes de toux le fatiguaient fréquemment et sur-tout durant la nuit. Après quelques mois d'attentes vaines, M. N. vint à Bagnères en 1817. L'expectoration parut alors
fort abondante, les crachats étaient épais,
muqueux et blanchâtres. Deux verres d'eau
de Labasserre coupée avec un tiers d'eau d'orge,
pris le matin à jeun, calmèrent, au bout de
quelques jours, la toux. L'expectoration devint même plus facile. Guidé par ce premier
succès, j'ordonnai quatre verres de la même
boisson, toujours le matin à jeun. A mesure
que la poitrine paraissait être soulagée et se calmer, la douleur au bras se manifestait de jour
en jour davantage. Elle se fixa de nouveau à cette
extrémité droite. Le malade m'ayant témoigné
le désir de faire usage des douches pour apaiser

la douleur qu'il éprouvait, lui ayant fait entrevoir le danger qui pouvait résulter du moyen qu'il proposait, je l'invitai à préférer l'application d'un vésicatoire sur la partie affectée. Il me refusa avec opiniâtreté. Malgré mon conseil, s'étant fait administrer plusieurs douches sur le bras malade, le rhumatisme se déplaça pour se rejeter sur les poumons. L'oppression, la toux se renouvelèrent avec force. La saison était avancée : le temps étant devenu froid et humide, M. N. se retira dans son séjour ordinaire; la maladie fit des progrès et j'appris l'été suivant que M. N. avait succombé durant l'hiver aux effets de son imprudence.

Réflexions. — Les diverses histoires de maladies que nous venons de présenter, attestent qu'il existe des espèces différentes de rhumatisme chronique, et que chacune de celles que nous avons signalées peuvent être combattues victorieusement par les eaux minérales de Bagnères. Le rhumatisme chronique idiopathique, qui varie à raison du nom de la partie qu'il occupe, de même que celui qui est symptomatique, seront toujours traités avec avantage par les eaux minérales, dans les cas précités. Si l'exposition au froid humide est une des causes aussi fréquente, peut-être la plus fréquente de cette affliction, il faut aussi en convenir avec Stoll, avec Selle, l'influence de la mauvaise disposition des entrailles, qui suppose un état de mal-aise général, est pour beaucoup dans la production ou dans la permanence de cette maladie ; ce que prouvent aussi la plupart de nos observations. Mais la diminution ou la suppression d'un écoulement périodique ou habituel est encore une de ces causes du rhumatisme, que l'expérience confirme chaque jour. Tous ces cas et quelques autres que nous avons signalés, peuvent donc être envoyés à Bagnères pour y obtenir une guérison, qui le plus ordinairement se refuse à une foule d'autres traitemens fort variés. Si les eaux minérales de Bagnères ont l'avantage de pouvoir réparer, détruire tous les accidens produits par le rhumatisme chronique, dans telle ou telle espèce donnée, la dernière observation, qui offre la preuve d'un traitement qui fut fatal, suffit pour convaincre que soit dans l'administration des eaux à l'intérieur ou à l'extérieur, il ne peut pas être permis, sans danger, à aucun malade, de s'en rapporter à son inexpérience, ou à celles des personnes qui n'ont pas fait une étude particulière de l'emploi des eaux minérales, de quelque nature qu'elles soient.

Pour peu que l'on ait réfléchi sur les diverses

propriétés des eaux de Bagnères, on sera forcé de convenir que leur nature est bien faite pour combattre avec succès les cas de rhumatisme pour lesquels on y a recours, et pour lesquels y ont eu et y ont, chaque jour, recours les médecins les plus exercés dans leur administration. On a vu qu'aucune eau minérale irritante, ou qui pourrait exalter le système, ne peut être employée dans le rhumatisme chronique. Car il faut convenir, avec Cullen, que dans le rhumatisme aigu, de même que dans celui qui est chronique, il existe toujours une diathèse inflammatoire, plus aiguë dans le premier et beaucoup plus lente dans le second. Or, dans le rhumatisme de ce dernier genre, les remèdes qui rétablissent ou qui facilitent l'action des mouvemens intérieurs à l'extérieur, et qui peuvent contribuer à débarrasser les premières voies des matières qui les surchargent, sont les seuls qui conviennent. Les eaux salines thermales et les ferrugineuses de Bagnères satisfont puissamment à cette double indication. Ceci n'exclut ni les autres secours de l'art, ni ceux tirés de la diététique, ni de l'hygiène ; moyens que nous ne saurions trop faire valoir, moyens employés souvent avec succès dans ces sortes d'affections, comme dans la plupart de celles qui sont soumises à l'action des eaux minérales. Le caractère du rhumatisme chronique décide sur le choix de la nature des eaux minérales dont on devra faire usage. Si les bains chauds, si les douches seraient nuisibles au commencement de la maladie, lorsqu'elle est encore aiguë, parce qu'ils ne feraient qu'augmenter l'impétuosité du sang dans les vaisseaux, on a vu que l'un et l'autre sont fort avantageux, toutes les fois que l'atonie des parties succède à la durée du spasme ou à celle de la douleur.

CHAPITRE XIX.

Catarrhe pulmonaire.

Si à tout âge on peut être atteint par un catarrhe aigu, on peut aussi, à tout âge, avoir un catarrhe chronique : or, ce n'est que de cette dernière espèce dont il peut être ici question. N'ignorant pas que les confins de cette maladie et de la péripneumonie se touchent, nous serons aussi fort réservé sur les cas rares qui peuvent trouver quelque soulagement, et parfois guérison, par les eaux de Bagnères. On ne peut se refuser d'admettre que lorsque les symptômes de l'affection inflammatoire catarrhale pulmonaire ont cessé, la toux, l'expectoration muqueuse, la faiblesse des poumons peuvent encore subsister long-temps et devenir chroniques. Ne voit-on pas tous les jours des personnes délicates et d'un tempérament lymphatique sujets à des catarrhes pulmonaires fréquens, sur-tout dans les saisons où cette maladie règne le plus communément, perdre de jour en jour leurs forces vitales, celles spécialement des poumons, par l'habitude d'une expectoration ou excrétion catarrhale surabondante? Dans ces circonstances la structure des parties change, les membranes muqueuses et même le tissu des poumons peuvent finir par s'altérer sans suppuration prononcée. Le marasme peut alors s'emparer des malades, et une sorte de phthisie fatale en être la suite.

Tout catarrhe aigu qui attaque certains tempéramens délicats, et sur-tout les personnes du sexe qui sont sur le retour d'âge et celles qui sont caduques, peut devenir chronique, dégénérer en une toux opiniâtre, et acquérir cette disposition précise, qui peut être combattue avec succès par certaines eaux minérales et par celles de Bagnères. C'est donc uniquement lorsqu'il ne doit plus être question de diathèse inflammatoire qu'il est possible d'aller chercher au loin des moyens pour dissiper les approches de plus grands dérangemens. Comme toutes les autres maladies pour lesquelles on a recours aux eaux minérales, de quelque nature qu'elles soient, il convient donc de les analyser, de les considérer dans leur état de simplicité, comme dans celui où elles présentent des complications. Si de pareilles distinctions sont faites pour donner une idée précise de la maladie dont il s'agit, pour la bien connaître, elles le sont bien autant pour déterminer les principes du traitement. La toux habituelle étant un symptôme qui accompagne toujours le type principal du catarrhe, c'est-à-dire l'excrétion augmentée des glandes bronchiques, ce n'est que comme appartenant, dans l'état de faiblesse des parties, aux organes malades, que nous conviendrons qu'elle est susceptible d'être traitée par le régime de certaines eaux minérales.

Plus on cherche à approfondir les causes prédisposantes du catarrhe, plus on se convainc que dans ses deux états d'aigu ou de chronique, il existe le plus souvent une faiblesse originelle ou acquise qui dispose à son invasion. Une augmentation de mucosités ou de fluides de la membrane muqueuse des bronches et de leurs ramifications dans les poumons, constitue sa cause prochaine ou immédiate. Plus l'expectoration muqueuse devient abondante, plus la faiblesse des poumons et du sujet augmente, au point qu'elle peut être suivie d'hydropisie, de diarrhée et d'atrophie.

C'est donc lorsque le catarrhe aigu a parcouru sa marche ordinaire, ses périodes; c'est lorsque ceux qui en ont été frappés continuent à éprouver un mal-aise de la poitrine, qu'ils se plaignent d'un état de langueur, de défaut d'appétit, de défaut habituel de sommeil, qui même, lorsqu'il a lieu, n'est jamais réparateur; c'est, dis-je, dans ces circonstances bien caractérisées, que le changement d'air, que les voyages, que l'exercice à cheval et plusieurs natures d'eaux thermales, ou simplement minérales, peuvent convenir. Ces moyens, qui sont si puissans pour obtenir la guérison des catarrhes anciens chez les personnes affaiblies, deviennent bien plus utiles et même nécessaires lorsqu'on veut empêcher les récidives. Tout doit alors tendre à fortifier le système. Pour préciser de plus en plus, pour borner de plus en plus, sous le rapport du traitement du catarrhe, l'efficacité des eaux de Bagnères, je vais citer deux observations de guérisons heureuses dans ce genre.

Ire. OBSERVATION. — M. C. , âgé de trente-six ans, d'un tempérament pituiteux et sanguin , avait eu, dans sa vie, plusieurs rhumes, lorsqu'au commencement de l'hiver de 1824 il fut atteint d'un catarrhe pulmonaire qui , par degrés insensibles, augmenta beaucoup la difficulté de respirer. La toux fut souvent aggravée par des quintes violentes. La perte d'appétit, une légère douleur de côté et quelques stries sanguinolentes s'étant manifestées dans les crachats, qui chaque jour devenaient plus épais, muqueux, abondans et blanchâtres, on fit appliquer douze sangsues à l'anus , parce que le malade avait eu plusieurs fois les hémorrhoïdes. Les phénomènes d'oppression disparurent bientôt ; la facilité de se coucher latéralement, et celle de goûter plus facilement quelques heures de sommeil, eurent lieu. La toux devint plus calme, mais néanmoins continua à des intervalles plus éloignés. Des sueurs générales ajoutèrent, durant quelques nuits, au soulagement du malade, qui se crut presque guéri. Aux boissons adoucissantes, calmantes, légèrement diaphorétiques , succéda l'usage de quelques sucs de plantes chicoracées, du lait d'ânesse, des bouillons de colimaçons, qui rétablirent la santé du malade. A peine l'automne fut-elle arrivée, que le catarrhe reparut avec autant d'intensité

35

qu'auparavant. Il fut encore apaisé, à-peu-près, par les mêmes moyens que l'année précédente. Mais la toux, mais l'expectoration, mais la faiblesse générale persistant, l'œdème des extrémités inférieures s'étant manifesté, on l'envoya à Bagnères. A son arrivée, le catarrhe pulmonaire continuait à tourmenter le malade, peut-être avec plus d'intensité qu'autrefois, à cause de la fatigue occasionée par le voyage. La poitrine n'était cependant pas douloureuse. La bouche était pâteuse et l'appétit à-peu-près nul. La constipation existait. L'œdème des extrémités inférieures, permanent le jour, se dissipait néanmoins la nuit. Après deux jours de repos, nous fîmes prendre, le matin à jeun, deux verres d'eau de Salut, qui procurèrent une selle. Le lendemain , le même moyen en produisit deux autres , le troisième autant. L'appétit parut renaître, et la bouche devint meilleure. L'oppression continuant, un vésicatoire fut appliqué au bras gauche et dix sangsues à l'anus. Dès le douzième jour, nous passâmes à l'usage des eaux de Labassère, coupées tantôt avec le lait, tantôt avec l'eau de gomme. L'appétit se soutint plus que jamais, et de jour en jour on s'aperçut de la diminution de la toux. L'expectoration devenait aussi moins abondante. Des hémorrhoïdes se manifestèrent.

Ce fut alors que la poitrine en parut beaucoup plus soulagée. Comme elles n'étaient point fluentes, nous fîmes encore appliquer quelques sangsues. La boisson d'eau sulfureuse ayant été continuée durant près de deux mois, et pendant le troisième le malade les ayant bues pures, l'œdème des extrémités se dissipa. Les poumons se fortifièrent au point que le catarrhe disparut totalement. Le traitement des eaux, secondé puissamment par les moyens hygiéniques dont le malade fit un usage raisonné durant trois mois de séjour à Bagnères, acheva de consolider si bien sa santé, que nous avons appris que l'hiver suivant, il n'avait plus eu de récidive.

IIe. Observation. — Mademoiselle D. M...., âgée de douze ans, ayant une constitution délicate et un peu lymphatique, avait été sujette à des rhumes dans les saisons où cette affection se développe plus communément. L'hiver de 1823, elle fut plus tourmentée par un catarrhe pulmonaire, qu'elle ne l'avait été les années précédentes. La toux persistant, l'expectoration étant toujours abondante, muqueuse, épaisse et blanchâtre, l'appétit finit par diminuer de jour en jour. Une faiblesse générale suivit le mal-aise chronique des poumons. A ces phénomènes s'en joignait encore un, qui aggravait beaucoup l'inquiétude de la malade et celle de son intéressante famille. Elle avait un ganglion lymphatique de la grosseur d'une noix, à l'articulation huméro-cubitale gauche, qui gênait si fort les mouvemens, que, depuis plusieurs mois, l'avant-bras en était habituellement à demi-fléchi. Son extension était devenue impossible.

Arrivée à Bagnères dans l'état que nous venons de décrire, elle prit d'abord, à jeun, deux verres de l'eau de Labassère, coupée avec un tiers d'eau de gomme; la nourriture fut fort légère. L'appétit s'étant manifesté, nous prescrivîmes des alimens un peu plus solides, à mesure que l'estomac reprenait des forces, soit à la faveur des eaux, soit à celle des moyens diététiques et hygiéniques. La toux devenant moins fréquente, les crachats furent moins abondans. La poitrine se fortifiait de jour en jour, et tous les accidens s'apaisaient. Nous prescrivîmes, pendant quelque temps l'eau pure de la même source. Environ six semaines après ce traitement, lorsque nous eûmes acquis la certitude que les poumons avaient repris leur force et leur énergie naturelles, que le catarrhe n'existait plus, ce fut alors qu'après quelques jours de repos les forces de mademoiselle D. M... étant assez bien réparées, nous fîmes diriger, sur l'articulation affligée d'un ganglion, durant douze minutes, une douche de l'eau de la Gutière. A cette époque nous continuâmes encore l'eau minérale de Labassère en boisson, mais à des doses variées, conformément aux dispositions de mademoiselle D. M.... Vingt-quatre pintes d'eau minérale et douze douches suffirent pour faire disparaître le ganglion et le catarrhe. Mademoiselle D. M.... se retira dans son pays natal, jouissant d'une meilleure santé qu'elle n'avait jamais eue auparavant.

Réflexions. — Un des changemens les plus notables produit par le concours des causes que nous avons assignées pour produire le catarrhe, est celui qui, de l'aveu de tous les savans médecins, a rendu la constitution pituiteuse ou catarrhale, plus commune qu'elle ne l'était autrefois. Nous voyons, en effet, que toutes les circonstances qui peuvent la favoriser se rencontrent réunies dans le nombre des causes qui nous paraissent avoir agi sur l'espèce humaine pour la changer en l'affaiblissant. Veut-on examiner en détail les causes extérieures qui occasionent les maladies attachées à cette constitution, qu'on les cherche parmi celles qui concourent à énerver le tempérament et à introduire une débilité relative dans le système des forces, et plus encore dans celui d'un organe originairement faible ou délicat; telles sont la fin de l'automne et le commencement de l'hiver, une température froide et humide, l'habitation des pays constamment environnés de nuages brumeux, les excès dans le régime, l'usage des alimens farineux, des substances molles, flatueuses et difficiles à digérer, etc. S'agit-il de connaître les dispositions qui y préparent, ce n'est point à la nature du tempérament des malades dont je viens de tracer les histoires catarrhales que je prétends seulement en appeler pour juger ou décider cette question, mais bien à la raison publique de tous les hommes instruits. Toutes les dispositions qui préparent à l'invasion des catarrhes pulmonaires portent l'empreinte de l'affaiblissement qui les caractérise, lorsqu'elles sont formées. Aussi, les maladies de ce genre affectent-elles plutôt les femmes que les hommes, celles qui sont délicates, élevées trop mollement, plutôt que celles qui mènent, en plein air, une vie active, frugale et laborieuse; et si elles affectent aussi trop souvent les hommes de tout âge, c'est parce qu'ils s'écartent de la vie naturelle de l'homme, et qu'ils se rapprochent, par leur faiblesse originelle ou acquise, de celle de la

femme énervée. Une autre preuve non moins
forte de la prédominance de la diathèse
asthmique des affections catarrhales aiguës
ou chroniques , c'est qu'elles règnent plutôt
parmi les enfans et les vieillards que parmi
les personnes qui sont dans la vigueur de l'âge.
Les constitutions fermes et robustes en sont
exemptées , tandis que les tempéramens faibles
et délicats en éprouvent de fréquens retours.
Or, puisque l'ensemble des signes qui annoncent
les affections pituiteuses catarrhales ne laisse
aucun doute sur l'affaiblissement dont elles
s'accompagnent , nous croyons fermement que
rien n'est plus encore capable de démontrer
cette même faiblesse dont nous pourrions ici
accumuler un grand nombre de preuves ,
que la nature des moyens qui peuvent la pré-
venir, avant qu'elle soit formée, ou la dissiper
une fois qu'elle est établie. Ces moyens, qu'on
ne croie pas que nous les bornions à l'usage des
eaux minérales toniques ; ces moyens sont ceux
qui sont propres à fortifier toute l'habitude du
corps et à donner aux poumons en particulier
l'élasticité , la force de contractilité de vie qu'ils
ont perdue. Tout ce qui peut fortifier, sans
charger les organes digestifs d'un poids inutile et
incommode, tout ce qui au moral peut décider à
développer les forces vitales, tout ce qui au phy-

sique aide à la restauration, reconforte l'économie entière, devient utile. Sans nous permettre
d'entrer, sous ce rapport, dans de plus grands
détails, nous terminerons cet article en ajoutant
que la raison, d'accord avec l'expérience, avec
l'observation, prouve que les eaux minérales
toniques, et l'ensemble de tout ce qui concourt
à favoriser leur action, doit nécessairement apaiser, détruire les affections catarrhales, pulmonaires, chroniques, et empêcher leur récidive,
sur-tout lorsqu'après avoir été soulagés et instruits par les bons effets des différens moyens
diététiques et hygiéniques que l'on fait mettre
en usage aux buveurs d'eau, ils en profitent,
dans la suite, pour continuer à se soumettre
au régime salutaire qu'ils ont suivi avec tant de
succès. En se rendant aux eaux minérales, les
malades ne se soustraient-ils pas à l'empire
de toutes les influences délétères qui les ont
affaiblis? Pourrait-on, dès-lors, s'étonner de ce
que les espèces de catarrhes que nous avons
désignés aient été guéries et puissent souvent
être guéries par les eaux minérales? Nous ne
pouvons ignorer que si la jeunesse, si l'âge viril,
ont tout espoir de guérir un catarrhe pulmonaire, nous avons trop souvent lieu de confirmer la remarque d'Hippocrate sur la difficulté
extrême de pouvoir vaincre ou combattre avec

succès les catarrhes qui surviennent dans la vieillesse , et sur-tout lorsqu'un état marqué d'as-
thénie les rend comme interminables , malgré
l'usage des excitans et des toniques.

CHAPITRE XX.

Asthme.

Il est un grand nombre de généralités que
nous venons de présenter relativement au catarrhe pulmonaire, dont nous pourrions faire
ici l'application. L'asthme qui est susceptible
d'être traité par les eaux minérales de Bagnères,
est l'asthénique, ou celui qui, n'étant ni invé-
téré, ni héréditaire, est marqué au coin d'une
faiblesse générale originelle ou acquise. « Tous
les médecins, dit Floyer dans son *Traité sur
l'asthme*, qui ont entrepris de guérir radicalement l'asthme, ont observé que la cure de cette
maladie chronique était très-difficile, et que
souvent même on n'y réussissait point. Je puis
conclure de là, ou qu'ils n'ont point connu à
fond le véritable caractère de l'asthme , ou
qu'ils n'ont pas encore découvert des remèdes
propres à le guérir. » Or , lorsqu'un médecin
habile déclare avoir été asthmatique durant trente ans et s'être guéri, on peut donc
avancer, sans crainte, que l'action de certaines

eaux minérales , autant que le concours des moyens diététiques et hygiéniques qui la développent, guérissent, dans des circonstances données, certaines espèces d'asthme chronique. Il est un asthme flatueux , il en est un autre qui est dû à une surabondance de sérosité qui se dirige dans les poumons affaiblis. Ce sont sur-tout ceux-là qu'il est donné à quelques eaux minérales de guérir. Nous pourrions encore y ajouter l'asthme nerveux, peut-être aussi l'asthme hystérique , celui qui est produit par la suppression de quelque évacuation ou éruption cutanée. Mais puisque certaine température, les alimens de certaine qualité , les boissons alcoolisés, la bière , le cidre, etc. , les erreurs de régime , les passions, sont des causes évidentes et journalières de l'asthme , on conçoit qu'en s'éloignant de l'influence de ses diverses causes, en se délivrant des mauvaises habitudes contractées , en fortifiant d'autre part tout le système , on peut, on doit obtenir la guérison radicale de cette sorte d'affection; c'est ce que nous allons confirmer par quelques observations de traitemens heureux de l'asthme obtenus à Bagnères. Indépendamment de l'utilité de quelques eaux minérales , combien n'ont pas à gagner les asthmatiques, des voyages , du changement d'air, de la gestation , de l'équitation, de la promenade, et des affections calmes de l'âme !

Ire. OBSERVATION. Mademoiselle L. D., âgée de trente-six ans, avait un tempérament pituiteux et nerveux. Bien réglée d'ailleurs, elle était depuis nombre d'années sujette à de fréquentes attaques d'asthme, qui se faisaient sur-tout ressentir durant les saisons ou températures variables et pluvieuses. Les accès avaient lieu communément pendant la nuit et duraient près de quatre à cinq heures. La malade n'éprouvait de soulagement que lorsque l'expectoration des crachats muqueux, visqueux, s'établissait. Leur excrétion, plus ou moins facile, terminait la guérison. Craignant que cette affection devienne incurable, mademoiselle L. D. se détermina à avoir recours aux eaux de Bagnères, qui lui furent conseillées. Elle fit usage pendant trois mois de celle de la source de la Reine, à la dose de trois et quelquefois de quatre verres, tous les matins à jeûn. Seulement elle s'en abstenait une fois la semaine pour pouvoir se livrer plus particulièrement à l'exercice à pied et à cheval. La poitrine, par l'effet du traitement qui lui fut administré, acquit assez de force, d'énergie, pour ne plus éprouver l'influence des causes qui l'affaiblissaient ou qui déterminaient les accès d'asthme.

IIe. OBSERVATION. — M. A. M...., âgé de quarante-quatre ans, d'un tempérament pituiteux-sanguin, avait joui d'une santé constante jusqu'à l'âge de trente-six ans. A cette dernière époque de sa vie, il se manifesta sur les bras et sur la partie antérieure de la poitrine une éruption miliaire, dont le caractère était plutôt érésypélateux que dartreux. Il n'éprouvait alors, de cette affection, qu'un prurit, une légère démangeaison dans les momens où la transpiration avait lieu. Après trois mois de fixité, l'éruption disparut peu-à-peu ; alors se manifestèrent plusieurs accès d'asthme à des intervalles assez rapprochés ; ils avaient lieu presque tous les deux ou trois mois. Déjà trois ans s'étaient écoulés, lorsqu'aux accidens qui accompagnent ces sortes d'attaques se joignirent la flatuosité d'estomac, un gonflement de cet organe et des intestins, et parfois le vomissement. Envoyé à Bagnères en 1822, il y but l'eau de la source de la Reine à des doses variées, selon son état. Aucun accès d'asthme pendant le premier mois. La santé du malade se raffermit. Le second mois tous les dangers cessèrent; nous lui fîmes prendre un bain à la source de Foulon. Vers la fin de la seconde période du traitement, la température étant fort chaude, M. A. M.... eut une attaque d'asthme fort légère, mais sans flatuosités, sans vomissemens. Déjà depuis long-temps l'estomac ne présentait plus ces derniers accidens. Tout remède fut suspendu durant dix jours, et repris le onzième, ce qui dura encore un mois. Plus d'accès d'asthme, plus de dérangement d'estomac et des intestins. M. A. M... sentit chaque jour sa constitution se raffermir et la poitrine se fortifier. Il quitta Bagnères avec l'espoir de ne plus éprouver les accidens pour lesquels il était venu se traiter.

Revenu dans nos contrées deux ans après, il nous déclara n'avoir eu qu'un petit nombre d'attaques d'asthme fort légeres, durant cet intervalle de temps; encore n'étaient-elles jamais ni accompagnées ni suivies des dérangemens des voies digestives. Ne doutant pas qu'il achèverait de fortifier sa constitution, sa poitrine, il se soumit à l'ensemble du régime et traitement qui convenait à son état, et il n'eut qu'à se louer d'avoir pris les eaux de la source de la Reine et de celle de différentes autres fontaines de Bagnères.

IIIe. Observation.—Mademoiselle L. D..., de

Bagnères, âgée de soixante-six ans, était depuis plusieurs années sujette à de fréquens accès d'asthme, qui, sur-tout dans les saisons pluviales, la tourmentèrent communément pendant la nuit. Des mouvemens convulsifs généraux aggravaient souvent l'état pénible dans lequel se trouvait la malade, pendant le temps du paroxysme. C'était environ après quatre et cinq heures d'angoisses, de difficultés plus ou moins considérables de respirer, que l'expectoration s'établissant enfin, mademoiselle L. D... éprouvait quelque soulagement. Plusieurs années de traitemens infructueux, conseillés par un grand nombre de médecins, soit du pays, soit étrangers, ayant eu lieu, Mademoiselle se détermina enfin, en 1819, à faire usage des eaux de la Reine, à la dose de trois, quelquefois de quatre verres par jour, tous les matins à jeûn. Trois mois entiers, à l'exception d'un jour de repos par semaine, furent consacrés à ce traitement. Toutes ses honorables connaissances surent que le résultat de ce dernier fut de rétablir si bien les forces générales et pulmonaires de mademoiselle L. D..., qu'elle passa dix-huit mois sans ressentir aucune attaque d'un asthme qui, depuis dix-neuf ans, affligeait trop souvent son existence. Après environ deux ans d'une santé parfaite, mademoiselle L. D....

s'étant un jour exposée à un courant d'air froid et humide, elle se sentit tout-à-coup frappée d'un mal de tête si considérable, qui occupait seulement tout l'hémisphère gauche du cerveau, que l'œil du même côté en devint d'abord si faible, si douloureux, puis si sensible aux moindres impressions de la lumière, qu'il finit par s'atrophier. Un larmoiement presque continuel succédait à la douleur de l'œil, et l'acrimonie des larmes, dont l'excrétion ne cessait que durant le peu de sommeil que mademoiselle L. D... prenait la nuit, aurait depuis long-temps corrodé les parties environnantes, si la malade n'eût pas employé habituellement des lotions appropriées. La migraine continua à tourmenter souvent mademoiselle L. D..., et malgré tous les secours de l'art elle souffrit, dans ces momens d'affliction, des douleurs si atroces que la plume se refuse à les peindre.

Réflexions. Que l'asthme soit dû à une affection du système nerveux pulmonaire, ou à celle du tissu de ses fibres motrices, il est, ce nous semble, toujours constant que cette maladie, qui se manifeste, le plus ordinairement, dans les temps humides et dans les temps de chaleur excessive, est le résultat de la faiblesse générale ou spéciale des parties malades, ce que prouvent nos observations, autant que nos raisonnemens précédens. Mais ce qu'elles confirment avec une évidence d'ailleurs incontestable, c'est que l'usage de plusieurs eaux minérales, telles que celles de certaines sources de Bagnères, peuvent combattre victorieusement et même détruire la disposition asthmatique, dans les circonstances que nous avons signalées. Le moyen de ranimer l'action vitale est d'appliquer certains stimulus aux parties qui sont dans l'atonie. Lors de l'usage de certaine nature d'eaux minérales, tous les élémens concourent à fortifier les organes affaiblis. S'il est rare de détruire entièrement cette maladie, on peut, au moins, en modérer les accès; on peut, comme le prouvent nos observations, fortifier tellement le système entier, que le retour des paroxysmes devient plus rare et peut être indéfiniment éloigné, sur-tout lorsqu'il n'existe aucune disposition héréditaire ou originelle.

Que de considérations n'aurions-nous pas à présenter relativement à notre troisième observation ! Après l'extinction totale d'une affection asthmatique qui durait depuis nombre d'années; après environ deux ans d'une santé parfaite, à quel mouvement de la vie doit-on rapporter une migraine si violente, que la perte d'un œil en fut la suite ? Que ses accès restent pour ainsi dire en permanence, et que ceux de l'asthme chronique ne reparaissent plus. C'est, ici, que nous aurions à retracer, avec Lorry, une foule d'idées concernant le changement des maladies, *de Morborum Mutationibus* ; c'est ici que nous aurions encore à présenter un grand nombre d'opinions variées sur le transport des spasmes, sur les mouvemens de la matière morbifique, sur les métastases, sur les anomalies nerveuses, etc. Mais tous ces aperçus nous éloigneraient trop de notre but principal ; nous nous hâtons de rentrer dans la sphère, déjà assez étendue, des propriétés des eaux de Bagnères.

CHAPITRE XXI.

Quelques affections de la matrice.

Les anciens, qui avaient fait peu d'attention aux différences qui existent entre l'organisation intime de l'homme et celle de la femme, différences essentielles, sans doute, décrites par les médecins, par les physiologistes les plus habiles, se sont attachés à considérer plus particulièrement l'influence de l'utérus sur toutes les affections que les femmes éprouvent, et ils paraissent ne les avoir rapportées qu'à ce viscère.

Sans doute on ne peut pas nier que cet organe, lors sur-tout de l'activité de son existence, n'ait une influence très-remarquable dans la naissance des troubles qui surviennent dans l'économie animale, et qu'elle soit en grande partie la cause des affections morbifiques auxquelles les femmes sont assujéties; mais en attribuer la source exclusive à l'utérus, sans y joindre les effets de la variété essentielle du système physique et moral de la femme, est une erreur qui tirerait son origine du défaut de connaissances positives en physiologie.

Les troubles occasionés dans la matrice se réduiraient à des effets très-modérés, si des causes accessoires ne contribuaient pas à les rendre plus véhémens, plus réitérés et plus durables.

L'excès de mobilité dans les fibres contractiles et dans les organes de la sensibilité donne une grande facilité à recevoir les impressions des agens extérieurs. On ne doit pas s'étonner que les femmes, dont la fibre musculaire est grêle, très-irritable, très-contractile, et les nerfs pas moins susceptibles d'être ébranlés, soient assujéties à tant d'affections spasmodiques, et que la violence, comme la durée de leurs maladies , ait pour mesure exacte celle de l'irritabilité et de la sensibilité même exaltées ou affaiblies. Or , comme les institutions qu'on leur donne dans la jeunesse augmentent encore en elles les inconvéniens de ces deux facultés vitales , en portant leur énergie à des excès opposés, il en résulte évidemment que le nombre de leurs maladies doit croître en raison des vices de cette éducation.

Les filles comme les femmes sont sujettes à un grand nombre d'affections analogues, et si celles-ci en ont qui sont une suite nécessaire de leur mariage, celles-là en ont aussi qui ne le cèdent peut-être pas en nombre à celles des femmes. Le temps des plaisirs de l'amour ne s'annonce à ce sexe que par des incommodités sans nombre ou des accidens qui menacent la vie. Cet avertissement des périls inséparables du bonheur de devenir mère se renouvelle chaque mois par une époque de sang.

Leur vieillesse se manifeste également par des orages redoutables ; la circulation est réglée par de nouvelles lois qui amènent un changement souvent pénible dans les fonctions.

Ce court tableau nous présente l'idée des affections générales auxquelles les femmes sont assujéties, et nous fait déjà envisager que l'excès de sensibilité des organes de la femme est bien

36*

souvent placé sur les confins de la faiblesse. Or, c'est à cette dernière que peut s'appliquer efficacement l'action de certaines eaux minérales toniques.

Nous craindrions encore de donner trop d'extension à ces idées, si pour faire ressortir les affections des filles ou des femmes dans lesquelles on peut avoir recours à l'usage des eaux minérales de Bagnères, nous entrions dans le détail des différens désordres du sexe, dans lesquels telle ou telle nature d'eau minérale pourrait être utilement employée. Nous nous bornerons donc à en désigner un petit nombre, dont le siége principal est dans la matrice, et dont la guérison peut s'opérer par les eaux de Bagnères.

Lorsque la matrice, à la suite des congestions sanguines fréquentes, a été long-temps engorgée, après même avoir été plusieurs fois prise d'inflammation ou de pléthore sanguine, il s'opère un état d'empâtement continué dans cet organe, qui donne lieu à des congestions solides, qui présentent, par les signes sensibles, les mêmes phénomènes que les obstructions ordinaires, l'usage des eaux minérales salines et l'influence diététique et hygiénique sont les moyens les plus efficaces pour obtenir la guérison. Parfois aussi trouve-t-on.

dans ces sortes de cas, l'occasion d'avoir recours aux eaux ferrugineuses. Les empâtemens, les obstructions dont il est ici question, résistent au toucher, elles sont plus ou moins volumineuses ; elles occasionent des tiraillemens considérables dans les tégumens de la matrice ; d'où les douleurs de la région lombaire, celles des cuisses, la pesanteur des lombes, un poids fatiguant dans le bassin, la compression du rectum dont les vaisseaux se trouvent affaissés, d'où la gêne de la circulation, la stase du sang dans les canaux hémorrhoïdaux, leur engorgement ; d'où les hémorrhoïdes habituelles, douloureuses, la difficulté de rendre les excrémens, les douleurs qui accompagnent leur évacuation ; d'où le mal-aise de la vessie ; d'où une foule d'accidens relatifs aux différens degrés d'obstruction de la matrice ou de ses développemens ; d'où enfin l'indication bien acquise de l'usage des eaux minérales thermales salines, qui peuvent rendre au sang la sérosité qu'il a perdue et le faire circuler librement dans les canaux engorgés.

On conçoit facilement combien, dans ces sortes de cas, doivent être utiles les fomentations, les eaux minérales, les bains thermaux, le régime végétal, les boissons légères, les fruits qui ont une qualité délayante et fondante.

Tous les praticiens savent que les filles et les femmes sont sujettes à avoir des tumeurs lymphatiques ou squirrheuses dans les parties internes de la génération. Il en est qui naissent dans les ovaires, dans la matrice et autour de ses ligamens ; on en voit parfois à l'extérieur sur les grandes lèvres. Sans nous occuper ici de la recherche des causes qui leur donnent naissance, nous dirons seulement que ces diverses affections ne peuvent être traitées d'une manière avantageuse que par des moyens dont le but est de débarrasser les viscères du bas-ventre des obstructions qui le gênent. Or les fomentations, les bains thermaux, les douches minérales, favorisés par le régime diététique et hygiénique, peuvent encore contribuer puissamment à la guérison de ces diverses maladies, lorsqu'elles sont commençantes ou peu avancées.

Sans admettre ici l'intempérie de l'utérus, conformément à la doctrine des anciens, et principalement à celle d'Arétée, qui considérait la matrice comme un animal renfermé dans un autre, qui a sa vie particulière, ses aberrations, ses passions, ses goûts, etc., en convenant avec Galien, avec Mercurialis et un grand nombre d'autres médecins, que la constitution de cet organe, comme celle de tout autre viscère, participe de celle de tout le corps, nous sommes forcé de reconnaître qu'il existe chez certaines filles ou femmes des règles abondantes, ténues et aqueuses, une humidité continuelle dans le vagin et à la vulve, et souvent un écoulement séreux qui a une consistance muqueuse et légère. Ajoutons que non-seulement les femmes de ce tempérament ne sont pas ordinairement voluptueuses, mais encore qu'elles conçoivent difficilement, parce que la matrice est abreuvée d'un fluide surabondant qui détruit l'action de la semence. Si elles deviennent grosses, elles ne portent pas leurs enfans au temps marqué par la nature.

Qui peut se refuser d'indiquer, dans ces sortes de cas, la salutaire influence des eaux minérales ferrugineuses, celle des bains fortifians et l'efficacité de tous les moyens diététiques et hygiéniques dont l'usage des eaux est accompagné? Ne serait-ce pas sur-tout à cause des bons effets que les eaux minérales toniques ont obtenus, en détournant la trop grande humidité de la constitution, et dès-lors celle de l'utérus, qu'elles ont été considérées, même par Bordeu, comme propres à faciliter, à favoriser la fécondité? Quand l'action vitale est languissante, tous les solides et tous les fluides de l'économie animale s'en ressentent ; les digestions et la circulation deviennent lentes; le chyle, mal élaboré, est difficilement absorbé dans les vaisseaux qui le portent au réservoir de Pecquet ; la lenteur avec laquelle il circule et la faiblesse des organes qui le meuvent ne sont pas capables d'assimiler ses principes ; il en résulte que la partie muqueuse s'épaissit et forme cet état que les anciens appelaient tempérament pituiteux, lymphatique. Or, lorsque la matrice, sur-tout, se ressent de cette constitution, lorsque les règles sont décolorées, visqueuses, pituiteuses, plutôt muqueuses, séreuses que sanguines, quel médecin pourrait se refuser de reconnaître encore, ici, l'utilité des eaux minérales ferrugineuses, celle de leurs bains et de tous les moyens fortifians ? Puisque les filles, les femmes, qui sont dans le cas que nous venons de décrire, ont une constitution faible, délicate ou affaiblie par des causes physiques ou morales, n'est-il pas évident que pour rendre aux solides la force nécessaire pour exercer leurs fonctions et pour détruire secondairement la viscosité, la mauvaise idiosyncrasie des fluides, il faut que le régime et les remèdes tendent progressivement à réconforter l'économie entière ? Or, encore une fois, quels moyens plus efficaces pourrait-on employer alors que les voyages, l'exercice à pied, à cheval et en voiture, les jeux qui exigent du mouvement,

les toniques, les amers, qui fortifieront les organes de la digestion, qui, en ranimant ensuite
l'action du cœur, vont au loin distribuer, peu-
à-peu, une augmentation de vie et préparer le
bon état des organes? Mais parmi les toniques,
le fer et ses préparations n'est-il pas le plus
actif, celui dont l'action est la plus certaine
dans les cas dont il s'agit? Par la même raison,
les eaux martiales de Bagnères, dans lesquelles
le fer est dissous, pourraient-elles ne pas convenir? Placées à côté des eaux thermales purgatives, si parfois on est obligé, après avoir divisé
les humeurs, de les évacuer, on se trouve à
portée de remplir tout naturellement ces diverses indications, qui ne peuvent l'être que
par des purgatifs doux. Les eaux thermales
salines, combinées avec les sucs amers, procurent les évacuations nécessaires, augmentent
les forces vitales. On varie les prescriptions suivant l'état présent du malade; on combine sans
cesse l'emploi des moyens, celui des ressources.
Par cette méthode, loin de fatiguer les malades,
après avoir débarrassé les premières voies, on
les fortifie de suite par des toniques gradués.
Pour obtenir d'heureux résultats, encore faut-
il prescrire, en tout, la modération et la persévérance dans l'usage de tout ce qui peut ranimer les forces et les relever au point nécessaire

pour que l'harmonie, l'intégrité, l'idiosyncrasie des fonctions vitales s'exécutent conformément aux besoins de la juste réparation des forces de la vie.

Il deviendrait inutile d'observer que les forces se rétablissent plus ou moins promptement, en raison de l'âge des malades, et plus encore en raison des degrés et des désordres survenus. S'ils sont accidentels, s'ils n'affectent pas la constitution entière, leur guérison est bien plus assurée ou moins difficile à obtenir.

Quoiqu'il paroisse démontré que les eaux minérales sont un des remèdes le plus assuré pour détruire la faiblesse de la matrice et celle de tout le système, nous ne pouvons nous dispenser d'observer que le vice local pourrait se perpétuer, malgré les efforts qu'on fait pour le détruire entièrement, si dans quelques circonstances on ne persévérait pas quelque temps, long-temps, quelquefois plusieurs années, dans l'emploi des moyens dont on a obtenu quelque avantage. Il ne nous serait pas difficile d'établir encore, qu'il est un certain nombre de cas, où les règles viciées des filles ou des femmes pourraient trouver des ressources efficaces pour les régulariser, soit dans l'usage de telle nature d'eau minérale, soit dans l'influence concomitante des moyens hygiéniques. Ce n'est que par la conviction que nous acquérons chaque jour de la puissance de ces derniers, que nous avons cru devoir, précédemment, développer les avantages de ceux qui sont le plus favorables.

Quel vaste champ n'aurions-nous pas encore à parcourir pour reculer les bornes des propriétés des eaux minérales de Bagnères, si nous entrions dans le détail des phénomènes suites des règles retardées et rares, suites de leur défaut d'apparition, sans affection morbifique, ou avec cette dernière, si, dans l'intérêt de ces mêmes eaux, nous relations les cas de règles tardives dans lesquelles elles peuvent être employées! mais, toujours jaloux de limiter notre travail, nous laissons aux médecins exercés le soin de juger, dans ces derniers dérangemens, les cas trop fréquens qui peuvent être traités avec plus ou moins de succès par elles.

Toutefois, le désir ardent que nous avons d'être utile à l'humanité, celui de soulager ses infirmités, celui plus ardent encore d'offrir au sexe enchanteur qui fait le charme de notre existence, des ressources plus nombreuses pour guérir les altérations de santé que lui occasionent la délicatesse de son organisation, celle de sa tendresse et son exquise sensibilité, ce désir, dis-je , nous détermine encore à provoquer les méditations des praticiens éclairés , pour décider si, dans les asthénies ou faiblesses chroniques qui sont la suite des fureurs utérines ou de la masturbation , on n'a pas lieu d'espérer des avantages dans les boissons et les bains toniques des sources de Bagnères. Pour nous, qui en sommes convaincu , nous dirons, pour appuyer, pour fonder notre opinion, que, lorsque l'existence prolongée de ces funestes passions a amené l'atonie des fonctions de toute espèce , lorsque par leur continuité elles ont sur-tout altéré les fonctions digestives , lorsque la perte de l'appétit, l'affaiblissement de tout le système , l'amaigrissement, la langueur, la faiblesse , l'épuisement total, qui en sont les funestes conséquences, subsistent, les toniques de toute espèce , et dès-lors les eaux ferrugineuses, ne peuvent qu'aider puissamment à rappeler la santé.

Puisqu'il s'agit, dans cet article, des affections chroniques produites par les désordres survenus dans l'utérus , pourrait-il nous être permis de passer sous silence les effets funestes qu'imprime sur les fonctions vitales et naturelles cette passion si tendre qui n'existe que chez les êtres délicats? Si la sensibilité morale et physique n'est qu'une suite

de la grande mobilité des organes du sentiment, et si ce dernier état est l'effet d'une organisation faible, qui ignore, lorsque l'agitation
amoureuse a existé trop long-temps, qu'elle
finit par énerver toutes les fonctions? D'abord
l'hypocondrie, effet immédiat du vice des sécrétions et des excrétions, ne peut elle pas trouver
du secours dans l'emploi raisonné de tout ce
qui environne et favorise l'action des eaux minérales. Si le trouble occasioné par l'amour
porte aussi ses effets sur les viscères de la poitrine en ralentissant la marche de la circulation
du sang; lorsque celui du bas-ventre éprouve
les mêmes difficultés dans son cours, lorsque
les hypocondres se gonflent, lorsque les digestions deviennent mauvaises; lorsque des diarrhées habituelles commencent à aggraver les désordres généraux, peut-on alors se refuser de
considérer le recours aux eaux minérales comme
peut-être l'unique ancre de salut? Si dans le
premier temps de l'amour, par rapport aux
désordres qu'il peut produire dans l'économie
animale, les fonctions ne sont point encore
totalement perverties; si à la première époque
de ce sentiment si doux, si délicieux, les trois
règnes de la nature ne nous offrent point de
productions qui puissent apporter une modification nouvelle à une âme agitée par le tour-

ment qu'il occasione , convenons que lorsque ce feu dévorant a consumé les élémens de la vie , détraqué toutes les fonctions abdominales , c'est alors que l'aspect d'une terre étrangère qui occupe l'esprit par une variété d'objets, c'est alors que l'exercice dans des sites pittoresques, c'est alors que la présence d'une société toute nouvelle, c'est alors que les bains thermaux et les boissons minérales peuvent trouver des indications bien salutaires à remplir.

Après avoir présenté quelques considérations générales sur quelques affections chroniques dont les filles peuvent être atteintes et dont la curation peut être obtenue par les eaux minérales de Bagnères , ou par toute autre dont la nature est analogue , quelque jaloux que nous soyons de resteindre leurs effets, nous craindrions d'être accusé de négligence, si nous ne disions pas aux praticiens, aux malades, qu'il est un grand nombre de dérangemens, d'affections chroniques suites de couches , qui ont amené la faiblesse générale . l'atonie , la laxité de la matrice , le relâchement du vagin , etc.; comme il en est encore qui sont la suite des désordres laiteux qui peuvent être efficacement traités par les eaux minérales. Au milieu d'un grand nombre d'observations que nous pourrions présenter, qui confirmeraient tous nos anté-cédens , nous nous contenterons d'en offrir seulement deux, prises au hasard dans notre journal.

Iere. OBSERVATION. — Madame N. , âgée de vingt-six ans, d'un tempérament lymphatique sanguin , mère de trois enfans, était tourmentée depuis sa seconde couche de pertes blanches abondantes qui n'avaient fait qu'augmenter lors de la troisième couche. Depuis cette der-nière époque, des douleurs vagues dans l'hy-pogastre, une pesanteur considérable dans le bassin, se manifestèrent. Des chagrins profonds arretèrent l'écoulement ; l'inflammation de la matrice en étant devenue la suite, un traite-ment approprié dissipa la gravité du mal. L'af-fection utérine aiguë se termina en affection chronique ; bientôt le volume de la matrice se fit apercevoir. La sensibilité de cet organe se manifestait à la moindre impression du toucher. Des douleurs dans les aines, des lassitudes, des tiraillemens, la perte de l'ap-pétit , furent les phénomènes consécutifs de l'état chronique de la matrice. Divers traite-mens ayant été employés sans succès, la ma-lade fut envoyée à Barèges en 1820. Notre honorable collègue Dassieu , convaincu que les

eaux dont il dirige depuis long-temps l'administration avec tant de sagacité, étaient beaucoup trop actives et ne convenaient aucunement
à la malade, nous l'envoya à Bagnères. Huit
bains de la source de Salut, pris chaqué jour,
durant une heure, rappelèrent les règles, dont
la cessation fut suivie d'un écoulement vagi-
nal peu abondant. Tout traitement ayant été
suspendu pendant la durée des menstrues, il
fut repris avec l'usage journalier, et à jeûn, de
trois verres d'eau de la même source, dont la
malade prenait aussi un bain toutes les vingt-
quatre heures. Après l'intervalle de trois semaines, la perte blanche reparut enfin, et dès-
lors le volume de l'utérus diminua peu-à-peu.
Les accidens que cet état pathologique avait
occasionés disparurent insensiblement. L'appétit avait repris. Néanmoins des faiblesses,
des langueurs d'estomac, tourmentaient parfois
la malade, à raison de la perte plus ou moins
abondante en blanc. L'eau ferrugineuse soulagea le système digestif, diminua même la
leucorrhée, sans toutefois guérir radicalement
la malade, parce que la saison d'automne força
madame N. de quitter Bagnères avant d'avoir
eu le temps de combattre plus victorieusement
tous les désordres pour lesquels elle avait eu
recours aux eaux minérales. Encore fut-elle

délivrée de tous les accidens qui faisaient craindre une dégénérescence squirrheuse de l'utérus.

IIe. Observation. Madame la marquise de L.., âgée de quarante ans, après avoir éprouvé beaucoup de chagrins et de fatigues, fit plusieurs fausses couches, qui finirent par quelques indispositions d'abord légères, puis par donner naissance à une affection chronique de la matrice. Des pertes blanches, parfois rouges, durèrent plusieurs années. Elles devinrent si considérables, que la malade, ne pouvant plus souffrir aucune cohabitation ni aucun exercice à pied ou à cheval, eut recours aux lumières de Monsieur le baron Dupuytren, premier chirurgien du Roi et célèbre praticien. Après divers traitemens qui paraissaient avoir soulagé la malade, sans l'avoir guérie, il se détermina à faire un examen plus approfondi de la matrice, à la faveur du *speculum uteri*. Des fongosités existant autour du col de cet organe, monsieur le baron prit sagement le parti de les détruire par la cautérisation. Après dix à douze applications convenables, tantôt avec le nitrate d'argent, tantôt avec le nitrate acide de mercure, la partie malade devint dans l'état naturel. Pensant alors que les douches ascendantes contribueraient beaucoup à consolider la guérison, que la cautérisation semblait avoir opérée, madame la marquise fut envoyée à Bagnères en 1825.

A son arrivée, dès notre première visite, nous apprîmes que les pertes en blanc et en rouge s'étaient déjà renouvelées. Une exaltation nerveuse et une migraine opiniâtre aggravaient encore l'état primitif de la malade. Les déjections alvines ne pouvaient avoir lieu qu'à la faveur des lavemens, dont depuis fort longtemps madame la marquise L... faisait un fréquent usage. Pour peu qu'elle prît le moindre exercice, une pesanteur gravative se faisait sentir dans le bas-ventre. Souvent, à raison de la marche, la sensibilité de l'utérus se développait, ainsi que la douleur.

Après quelques jours de repos, madame la marquise prit, pendant quatre jours, un bain d'une heure à la source de Salut. La migraine, l'irritation nerveuse se calmèrent; mais les pertes en blanc et en rouge augmentèrent : les règles eurent lieu sans accident; ce qui fit suspendre l'usage des bains, qui fut repris après la cessation des menstrues. Des douches ascendantes tempérées furent dirigées vers l'utérus. Dès la seconde, la perte en blanc, qui avait reparu après la menstruation, cessa insensiblement.

Cinq jours après, madame la marquise éprouva des lipothymies, des mouvemens convulsifs et une céphalalgie permanente. Ces accidens, qui durèrent environ six jours, disparurent à mesure que les pertes blanches et sanguinolentes se furent manifestées de nouveau par l'effet d'une médication appropriée à l'indication. Une première douche ayant été administrée dans le rectum, donna lieu à quatre selles bilieuses. La continuation de ce moyen curatif régularisa l'action des intestins au point que la malade n'eut plus besoin de lavemens pour aller à la garde-robe. L'époque de la menstruation ayant reparu, sans accidens, madame la marquise reprit, après leur cessation, les douches ascendantes à la source de la Gutière. Les pertes rouges accidentelles cessèrent, celles en blanc n'eurent plus lieu que de loin en loin et en petite quantité. La santé de madame la marquise se rétablit si bien, qu'après trois mois de traitement les divers accidens pour lesquels elle avait eu recours aux eaux de Bagnères avaient disparu. Un nouvel examen des parties primitivement affectées n'a laissé aucun doute sur leur parfaite cautérisation et sur les bons effets consécutifs de l'emploi des eaux minérales de Bagnères.

Madame la marquise revint l'année sui-

vante pour se soumettre à l'usage des eaux
minérales , sous différentes formes, pendant
deux mois et demi. Le succès le plus satisfaisant combla ses vœux et ceux de toutes les
personnes qui s'intéressent à sa conservation.

Réflexions. — Les faits parlent, ils sont consignés pour toujours dans les fastes de l'art.
On ne peut se refuser à leur authenticité. Les
eaux minérales de Bagnères ne sont pas moins
efficaces pour la guérison d'un certain nombre
d'affections de la matrice, que pour quelques
autres maladies des femmes, dont nous allons
donner un simple aperçu.

CHAPITRE XXII.

Suppression des règles.

Pour atteindre le but de nos recherches sur
les propriétés des eaux de Bagnères, nous ne
considérerons ce dernier genre d'affection que
lorsqu'elle a acquis le caractère chronique. Or
elle le devient dans une foule de circonstances,
même dans le plus grand nombre. Sans nous
arrêter aux cas de suppressions des règles, qui
tiennent à des vices dans les humeurs, à des
obstructions étrangères à la matrice, nous ne

nous occuperons que de ceux qui sont la suite de longues maladies, des pertes abondantes, des fièvres rebelles, de celles des maladies aiguës ou graves de l'utérus, tels que le catarrhe de cet organe. Car dans tous ces cas l'énergie de sa fibre élémentaire est déjà, pour ainsi dire, anéantie. Ce simple exposé nous fait concevoir pourquoi toutes les causes de faiblesse organique et générale peuvent devenir cause de suppression, et pourquoi. dans ces circonstances, les eaux minérales sont communément avantageuses. La seule inertie, la seule mollesse, l'oisiveté de quelques filles ou femmes, qui fuient tout exercice, suffit quelquefois pour occasioner cette maladie. Quelle que soit, au surplus, la cause externe ou interne qui l'ait produite, lorsque l'évacuation qui avait commencé à se manifester cesse tout-à-coup par une impression morale, et il en est beaucoup de ce genre, les eaux minérales sont encore, parfois, utiles. Un petit événement, des chagrins, des surprises, ce qui causerait tout au plus une faible, une médiocre sensation à l'habitante robuste des champs, cause un désordre durable dans les fonctions d'une femme sensible et délicate d'une grande cité.

De quelque manière qu'on conçoive les causes de la suppression des menstrues dans une femme qui jouit d'ailleurs d'une bonne santé, ou qui l'a perdue d'une manière quelconque, il en résulte toujours une pléthore plus ou moins excessive, qui se manifeste par tous les accidens auxquels elle a coutume de donner naissance, et dans le détail desquels nous ne pouvons ici descendre. Si ces accidens sont aigus, accidentels, passagers, nos eaux n'y ont que faire. S'ils persistent plusieurs mois, des années, c'est alors que les eaux minérales peuvent devenir efficaces.

Mais encore, en désignant la suppression des règles comme susceptible, dans certains cas, d'être victorieusement combattue par les eaux minérales, nous n'entendons parler que d'une affection simple. Nous supposons, alors, les fluides dans un bon état; nous ne supposons pas moins que les solides ne sont pas viciés, et qu'il n'existe aucune autre maladie grave dont elle soit l'effet. Dans cette dernière hypothèse, nous ne ferions que présenter un tableau compliqué de plusieurs affections qui exigent des combinaisons différentes dans la curation, comme la multiplicité des symptômes de diverse nature qui se trouvent alors réunis, ce qui ne peut plus entrer dans notre plan. Puisque les femmes qui ont les organes très-mobiles et très-irritables sont plus exposées aux accidens de la suppression des menstrues, il en résulte qu'en les traitant par les eaux minérales, on doit avoir beaucoup d'égards à la mobilité des nerfs. Dans les sujets plus vigoureux, la nature des eaux doit être différente.

Les indications à suivre dans le traitement de la suppression ancienne des menstrues, méritent encore, sous d'autres rapports, des considérations puissantes. C'est toujours à la cause du mal qu'il faut, en général, remonter, et c'est elle qu'il faut éloigner ou détruire. Toutefois, si la suppression dont il s'agit n'a été causée, comme nous venons de l'observer, que par suite de maladies graves, il ne s'agit alors que d'une atonie générale, le traitement ne peut qu'être le même. Il est encore une méthode relative à la durée des accidens.

Nous croyons inutile d'observer que les médecins attachés à l'administration des eaux minérales se font, partout, un devoir de suivre et de remplir les indications qui se présentent. Ils sont loin de se laisser égarer par aucune espèce d'illusion ou de prévention. Ils savent, quand il le faut, faire, comme ailleurs, une médecine aussi éclairée que peuvent leur permettre leurs lumières et leur expérience. L'usage des eaux minérales, le séjour aux eaux n'excluent aucun autre traitement. Nous acquérons, au contraire, chaque jour, la preuve que tout, aux eaux, contribue à favoriser ce dernier.

Ire OBSERVATION. Madame la baronne de T. L., agée de vingt-deux ans, a un tempérament bilioso-nerveux. Dix-huit mois après avoir eu un enfant qu'elle n'avait pas nourri, ses règles n'avaient pas encore reparu. Toutefois, à toutes les époques où elles devaient arriver, elle éprouva un violent mal de tête, qui devint opiniâtre. Il était souvent accompagné d'une inflammation au bras, qui prenait, parfois, un caractère érésypélateux. A ces symptômes se joignirent une langueur générale, de la fièvre et une constipation opiniâtre. Ce fut dans cet état qu'elle arriva à Bagnères en 1821. Les eaux salines, prises en boissons, rétablirent d'abord la liberté du ventre. Remplacées, au bout de seize jours, par les eaux ferrugineuses de la fontaine d'Angoulême, nous en ordonnâmes quatre verres le matin à jeûn et plusieurs mêlés avec le vin dans les repas. Les bains chauds, les fumigations dirigés vers les parties de la génération, rappelèrent les règles dès le vingtième jour. Celte excrétion avait été précédée par des douleurs assez fortes de la région lombaire et sacrée. Elle dura trois jours, mais avec moins d'abondance qu'avant la suppression. Après une semaine de repos, madame la baronne reprit le traitement dont elle avait éprouvé de si bons effets. L'ayant continué durant vingt-quatre jours, les menstrues reparurent avec la même abondance qu'autrefois et sans le moindre accident. Madame la baronne quitta Bagnères jouissant de la meilleure santé.

IIe. Observation. — Madame la marquise de G. D..., âgée de vingt-neuf ans, a un tempérament nerveux lymphatique et une constitution un peu rachitique. Mère de deux enfans qu'elle n'a pas nourris, dix mois après sa seconde couche, sans cause connue, ses règles n'avaient pas encore reparu. Son médecin ayant acquis l'assurance que madame la marquise n'était pas enceinte, après avoir employé, sans succès, divers moyens pour rappeler le flux périodique, finit par lui prescrire les eaux de Cauterets, dont elle fit usage en boissons et en bains, avec aussi peu d'avantage que des remèdes pris antérieurement. Ayant consulté M. Andral, médecin consultant du Roi, qui se trouvait alors à Cauterets, ce praticien éclairé lui conseilla de se rendre à Bagnères, où elle arriva le 16 août 1818. Souffrant alors d'une migraine à laquelle elle était fort sujette, surtout depuis la suppression de ses règles, l'appétit était nul, le ventre resserré. Nous la laissâmes remettre de cet état durant trois jours. Les boissons et les bains d'eau de Salut lui furent administrés cinq jours consécutifs. Le ventre devint libre, l'appétit s'améliora. Repos le sixième jour. Le septième, madame reprit le bain de Salut et but deux verres d'eau de la fontaine d'Angoulême, ce dont elle continua l'usage durant un demi-mois. A cette époque du traitement, des douches de l'eau de la Gutière furent dirigées pendant six minutes sur les lombes. Dès la sixième, la malade ressentit un tiraillement dans la direction des ligamens de la matrice, et un sentiment de pesanteur dans cet organe. Les règles se manifestèrent la nuit suivante, et leur émission, assez abondante, eut lieu l'espace de quatre jours. Cet intervalle étant passé, madame la marquise se remit à son traitement, qui rétablit si bien sa santé que, quinze mois après son départ de Bagnères, j'appris que les règles avaient toujours continué à reparaître régulièrement et sans le moindre accident.

Réflexions. — *Ab uno disce omnes.* Combien ne pourrions-nous pas citer encore, ici, d'observations qui attesteraient le bon effet des eaux minérales, soit en boissons, soit en bains, soit en douches, pour rappeler les règles lorsqu'elles ont été supprimées, soit par des causes inconnues et permanentes, soit par des maladies antérieures qui ont amené l'atonie générale et celle de la matrice! Nous laissons aux praticiens éclairés le soin d'apprécier leur avantage, leur utilité dans des circonstances analogues à celles que nous avons simplement indiquées; nous nous hâtons d'arriver à la chlorose.

CHAPITRE XXIII.

Chlorose ou pâles couleurs.

Quel vaste champ de considérations générales ne se présente-t-il pas ici relativement à cette affection qui, plus que toute autre, appartenant au sexe sensible, nous paraît devoir être traitée plus spécialement par l'usage des eaux minérales, et par celui de tous les moyens hygiéniques qui l'accompagnent. Cependant, à Dieu ne plaise qu'on nous croie assez partisan de ces dernières, pour les considérer comme un remède unique pour dissiper cette maladie! Cette prétention insensée, d'après mes opinions précédentes, ne pourrait pas m'être faite. Je ne saurais trop le répéter, je ne crois à l'efficacité exclusive d'aucun remède.

La stagnation, l'altération des fluides est seule cause de la sorte de cachexie qui se manifeste dans cette maladie. Si elle attaque spécialement les filles qui ne sont pas réglées ou qui éprouvent de la difficulté à l'être, elle existe aussi très-souvent après la menstruation. Tous les symptômes qui la caractérisent attestent le défaut d'action vitale, le mauvais état des solides, celui des fluides, et la faiblesse générale, ou souvent un excès, une surabondance d'humeur, une pléthore relative aux vaisseaux.

Quoique persuadé de l'identité de curation entre la chlorose qui a lieu avant l'apparition des menstrues, et celle qui succède aux retours périodiques de cette évacuation, il est néanmoins une considération essentielle à faire, c'est que la rapidité de la marche de cette dernière espèce étant plus susceptible de donner naissance à un plus grand nombre d'affections secondaires, mérite, dès-lors, un traitement plus complet et beaucoup plus méthodique.

Dans le traitement de la chlorose par l'emploi des eaux minérales, il est impossible de ne pas faire entrer en considération soit le vice des solides, soit celui des liquides. Ces deux causes, qui finissent par produire la langueur de la circulation, la stagnation des liquides, la cachexie, et à la fin l'infiltration du tissu cellulaire en quelques parties, exigent un choix différent d'eaux minérales et de moyens diététiques. Comme nous venons de l'observer, quoique le traitement de la chlorose compliquée de défaut de menstruation soit à-peu-près le même que celui que l'on emploie lorsque cette maladie est réunie à l'existence de cette évacuation, nous croyons devoir faire remarquer qu'elle devient beaucoup plus facile à guérir chez les filles réglées. Dans les considérations du traitement de cette maladie par le moyen des eaux minérales, sans doute qu'il faut avoir aussi égard à l'état des viscères, mais nous ne pouvons entrer dans cet examen, qui ne peut pas être ici de notre ressort.

En considérant les différens phénomènes morbifiques qui se développent à la suite du défaut de menstruation ou à celle de sa suppression chronique, on se rendra facilement compte de la raison qui fait que les fluides et les solides s'altèrent de manière à produire le plus grand désordre dans tous les systèmes, par l'effet de l'action vasculaire affaiblie, jointe au vice des liquides. Si de tous côtés les obstacles se multiplient pour l'intégrité des fonctions, la langueur générale doit en être l'effet nécessaire. Si au défaut d'action des solides se réunit la viscosité du sang, un caractère catarrhal et pituiteux, la circulation devient encore plus difficile.

Pendant la durée de cette dégénérescence des solides et des fluides, les viscères éprouvent des congestions de toute espèce. Ils donnent naissance à cette foule de phénomènes physiques et moraux qui caractérisent les pâles couleurs, phénomènes dont l'énumération serait, ici, aussi superflue qu'inutile.

Pendant la stase des fluides et lors de l'atonie des solides, la vie languit, la sérosité augmente, le sang se décolore, la chaleur se dissipe, le sang se décompose, la peau change de couleur, et la dégénérescence des fluides augmentant, la cachexie finit par se manifester. Si j'ai cru devoir présenter ce tableau raccourci des accidens qui accompagnent les fleurs blanches, c'est que leur considération sert puissamment à prouver l'avantage qu'il y a de les combattre par le secours des eaux minérales.

Qu'importe, au surplus, pour le traitement par ces dernières, que la chlorose soit sans menstruation, ou que cette dernière soit peu abondante, séreuse, jaunâtre, au lieu d'être rouge ? le choix des eaux est indiqué par la nature du mal. Mais ce qui doit être pris en grande considération, c'est la cause qui a pu donner naissance à cette maladie, cause dont l'influence permanente peut quelquefois en entretenir la durée, cause qu'il faut dissiper, s'il est possible, avant de pouvoir espérer la guérison par quelque moyen que ce soit. Quand on arrive à l'époque de la vie qui exige le développement de certains viscères, et que les stimulans qui pourraient les jeter dans l'orgasme ne sont point appliqués, toute la constitution est dérangée par le trouble qui a lieu dans la balance organique. C'est ce qui arrive dans la chlorose.

Le chagrin, chez les femmes, fait ordinairement des ravages plus grands que chez les hommes, autant par défaut de courage et de philosophie que par faiblesse de constitution. Cette affection de l'âme rend languissante les forces nerveuses, diminue les mouvemens vitaux, relâche le ton des organes; de-là les mauvaises digestions, le défaut de nutrition, les obstructions, les épanchemens; de là la chlorose, etc.

Ces considérations générales ont dû être présentées, pour fournir la preuve que les médecins des eaux qui ont la chlorose à traiter, ont, aussi, à établir leur diagnostic sur sa cause, comme sur celle des autres affections qu'ils ont à soigner, et sur la nécessité de diriger leur thérapeutique par leur connaissance.

Nous n'entrerons dans aucun détail relatif aux différentes indications à suivre dans la curation de cette affection par l'emploi des boissons, des bains, des douches, ou par tout autre moyen adjuvant. Sous ce rapport, l'état des forces, l'âge, et la simplicité ou la complication des accidens, servent de guide. On concevra aisément que lorsque les fluides résistent trop à l'action des solides, l'immersion dans l'eau thermale diminue la roideur de ces derniers, et leur permet de prendre une nouvelle extension, dont ils n'auraient pas été susceptibles sans ce secours. S'il est des cas où il peut être utile, dans la chlorose, de faire usage des fumigations, des bains de vapeurs, des embrocations, on trouve à Bagnères tous ces secours, avec autant de facilité et d'avantage que dans les plus grandes villes.

S'agit-il d'employer les toniques, Bagnères offre ses eaux ferrugineuses, elles sont alors encore fondantes; cette seconde vertu est au moins aussi utile que la première dans la curation de la chlorose. On sait qu'elles divisent les molécules du sang en les faisant circuler avec plus de vitesse. Nos observations ont dû prouver que nous sommes fréquemment dans l'usage d'unir les sucs amers à celui de telle ou telle eau minérale. En ne les considérant que comme toniques, ils facilitent la digestion, et c'est dans ce sens qu'ils sont souvent, fort salutaires dans le traitement de la chlorose, lorsqu'ils sont unis aux eaux minérales. Ils contribuent aussi à améliorer la qualité du sang.

Les mouvemens convulsifs qui surviennent, parfois, chez les chlorotiques, en indiquant l'emploi des antispasmodiques, proclament, par là même, la nécessité des bains thermaux. Cette nécessité se fera sentir bien plus, lorsque nous ajouterons, qu'ils deviennent bien plus efficaces encore toutes les fois qu'il existe un spasme des viscères, ce qui a fréquemment lieu dans cette maladie. En effet, la délicatesse originaire d'organisation des malades, la sensibilité qui leur est particulière, la facilité avec laquelle certaines femmes reçoivent les impressions vives d'amour, d'amitié ou de tristesse, les étouffe-mens, les resserremens spasmodiques qu'elles éprouvent, le gonflement spontané de la région épigastrique, surtout après les repas, ont be-soin des bains, des adoucissans, des relâchans pour se dissiper.

Quand le plaisir accompagne les différens exercices à pied et à cheval, en suivant son goût dans le choix des moyens hygiéniques, on est presque assuré d'avance d'accélérer le rétablis-sement de la chlorose. Nous ne ferons point ici valoir la tranquillité d'âme, si nécessaire pour le rétablissement de la santé des chlorotiques, ni les distractions de tout genre que l'on trouve, en général, aux eaux minérales. Ce sont autant de moyens qui concourent, pour leur part, à dissiper la tristesse qui accable trop souvent les femmes qui éprouvent cette maladie (*mm*).

Il n'est pas douteux que si le cœur, occupé d'une passion naissante, est cause de la chlorose, par suite de l'état général de langueur dans lequel est plongée la femme qui en est tourmentée, rien n'est plus capable de détourner de cette passion, de la vaincre, d'en combattre les funestes effets, que l'envoi aux eaux minérales de celles qui en sont atteintes. Certes, parmi les sujets de distraction qui peuvent efficacement détourner de l'amour, le voyage aux eaux, le changement d'air, de localités, de sociétés, etc., sont sans contredit les plus puissans (*nn*).

Il suit de ces considérations générales que la chlorose, qui peut être traitée avec avantage par les eaux minérales, mérite, néanmoins, comme la plupart des autres maladies, même dans son état de simplicité, une étude toute particulière relativement aux causes qui l'ont produite. Cette recherche, qui sert à faire connaître les obstacles qui s'opposent à l'apparition des menstrues, de la part du viscère qui devait faire la sécrétion du fluide dont elles sont composées, sert aussi à fixer sur le choix des eaux minérales dont il convient de faire usage, et sur celui de tous les auxiliaires auxquels on doit avoir recours.

Ici , comme à l'occasion de la plupart des maladies qui sont traitées par les eaux de Bagnères , nous pourrions présenter un grand nombre d'histoires de traitemens heureux; mais pour abréger notre travail, nous nous contenterons d'offrir les deux suivantes.

Ire. Observation. — Madame de St.-G..... , âgée de vingt ans, avait joui d'une santé constante, jusqu'au moment où, devenue veuve, accablée sous le poids des chagrins, elle fit une fausse couche, au cinquième mois de sa grossesse. Dès-lors sa santé devint de plus en plus languissante ; les règles ne se rétablirent qu'imparfaitement, les forces digestives s'affaiblirent. La couleur de la peau devint verdâtre, une foule d'accidens nerveux se développèrent successivement.

Madame de St.-G... vint à Bagnères en 1817. Elle était dans un état de maigreur alarmant. La prostration des forces était générale. Dès les premiers jours elle prit, à jeún, un verre d'eau de la fontaine ferrugineuse d'Angoulême. Les jours suivans, la dose fut augmentée jusques à quatre verres. Elle prit un bain par jour.

38.

à la source de Salut, pendant une heure. Après le quatrième, madame reprit le traitement précédent. Elle se reposa. A peine une semaine se fut-elle écoulée, que les règles parurent avec beaucoup plus d'abondance que la dernière fois. Après cinq jours d'intervalle, madame recommença l'usage intérieur et extérieur des mêmes eaux. Un jour, par semaine, était consacré au repos. Les règles reparurent à leur époque ordinaire et dans le meilleur état possible. Déjà depuis long-temps l'appétit s'était rétabli, les forces s'étaient améliorées, et la peau, de jour en jour, avait repris son ton et sa couleur naturels. Aucun moyen hygiénique et diététique ne fut épargné pour concourir à cette guérison. Cette seconde époque de menstruation passée, madame de St.-G... continua encore quelque temps les bains, et elle se retira parfaitement rétablie.

IIe. Observation. — Mademoiselle D. vint à Bagnères en 1818; elle était alors âgée de dix-huit ans. A quinze, elle avait eu une légère apparition de règles, et depuis cette époque cette fonction, cet écoulement ne furent jamais réguliers. Une langueur générale s'empara de mademoiselle. La perte d'appétit, la constipation, l'ennui et d'autres désordres vinrent aggraver le mal. Après la perte de la fraîcheur de mademoiselle succéda la décoloration de la peau, et la chlorose prit la place du beau coloris dont jouissait, naguères, l'intéressante malade. Dès les premiers jours de son arrivée, elle fut mise à l'usage des boissons de l'eau de la source de Salut, et, deux heures après, elle entrait dans un bain de celle de Santé. La seconde semaine, la boisson des eaux ferrugineuses d'Angoulême remplaça celle des eaux salines. Le bain de même nature fut continué. Les règles parurent, enfin, avec plus de régularité qu'auparavant. Après leur cessation, la curation fut reprise avec les variations convenables à l'état journalier de la malade. Peu-à-peu les forces digestives se rétablirent et ramenèrent la vigueur du système entier. Un teint naturel, même de lis et de roses, ranima l'heureuse physionomie de mademoiselle D. Les menstrues parurent, pour la seconde fois, avec une régularité et une abondance qui présageaient un retour périodique de plus en plus satisfaisant, ce qui eut effectivement lieu. Mademoiselle jouissant, depuis sa sortie de Bagnères, d'une fort bonne santé, se maria, environ dix-huit mois après avoir pris les eaux. Aucun des accidens qui l'avaient attirée à Bagnères ne s'était plus manifesté. Elle était déjà mère de deux enfans bien portans, lorsque j'eus la satisfaction de la voir entourée de tous les élémens du bonheur et de la félicité.

Réflexions. — Pour traiter efficacement la chlorose, qui peut devenir mortelle par ses suites, il ne faut pas attendre qu'elle ait fait de trop grands ravages. Si elle se guérit parfois par de simples moyens diététiques et hygiéniques, la curation devient plus difficile en raison de la gravité des accidens. Elle augmente avec leur accroissement, et quand la dégénérescence ou la décomposition du sang, quand l'atonie des solides est extrême, etc., les remèdes deviennent inutiles. *Contrà vim mortis, non est medicamen in hortis.* Ecole de Salerne, § 83.

Les deux observations précédentes prouvent que l'espérance de la guérison, qui conduit les chlorotiques à Bagnères, quelle que soit la cause de leur pénible état, est déjà un puissant acheminement et pour favoriser l'action des eaux minérales, et pour obtenir l'heureux résultat que le malade et le médecin attendent de leur administration. Dans le traitement de cette maladie, il est rare que les bains thermaux ne produisent pas un effet salutaire. Si, parfois, la saignée doit en précéder l'usage, celle-ci n'est praticable que dans un court espace de temps; car quand les liquides sont décomposés, elle devient nuisible; les bains, au contraire, comme tendant au ramollissement des vaisseaux de la matrice, sont toujours avantageux.

CHAPITRE XXIV.

Catarrhe de la Vessie.

Bordeu, dont les lumières et le génie sont reconnus; Bordeu, dont les recherches sur les propriétés des eaux minérales des Pyrénées servent aujourd'hui de point d'appui à tous ceux qui le suivent dans cette carrière, en parlant de celles de Bagnères, dit : « Il y a long-temps que » les eaux de Bagnères, de la fontaine de Salut, » ont été employées avec succès dans la strangu- » rie et la dysurie. Aujourd'hui, l'on est assuré » par l'expérience, que nos eaux guérissent sou- » vent les diverses affections de la vessie et des » parties environnantes, ou que du moins elles » les diminuent beaucoup. » Cette opinion si prononcée, qui est ici d'un si grand poids, nous autorise donc à assurer que nous voyons chaque année un grand nombre de malades affligés de paralysie de la vessie, de quelques espèces de rétentions d'urines, et parfois de calculs rénaux ou vésicaux. Mais parmi les diverses maladies des voies urinaires que les eaux minérales de

Bagnères peuvent guérir ou au moins soulager, nous avons cru devoir fixer spécialement l'attention publique et celle des praticiens sur leur bon effet dans le catharre de la vessie.

Comme nous croyons l'avoir prouvé, si les eaux de Bagnères sont favorables pour la curation de quelques espèces de catarrhes pulmonaires, celui de la vessie, qui n'est aussi qu'une fluxion d'humeur muqueuse avec engorgement ou phlogose des tuniques de ce viscère, à-peu-près semblable à celui qu'éprouve la membrane pituitaire dans le coryza ou rhume dit du cerveau, il est rationnel de croire qu'elles peuvent l'être également dans une affection qui, sous beaucoup de rapports, lui ressemble.

Toujours conséquent à nos antécédens, il ne peut être ici question que du catarrhe chronique, c'est-à-dire de celui qui consiste dans la permanence d'une excrétion muqueuse plus ou moins abondante qui sort avec les urines. On sait que cette affection, assez fréquente d'ailleurs, peut durer toute la vie, sans fièvre et sans symptômes inflammatoires.

Dans la curation de cette maladie, nous avons, comme dans beaucoup d'autres, toujours égard à la cause qui l'a produite. On concevra facilement que lorsque cette maladie dépend de la présence d'un corps étranger, tel que la pierre, ou dans celle d'une portion de sonde séjournant dans la vessie, il n'est pas d'eau minérale qui puisse vaincre le mal. Mais lorsqu'elle est seulement l'effet du rhumatisme chez les personnes âgées; lorsqu'elle est la suite de gonorrhées ou de quelque phlegmasie de la vessie ou d'un catarrhe aigu, un grand nombre d'observations nous font un devoir d'assurer que, dans ces diverses circonstances, les malades peuvent espérer beaucoup de l'usage des eaux de Bagnères. Possédant un recueil abondant de faits, il m'eût été facile, soit pour cette maladie, soit pour la plupart de celles dont j'ai analysé le tableau, d'enrichir ces recherches, déjà trop étendues, d'un plus grand nombre d'histoires de guérison. Toutefois j'ai cru qu'il valait mieux joindre au précepte un petit nombre d'exemples authentiques dont la véracité doit suffire pour établir la règle.

Toujours animé d'une bonne foi qui nous a servi de base dans notre travail, en avançant avec Bordeu et un grand nombre d'autres célèbres observateurs (*oo*), que les eaux minérales de Bagnères peuvent guérir ou du moins diminuer les accidens de plusieurs maladies de la vessie, notamment ceux du catarrhe urinaire, nous ne prétendons pas que cette assertion regarde les espèces qui sont accompagnées de fièvre lente, de douleurs habituelles, d'amaigrissement, de marasme et de purulence.

Nos eaux minérales ne guérissent que ces sortes de cas dans lesquels l'humeur muqueuse suinte de la tunique interne de la vessie, qui se mêle et s'écoule avec l'urine, qui en se refroidissant forme des glaires, des mucosités, des filamens qui restent suspendus dans le milieu du liquide urineux; qui finit par déposer au fond du vase une matière glaireuse, tenace, collante, grisâtre ou blanchâtre, sans odeur bien fétide, et plus ou moins abondante; il n'existe alors ni vice organique, ni fièvre, ni douleurs aiguës, ni tension à l'hypogastre, ni mélange de pus.

D'après ces généralités, il sera aisé de concevoir que la diversité des causes détermine encore ici le choix de la nature des eaux minérales. Personne n'ignore que non-seulement ces dernières réussissent en boissons, en bains et en douches, mais qu'on les emploie aussi avec succès en injections dans la vessie. Il est un certain nombre de substances différentes ou de remèdes que l'on mêle quelquefois avec les eaux minérales, et qui concourent encore à la guérison des espèces de catarrhe chronique que nous signalons. Il devient inutile de dire que

nous avons toujours égard à une foule de circonstances et surtout aux forces digestives.

Ire. Observation. — M. P. , âgé d'environ cinquante-six ans, mélancolique, après avoir gardé
plusieurs années un catarrhe urinaire, vint à
Bagnères. Il avait eu de fréquentes liaisons avec
les femmes, sans avoir jamais eu d'affection
syphilitique ; seulement il avait été sujet à des
éruptions dartreuses au scrotum. Des bains ordinaires, des boissons adoucissantes n'avaient
fait que calmer les accidens, sans les guérir. Le
catarrhe urinaire avait tourmenté le malade dans
les tems humides plutôt que dans les tems secs ;
on s'était assuré qu'il n'existait ni lésion organique, ni pierre. Je le mis à l'usage des eaux
de Salut , dont il prit progressivement quatre
verres par jour. Dès le huitième, des bains
tempérés d'une heure, et dans ses repas de
l'eau de la source d'Angoulême. Dès la seconde
semaine, nous lui fîmes prendre tous les matins, à jeûn, avec l'eau de la source de Salut,
quatre onces des sucs amers. Le malade suivit
ces conseils pendant trois mois, observant parfois un peu de repos, soit pour les bains ou les
boissons. Ce temps lui suffit pour voir peu-à-
peu son catarrhe diminuer et disparaître. Sa
santé, qui était beaucoup altérée, reprit force

et vigueur. Avant de quitter Bagnères, nous lui fîmes appliquer un large vésicatoire au bras, qui fut creusé pour y établir un cautère. Nous l'invitâmes à le conserver tout l'hiver. Nous apprîmes que M. P. n'avait plus ressenti son infirmité.

IIᵉ. OBSERVATION. — M. C., âgé de trente-six ans, d'un tempérament pituiteux, eut une fièvre, assez violente, avec une angine pectorale, qui durèrent près de quarante jours. Se trouvant mieux et à peine convalescent, il gagna une gonorrhée, qui ne fut guérie qu'après environ trois mois de traitement. Néanmoins, vers la fin de la guérison, il lui survint un catarrhe de la vessie, qui fut précédé de quelques légères douleurs aux hypocondres, d'un mal-aise dans la région de la vessie, et parfois de certaines difficultés d'uriner. Les urines déposaient un sédiment muqueux, dont la couleur variait souvent. Il devint si abondant, qu'il formait presque la troisième partie de l'urine. Des tisanes de chiendent nitrées, parfois édulcorées avec le sirop de gomme, des décoctions de riz, un régime tempéré, lui furent conseillés. Le malade dépérissait ; l'appétit devenait nul. Cet état fâcheux durait déjà depuis un an, lorsque M. C arriva à Bagnères. La difficulté d'uriner s'étant manifestée avec quelques légères douleurs , nous fîmes appliquer dix sangsues au périnée. Les urines coulèrent plus librement ; mais elles étaient toujours chargées de mucosités. Mis ensuite à l'usage de l'eau de la source de Salut, le matin à jeûn , il prit celles d'Angoulême dans ses repas, et deux bains par semaine. L'exercice à pied et à cheval, un régime diététique convenable et trois mois de traitement suffirent pour obtenir la guérison du catarrhe urinaire et le rappel des forces digestives. Dès la fin du premier mois, la maigreur avait commencé à disparaître. M. C. nous assura , dans notre correspondance , que sa santé, depuis son séjour à Bagnères, n'avait fait que s'améliorer, et qu'il n'avait plus éprouvé ni de difficulté d'uriner, ni remarqué de muçosité, ni de glaires dans ses urines.

IIIᵉ. Observation. — M. G. , âgé de quarante-deux ans, d'une constitution sèche et nerveuse, arriva à Bagnères pour y être traité d'un catarrhe de la vessie, qu'il supportait depuis cinq ou six ans, et qui avait été d'abord la suite d'un rétrécissement de l'urèthre. L'excrétion muqueuse mêlée avec les urines, avait toujours augmenté dans les temps chauds et humides, et lorsque le malade éprouvait des contrariétés ou de la tristesse. Il ressentait habituellement un mal-aise dans la vessie, dans l'urèthre lorsqu'il urinait. Parfois la douleur se faisait sentir dans le bas-ventre. On lui avait introduit souvent des bougies, qui avaient opéré une dilatation suffisante du canal. Les urines sortaient à plein canal. Un régime presque végétal, les eaux de Salut, combinées avec celles de la source d'Angoulême, quelques douches dirigées autour de la vessie, l'exercice à pied et à cheval, guérirent M. G. dans l'intervalle de trois mois.

Réflexions. — Une loi générale de la vie est que, plus un organe ou un système d'organes s'exerce, plus il est exposé à des maladies qui ne sont que des dérangemens de son action. C'est la matière viciée que filtrent ces organes, qui occasione les maladies, les engorgemens, les glaires, les mucosités, et non point le dérangement de leurs fonctions, quoique ce dérangement puisse être une de leurs causes déterminantes. Or, si les causes prédisposantes sont l'atonie, une trop grande susceptibilité des viscères, des systèmes, il doit suivre que le catarrhe vésical chronique suppose nécessairement une plus grande faiblesse dans les parties. Les toniques de toute espèce deviennent, alors, bien nécessaires, et c'est l'indication que remplissent, dans ces sortes de cas, certaines eaux minérales et les moyens diététiques et hygiéniques dont leur usage est toujours secondé.

Toutes les causes déterminantes du catarrhe de la vessie agissent en produisant la faiblesse. Ainsi l'abus des diurétiques, celui des liqueurs spiritueuses, l'abus de l'usage de la sonde, l'abus des bougies, l'excès des travaux de cabinet, les affections tristes, le séjour dans les lieux bas et humides, les mauvais alimens, etc., donnant parfois naissance à cette maladie, ne peuvent qu'engendrer la laxité de la fibre. Dire pourquoi l'atonie et la trop grande susceptibilité d'un organe sont des causes prédisposantes de ses dérangemens, du catarrhe, dont le poumon ou la vessie peuvent être affectés, ce serait supposer que les médecins ignorent que l'organe le plus en action, le plus faible et le plus irritable, est toujours le siége de toutes les fluxions qui doivent avoir lieu.

Toutes ces considérations générales, même celles qui concernent toute maladie, ont eu pour but principal de prouver qu'une affection organique est rarement de la même nature, et que l'on doit varier son traitement, même avec l'usage des eaux minérales, selon les causes qui l'ont produite, et selon l'âge et le tempérament du sujet qui en est affecté. C'est de ce point de vue que dépend toujours le succès des moyens curatifs, quels qu'ils soient.

La suppression des causes qui ont produit le catarrhe chronique sert beaucoup pour le dissiper, lorsqu'il n'est qu'au premier degré.

En effet on concevra facilement que lorsque le catarrhe de la vessie aura été produit par le séjour dans les endroits humides, la conténtion d'esprit, les affections tristes, c'est alors que l'exercice du corps, les voyages, la dissipation, les promenades dans des lieux élevés, certaines eaux minérales toniques, doivent réussir.

Quand on ne peut plus se diriger par la connaissance des causes, pour faire le choix des moyens curatifs, l'on ne saurait trop s'appliquer à connaître les effets de la maladie.

Ce sont alors de nouvelles causes qu'il faut nécessairement combattre en même temps que l'on agit contre la maladie principale; car à quoi serviraient les remèdes employés pour la détruire, si on laissait subsister des altérations qui l'entretiennent? Quels succès pourrait-on en espérer, si, par exemple, on négligeait de ranimer les fonctions de l'estomac et la transpiration? Il ne nous a pas paru inutile de rappeler, au moins sommairement, ces points de doctrine médicale, pour prouver qu'ils entrent tous dans notre plan de curation, lors de l'administration de nos eaux de Bagnères.

Si, quelquefois, il est difficile d'obtenir la guérison d'une maladie, celle du catarrhe de la vessie, c'est, qu'en général, on compte trop exclusivement sur les effets des remèdes. Il faut, parfois, qu'ils soient la suite et le complément du traitement diététique et hygiénique, ou que l'un et l'autre soient combinés de la manière la plus favorable au résultat que l'on veut obtenir.

Nos dernières observations démontrent que les praticiens les plus distingués ont eu raison de recommander, dans quelques catarrhes chroniques, les eaux minérales de diverse nature. Il n'est pas nécessaire de démontrer davantage que l'expérience confirme, tous les jours, leurs bons effets. On sait qu'il en est qui sont propres à stimuler les solides, à faire mieux circuler les liquides, et à supprimer peu-à-peu, l'évacuation du mucus qui se fait par l'urèthre, en augmentant toutes les autres excrétions.

Quand la maladie est entretenue par un vice dartreux, après l'usage des dépuratifs, des amers, on doit appliquer le vésicatoire ou le cautère, que l'on maintient jusqu'à ce que le vice ait été totalement détruit par un régime approprié.

Nous avons eu, souvent, occasion de faire des injections soit avec nos eaux, soit, dans d'autres circonstances, avec celles de Barèges, pour stimuler légèrement la membrane interne de la vessie et pour favoriser le dégorgement de ses glandes. La sympathie qui existe entre les reins et la vessie suffit pour faire juger que lorsque le catarrhe vésical a subsisté quelque temps, l'atonie, l'épaississement de la membrane interne de la vessie doivent se communiquer à celles qui tapissent les uretères et les reins, et qu'il est impossible que la sécrétion de l'urine ne soit pas atteinte quand la vessie est malade. Mais quand un organe est profondément altéré, quand le trouble de ses fonctions, s'est répandu dans toute l'économie, il est évident, pour le médecin exercé dans la connaissance de ses lois, il est évident, dis-je, lorsque la maladie primitive, a créé les plus funestes complications, qu'il devient alors inutile d'avoir recours à d'autre traitement qu'à celui qui peut arrêter les progrès du mal. C'est, alors, que l'on invoquerait en vain le secours des eaux minérales pour obtenir la guérison.

Toutes les affections de la vessie sont graves,

a dit Arétée de Cappadoce; elles sont toutes accompagnées d'anxiété. *Nullus vesicæ morborum est placidus.* Si parmi les grandes vérités énoncées par ce grand homme, il n'en est aucune qui soit mieux fondée, nous en conclurons qu'il faut avoir recours, de bonne heure, aux eaux minérales, si l'on veut obtenir une guérison. Enfin nous finirons cet article important par faire remarquer que si les personnes du sexe sont rarement affectées du catarrhe de la vessie, si la nature les en a presque préservées, c'est en les rendant sujettes au catarrhe utérin, maladie plus fréquente, plus incommode et plus difficile à guérir chez elles, que le catarrhe de la vessie chez l'homme. Les eaux minérales de Bagnères peuvent encore combattre avec avantage cette excrétion séreuse des femmes, et elles la détruisent souvent.

L'abondance des matières que nous avons eues à traiter, le développement que nous avons cru devoir donner à certaines parties, parce que nous les avons considérées comme plus importantes que d'autres, nous forcent de renvoyer à la suite de la Topographie médicale de Bagnères que nous nous proposons de publier incessamment, nos recherches sur le traitement des affections chroniques chirurgicales qui peuvent être guéries par les eaux minérales.

39*

On sait généralement qu'elles sont employées avec succès dans les abcès par congestion , dans les ulcères atoniques, dans certaines fistules ; dans quelques engorgemens, suites de fractures, de luxation ; dans certaines dartres, sur-tout dans celles qui sont sous l'influence des affections du foie ; dans des tumeurs d'un certain genre, etc. A l'occasion des tumeurs, nous croyons être utile à la science en citant l'observation suivante, qui nous a paru présenter quelque intérêt, sous le rapport de l'autopsie cadavérique ; car c'est ici le cas de dire , *hic mors gaudet succurere vitæ*. S'il n'est pas donné à l'art de toujours guérir, parce que l'auteur de la nature nous créa mortels, encore faut-il que lorsque le médecin est témoin du tribut qu'on paye à cette dernière, cette catastrophe lui serve d'instruction.

OBSERVATION. — M. J. B., professeur à la Faculté de Médecine de Montpellier , âgé de cinquante-huit ans , réunissait à une stature athlétique une forte constitution. Le teint du visage était frais et vermeil. La blancheur de la peau et des cheveux blonds annonçaient un tempérament lymphatique sanguin. A un esprit gai il réunissait une instruction profonde de son art. Il était hémorrhoïdaire, et il éprou-

vait une constipation opiniâtre , ce qu'on observe fort souvent chez les personnes qui sont
sujettes à cette infirmité.

Vers le milieu du mois de février 1819 , M. B.
éprouva des douleurs rhumatismales aiguës dont
il rapportait le siége dans la longueur du trajet du
nerf sciatique. Après environ six mois de souffrances habituelles, il se vit forcé de se servir de
béquilles. Les soins les plus affectueux , les
traitemens les plus variés , les mieux indiqués,
lui ayant été prodigués sans succès, on lui conseilla , enfin , de se rendre aux eaux de Bagnères. Il y arriva le 14 août 1819. Appelé pour lui
donner mes soins, j'aperçus au bord externe de la
cuisse gauche, près l'articulation fémoro-tibiale,
une tumeur d'environ deux pouces et demi de
long , qui cédait facilement à la pression. Il n'y
avait aucun changement de couleur à la peau ;
les muscles de la cuisse étaient sensibles au toucher. Ils paraissaient être dans un état d'excitation
bien prononcée. La douleur se propageait sans
cesse dans tout le trajet du nerf sciatique jusqu'à la malléole externe , mais principalement
du côté du genou et dans la direction du mus-
cle grêle interne.

Les douches avaient été conseillées. M. B. voulait en prendre malgré mon avis. Fondé sur
l'état d'irritation des parties souffrantes , j'insis-

tai fortement pour qu'elles ne fussent pas administrées. M. B., obtempérant enfin à mon avis, consentit à ne faire usage que des bains de la Gutière. Comme je l'avais prévu, les douleurs devinrent plus aiguës à la suite du quatrième bain. Quelques heures après en être sorti, en faisant quelques efforts pour gagner le milieu de son lit et se porter en haut en s'appuyant sur les deux mains, au même moment il entend un craquement dans la cuisse malade. Il éprouva une douleur si violente à son tiers supérieur, que l'exploration que j'en fis quelques instans après, me fit reconnaître la fracture du fémur.

D'après l'avis de cet accident, qui fut donné à MM. Delpech, professeur distingué à Montpellier, et Viguerie, habile chirurgien à Toulouse, par considération spéciale pour leur confrère, ils s'empressèrent de venir, le plus tôt possible, pour nous aider de leurs conseils. Malgré leurs efforts, à notre profond regret, le malade succomba le soixante-douzième jour de la fracture.

L'autopsie cadavérique ayant été faite en présence de plusieurs médecins et chirurgiens, nous trouvâmes, 1°. l'os du fémur sain du côté de son extrémité inférieure, dans l'étendue de huit pouces, excepté néanmoins à la face interne du condyle, où existait une carie superficielle de six lignes de diamètre sur deux lignes de profondeur. 2°. Le reste du fémur, dans la longueur de six pouces, jusqu'au ligament capsulaire qui fixe sa tête à la cavité cotyloïde, était entièrement isolé des muscles environnans. Il était recouvert, dans tout son pourtour, d'une petite quantité de liquide, épais comme de la bouillie, et d'une couleur semblable à du tabac délayé dans de l'eau. Ce liquide nous a paru formé par la décomposition d'une légère couche du triceps crural, par celle de quelques fibres du périoste, et sur-tout par la dégénérescence de la substance osseuse. 3°. Trois fractures existaient dans cette dernière longueur : la première, près de la partie saine et moyenne de l'os ; la deuxième, vis-à-vis le petit trochanter, et la troisième entre le col et la tête. 4°. La substance compacte était irrégulièrement détruite par la carie dans sa circonférence, et jusques au voisinage du canal médullaire. Les ravages étaient encore plus considérables vers l'extrémité supérieure. Du côté du petit trochanter, l'os était perforé d'outre en outre, et presque toute sa substance spongieuse détruite. 5°. Le col du fémur était entièrement désorganisé. Il présentait çà et là des cavités profondes, au point qu'il ne pouvait être reconnu que par sa position et par une partie de la face externe du grand trochanter, que la carie n'avait pas entièrement détruite. 6°. Cette dernière, après avoir rongé le col, avait porté sa destruction jusque dans l'intérieur de la tête, et y avait créé plusieurs cavités en forme de sinus, dont deux, plus considérables, avaient une profondeur de dix lignes. Environ un cinquième de la substance spongieuse n'existait plus. La face articulaire de la tête, le ligament capsulaire et le rond n'avaient éprouvé aucune lésion. 7°. Il est à observer que toutes les parties molles qui entouraient le fémur, à l'exception de celles que nous avons signalées n°. 2, étaient dans une parfaite intégrité.

RÉFLEXIONS. Ayant eu l'avantage de lire à l'Académie royale de médecine, dans sa séance du 25 janvier 1825, un mémoire dans lequel j'avais inséré cette observation, je présentai la pièce anatomique à cette compagnie savante, qui nomma deux commissaires pour lui en faire un rapport.

CONCLUSION.

On aura remarqué dans nos observations qu'un certain nombre de malades qui en font le sujet, avaient été dirigés vers Bagnères par

les habiles praticiens qui administrent les eaux
minérales de Barèges. Cette loyale conduite, si
digne du médecin éclairé, en prouvant la profondeur de ses lumières, n'atteste pas moins
que, pour juger convenablement des propriétés
spéciales des eaux minérales, il faut en avoir
fait une étude toute particulière. Ce serait à tort
que l'on croirait que les eaux sulfureuses thermales ou froides, de telle ou telle contrée, peuvent être employées, indistinctement, dans
les affections chroniques, pour la plupart
desquelles elles sont conseillées par les médecins qui n'ont pas la pratique habituelle
des eaux thermales et minérales. À l'appui de
cette dernière vérité que nous avons, à chaque
pas, cherché à démontrer, nous ne croyons
pouvoir rien faire de mieux que de citer le passage suivant d'un mémoire de M. Delpit, médecin en chef de l'hôpital militaire, et inspecteur
adjoint de l'établissement thermal de Barèges.
« Les affections cérébrales, les paralysies, suites
» d'apoplexie, d'épanchement ou de commo-
» tion accompagnées, d'un pouls tendu, d'une
» physionomie animée, d'une prédominance
» marquée dans le système vasculaire sanguin,
» ne peuvent pas permettre l'entrée dans nos
» piscines, ni l'abord des douches. Les bains,

» même les plus tempérés, produisent trop
» d'excitation. Ce genre de maladies, ainsi que
» celles où existe la pléthore sanguine, sont
» aggravées par l'usage des eaux sulfureuses. »
(*Recueil de Mémoires de Médecine et de Pharmacie
militaires*, tome VII, page 179.) Le succès des
eaux salines de Bagnères, dans ces sortes de
cas, a été, je crois, trop bien prouvé, pour
que nous puissions ajouter de nouvelles réflexions à l'évidence des faits. *Suum cuique.* Les
propriétés éminentes des eaux thermales minérales de Barèges, de Cauteretz, de Saint-Sau-
veur, justifient trop, chaque jour, la juste célébrité qu'elles ont acquise, pour que nous ne
soyons pas tous d'accord que chacune d'elles a
ses avantages à côté de quelques contre-indications.

Dans tout ce qui a rapport aux maladies et à
leur traitement par les eaux minérales de Bagnères, j'ai exposé simplement les faits sans leur
appliquer des hypothèses pour les expliquer.
Antant qu'il m'a été possible, j'ai cherché à les
dépouiller des opinions théoriques, qui ne
donnent que des explications et des conjectures
souvent vagues et incertaines; tandis que tout
ce qui est basé sur l'observation, loin d'éprouver
des mutations, ne sert au contraire qu'à per-

fectionner la médecine. Savoir apprécier la valeur des connaissances humaines n'est pas peu de chose.

J'ai dû néanmoins adopter une doctrine. Vieux partisan de celle de mes maîtres, de ces grands génies qui ont illustré les écoles de Paris et de Montpellier, on me pardonnera sans doute, à l'âge où je suis parvenu, d'être le *laudator temporis acti*, du bon Horace.

Nous sommes loin, cependant, d'avoir la prétention de nous élever en juge suprême de la doctrine de quelques modernes. Nous n'ignorons pas qu'elle n'admet dans l'homme vivant ni principes régulateurs, ni principe vital, et que, selon eux, les organes en exercice constituent la vie, etc. (*pp*)

Semblables, comme nous, à des météores, les opinions, les hypothèses se succèdent; *omnia mutantur sub cœlo*. Elles sont en vicissitudes. Il n'y a de permanent que les grands phénomènes de la nature, les passions de l'homme et l'Éternel.

FIN.

DESCRIPTION SOMMAIRE

DES

THERMES DE MARIE-THÉRÈSE,

A BAGNÈRES.

Placé au pied du coteau d'où surgissent plusieurs sources dispersées dans les allées Bourbon, et appuyées sur les débris de quelques piscines romaines, ignorées jusque dans ces derniers temps et découvertes en faisant les premières fouilles des fondations, ce magnifique établissement est destiné à réunir, dans un seul lieu plusieurs sources minérales. Séparé des maisons qui bordent la promenade des Sallies par un espace libre de soixante-dix pieds de large, l'air y circule facilement de toutes parts.

Sa principale façade, située à l'est, offre une étendue de soixante-trois mètres (210 pieds) environ de longueur, sur neuf mètres soixante-dix centimètres (30 pieds) d'élévation au-dessus du rez-de-chaussée, jusques à la corniche. Sans compter un étage souterrain construit sous l'une des ailes pour recueillir les eaux basses, il en est deux majestueux qui s'élèvent dans toute sa longueur et qui présentent un coup-d'œil imposant.

Dans l'intérieur, se trouvent distribués les divers cabinets, qui renferment vingt-huit baignoires, quatre douches, un double appareil fumigatoire, avec divers cabinets où sont placés des lits de repos, un bain de vapeur avec ses dépendances, trois buvettes, des chauffoirs, une grande salle de réunion, un salon de lecture, un billard, enfin tous les accessoires nécessaires aux besoins ou à l'agrément d'un établissement aussi important. Un beau jardin embellit, sur le derrière, ce bel édifice.

Un vestibule situé au centre, et dans lequel on arrive par un large perron, sert d'entrée principale ; il occupe une surface d'environ trente pieds carrés. Là, des chaises à porteur viennent déposer les malades, et les prendre à leur sortie du bain. Indépendamment de cette issue centrale, pour rendre la circulation plus facile, on en a ménagé deux autres à chaque extrémité des Thermes. La première se trouve, d'un côté, au rez-de-chaussée, et la deuxième dans le sous-bassement. C'est au fond du vestibule que sont placées les deux principales buvettes. La troisième, qui se trouve dans le sous-bassement, est alimentée par les eaux d'une source précieuse, nouvellement découverte. Entre les deux principales buvettes, règne l'entrée d'un grand et bel escalier à double rampe, qui conduit, par une pente douce, au premier étage. C'est dans ce même lieu que viennent encore aboutir, à droite et à gauche, les deux corridors où sont rangés les bains, les douches, etc.

En face de la dernière marche du grand escalier, au premier étage, existe une vaste salle de réunion, et des deux côtés les corridors des bains correspondans à ceux du rez-de-chaussée. Chacun de ces derniers est terminé par un beau portique, qui donne sur une terrasse, et servant d'entrée, celui de droite à la salle de billard, celui de gauche à un cabinet de lecture. De ces terrasses on peut passer dans le jardin, et de là se rendre dans diverses promenades, qu'on a eu soin de ménager sur la riante colline de Bellevue.

Les eaux, descendant du coteau, sont conduites par des canaux fermés dans des réfrigérans, proche de l'établissement, d'où elles sont distribuées dans les diverses baignoires, ou mélangées, à volonté, avec les eaux vierges, pour offrir aux malades les divers degrés de température convenable. Les sources de la Reine, du Dauphin, de Fontaine-Nouvelle, de Saint-Roch, de Roch-Lannes, sont conduites dans les deux étages de l'établissement, suivant leur hauteur et leur disposition sur le coteau.

Les cabinets de bains, parfaitement clairs, bien aérés, sont précédés par un petit vestibule qui sert à isoler le malade de la circulation extérieure.

Les baignoires sont toutes en marbre, et chaque cabinet qui les renferme a un lambris à hauteur d'appui, décoré de la même pierre. Le vestibule, dans toute son étendue, en est aussi enrichi. Ce dernier renferme un grand nombre d'ornemens stuqués.

Afin de donner aux étrangers une idée des riches et nombreuses carrières de marbre que possède le département des Hautes-Pyrénées, on a réuni, dans ce monument thermal, ceux d'Asté, de Baudeau, de Medous, de Campan, d'Aspin, de Lomné, de Sarancolin, de Mauléon-Barouse, etc.

Si l'indulgente et inépuisable bonté de l'illustre fille de nos rois n'a pas dédaigné de consacrer, pour ainsi dire, de ses augustes mains, le nouvel établissement thermal que possède Bagnères, nous ne saurions trop, aussi, rendre hommage au zèle, au vif intérêt que n'ont cessé de mettre à sa perfection M. Jahan de Belleville, préfet du département, et MM. les administrateurs de la ville. Nous nous faisons encore un devoir de rendre un égal hommage aux talens de MM. les Ingénieurs et aux travaux multipliés de M. l'Entrepreneur. Tous, animés par l'amour du bien public, ont rivalisé de soins et d'efforts pour que les Thermes de MARIE THÉRÈSE fussent dignes de leur auguste protectrice.

PL. I.ᵉ
Thérèse Bigorre.
des haut
du
Terrasse.
Conduit des ...

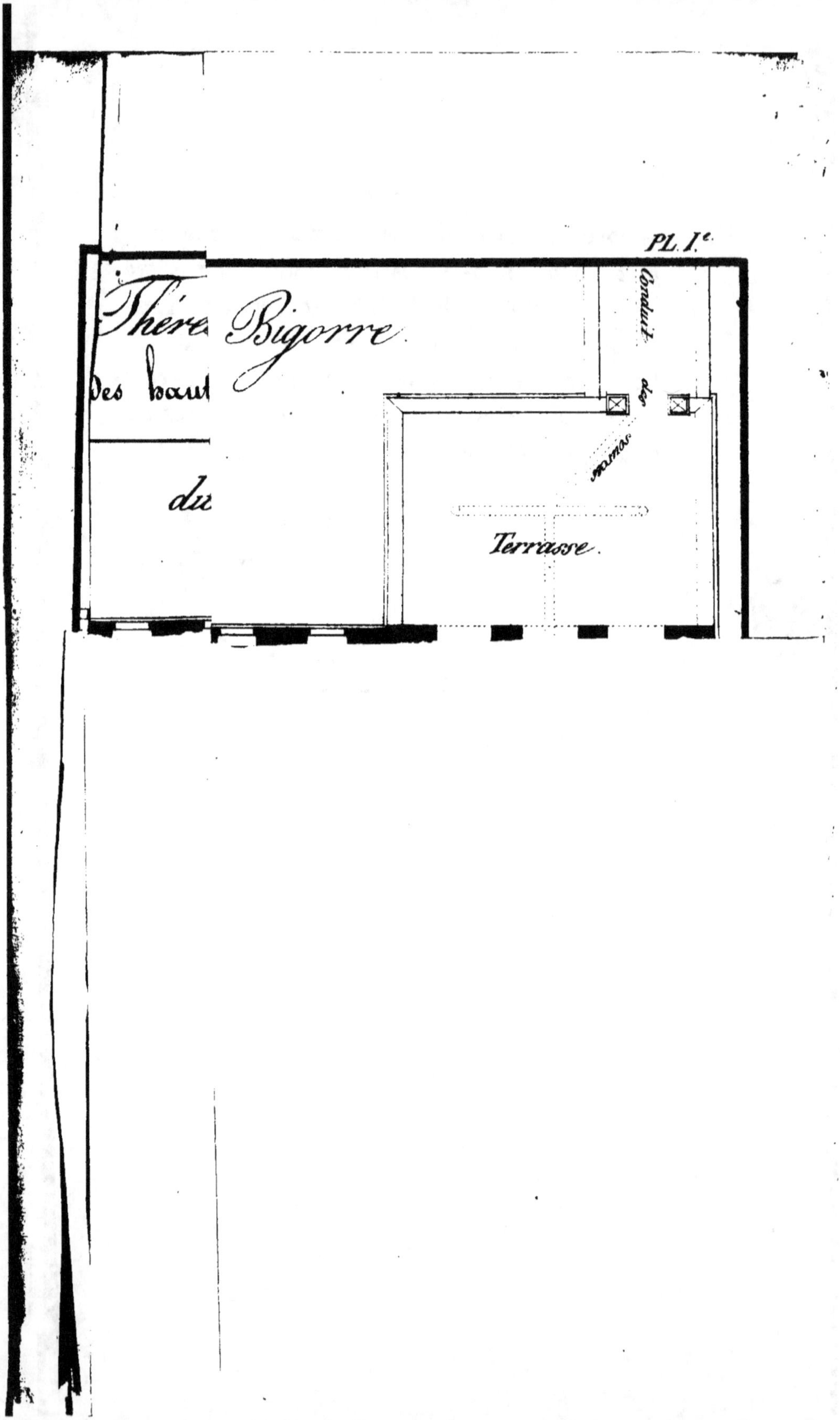

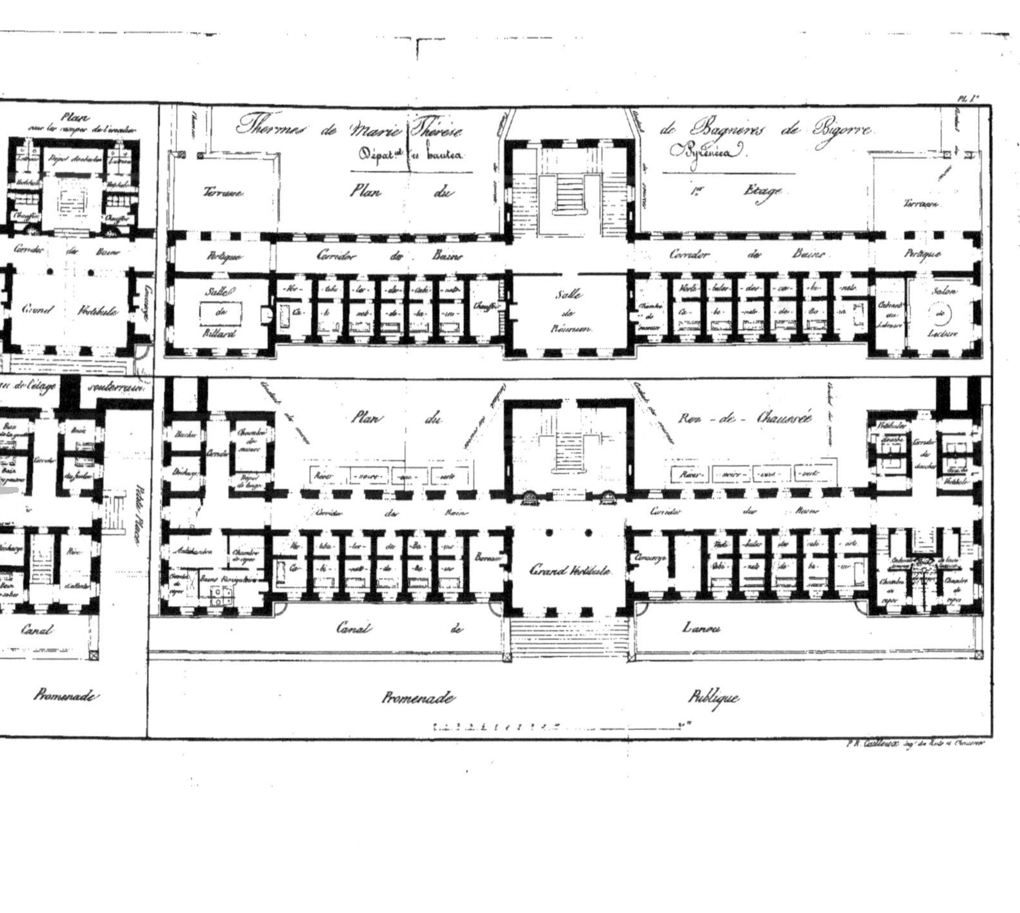

Pl. I.
Plan sur les rampes de l'escalier
Thermes de Marie Thérèse
Départ.t des hautes
de Bagnères de Bigorre
Pyrénées
Plan du
1.er Étage
Terrasse
Terrasse
Portique
Corridor des Bains
Corridor des Bains
Portique
Salle de Billard
Salle de Réunion
Salon de Lecture
Chambre de repos
Corridor des Bains
Grand Vestibule
Concierge
Plan de l'étage souterrain
Plan du
Rez-de-Chaussée
Vestibule
Corridor des douches
Bâches
Chambre de repos
Dépot de linge
Vestibule
Séchage
Corridor des Bains
Corridor des Bains
Réservoir
Grand Vestibule
Concierge
Antichambre
Chambre de repos
Bains Purgatives
Bureau
Chambre de repos
Public Place
Canal
Canal de
Promenade
Promenade
Promenade
Publique
P. N. Cailloux Ing.r des Ponts et Chaussées

PL. II.
Marr
Départ.nt

Thermes de Marie Thérèse à Bagnères de Bigorre.
Départ.t des hautes Pyrénées
Elévation de la Façade principale
Coupe en travers
suivant un ...
Elévation
de la façade latérale
Nota. La ligne ponctuée indique
le profil du terrain avant la
construction de l'édifice
P.R. ... Ing.r des Ponts et chaussées

Pl. III

Thermes de Marie Thérèse de Bagnères de Bigorre
Départ.t des hautes Pyrénées
Coupes en long
Suivant les Cabinets
Suivant le grand corridor
F.R. Cailloux Ing.r des Ponts et chaussées